AF641322

KI in der qualitativen Forschung

Christian Kempny • Kübra Annac • Yüce Yilmaz-Aslan •
Patrick Brzoska

KI in der qualitativen Forschung

Von der Studienplanung bis zur Datenauswertung

Springer

Christian Kempny
Lehrstuhl für Versorgungsforschung
Universität Witten/Herdecke
Witten, Deutschland

Kübra Annac
Lehrstuhl für Versorgungsforschung
Universität Witten/Herdecke
Witten, Deutschland

Yüce Yilmaz-Aslan
Lehrstuhl für Versorgungsforschung
Universität Witten/Herdecke
Witten, Deutschland

Patrick Brzoska
Lehrstuhl für Versorgungsforschung
Universität Witten/Herdecke
Witten, Deutschland

ISBN 978-3-662-73088-1 ISBN 978-3-662-73089-8 (eBook)
https://doi.org/10.1007/978-3-662-73089-8

Die Deutsche Nationalbibliothek verzeichnet diese Publikation in der Deutschen Nationalbibliografie; detaillierte bibliografische Daten sind im Internet über https://portal.dnb.de abrufbar.

Springer ist ein Imprint der eingetragenen Gesellschaft Springer-Verlag GmbH, DE und ist ein Teil von Springer Nature.
Die Anschrift der Gesellschaft ist: Heidelberger Platz 3, 14197 Berlin, Germany

Vorwort

Künstliche Intelligenz verändert die Forschungslandschaft, und qualitative Methoden bilden hier keine Ausnahme. Dieses Buch entstand aus der Überzeugung, dass wir diese Entwicklung nicht den Zufälligkeiten individueller Experimente oder Unternehmen mit finanziellen Interessen überlassen dürfen, sondern sie aktiv als Forscher:innen gestalten müssen.

Als wir mit der Arbeit an diesem Projekt begannen, motivierte uns eine doppelte Erkenntnis: Einerseits sehen wir das enorme Potenzial, das KI-Systeme für die qualitative Forschung bietet. KI-Systeme können Studierende beim Erlernen methodischer Grundlagen unterstützen, sowie Forschende bei der systematischen Analyse großer Textmengen entlasten und dabei helfen, erste Kategorien zu identifizieren oder blinde Flecken in der eigenen Interpretation aufzudecken. Andererseits beobachten wir mit wachsender Sorge, wie KI-Tools bereits stillschweigend und häufig unreflektiert und methodisch problematisch in die Forschungspraxis nehmen.

Diese Diskrepanz war für uns der entscheidende Impuls: Wir brauchen einen transparenten, kritisch-konstruktiven Umgang mit KI in der qualitativen Forschung, denn nur dann können die Potenziale von KI für Studierende und Forschende ausgeschöpft werden.

Während der Arbeit an diesem Buch haben wir immer wieder erlebt, wie rasant sich die KI-Technologie weiterentwickelt. Beinahe wöchentlich erschienen neue Modelle, verbesserte Funktionen oder innovative Anwendungsmöglichkeiten. Wir hätten bis zur Drucklegung immer wieder Neuerungen aufnehmen können. Dennoch haben wir uns bewusst dafür entschieden, den Fokus nicht auf die neuesten technischen Features zu legen, sondern auf grundlegende methodische Prinzipien, konzeptionelle Überlegungen und langfristig gültige Einsatzstrategien. Die konkreten KI-Systeme, die wir erwähnen, mögen sich weiterentwickeln oder durch andere ersetzt werden. Die Fragen nach methodischer Güte, ethischer Verantwortung und reflektiertem Einsatz bleiben jedoch bestehen, unabhängig davon, welche technische Generation aktuell ist.

Dieses Buch verfolgt daher einen integrativen Ansatz: Es vermittelt die Grundlagen der qualitativen Interviewführung und der Inhaltsanalyse mit KI-Unterstützung. Es zeigt auf, wo KI-gestützte Werkzeuge das Lernen und Forschen bereichern können, benennt aber ebenso klar die methodischen Grenzen und ethischen Herausforderungen. Es lädt ein zum Experimentieren, fordert zugleich aber zur kritischen Reflexion auf. Unser Ziel ist es, Lesenden die Kompetenzen zu vermitteln, die sie benötigen, um in ihrer eigenen Forschungspraxis informierte Entscheidungen über den Einsatz von KI zu treffen.

Wir sind überzeugt: Qualitative Forschung wird auch im Zeitalter der KI ihre Stärke aus menschlicher Interpretation, kontextuellem Verständnis und ethischer Verantwortung ziehen. Aber sie wird von technologischer Unterstützung profitieren, wenn wir lernen, diese gezielt und verantwortungsvoll einzusetzen. Dieses Buch möchte dazu einen Beitrag leisten.

Wir wünschen allen Lesenden viel Freude beim Einstieg in die KI-gestützte qualitative Forschung oder beim Vertiefen ihrer bereits vorhandenen KI-Kompetenzen.

Christian Kempny
Kübra Annac
Yüce Yilmaz-Aslan
Patrick Brzoska

Witten, Deutschland

Interessenkonflikt Die Autor:innen haben keine relevanten Interessenskonflikte im Zusammenhang mit dieser Publikation.

Inhaltsverzeichnis

KI in der qualitativen Forschung – Chancen, Risiken und Anwendungen

Inhaltsverzeichnis

C. Kempny et al., *KI in der qualitativen Forschung*, https://doi.org/10.1007/978-3-662-73089-8_1

1.1 Lernziele

- Verstehen, warum dieses Lehrbuch notwendig ist und welche Zielgruppen es anspricht.
- Unterscheiden, was unter KI, generativer KI und LLMs zu verstehen ist.
- Definieren zentraler Begriffe wie Token, Parameter, Transformer-Architektur, Prompt, Finetuning, Sampling, Halluzination und Bias.
- Reflektieren, wie Prompts gestaltet sein müssen, um für qualitative Forschung adäquate Ergebnisse zu liefern.
- Anwenden von JSON-Ausgaben als Beispiel für strukturierte Dokumentation qualitativer Daten.

1.2 Warum dieses Lehrbuch?

Die digitale Transformation prägt zunehmend die Forschungslandschaft (Xu et al., 2021). Auch die qualitative Forschung mit verschiedenen methodischen Prozessschritten steht vor möglichen Chancen, aber auch vielfältigen Herausforderungen durch den Einsatz von künstlicher Intelligenz (KI)[1] (vgl. Bano et al., 2023; Christou, 2023; De Paoli, 2024; Gao et al., 2024; Meyer et al., 2025; Thunberg & Arnell, 2022). Dieses Lehrbuch wurde konzipiert, um Forschenden und Studierenden eine Orientierung zu bieten, wie und wann KI-Tools in der qualitativen Forschung eingesetzt werden können. Dabei liegt ein Fokus vor allem darauf, den Einsatz von KI in der qualitativen Forschung nicht grundsätzlich auszuschließen oder auf der anderen Seite unreflektiert einzusetzen. Vielmehr soll das Lehrbuch dazu anregen, KI gezielt und reflektiert da einzusetzen, wo sie einen Mehrwert bietet, und dort auszuschließen, wo ein qualitatives Forschungsprojekt nicht profitiert oder sogar Nachteile erleidet.

Das Buch richtet sich sowohl an Einsteigende in die qualitative Forschung als auch an erfahrene Forschende, die KI in ihren Forschungsprozess integrieren möchten. Entsprechend ist das Buch in mehrere Kapitel gegliedert, die auf unterschiedliche Bedürfnisse eingehen:

Zunächst werden Grundlagen im Bereich KI gelegt. Dabei werden Prinzipien von KI beschrieben und verschiedene KI-Tools für die qualitative Forschung vorgestellt und kritisch betrachtet. Zudem beschäftigt sich ein Kapitel dieses Buches speziell mit den ethischen und methodischen Herausforderungen beim Einsatz von KI in der qualitativen Forschung. Spezifische ethische und methodische Aspekte werden darüber hinaus in den einzelnen thematischen Kapiteln adressiert. Um der Komplexität der qualitativen Forschung gerecht zu werden, bezieht sich dieses Lehrbuch nur auf Erhebungs- und Auswertungsverfahren, welche für eine

1 Hinweis: In diesem Buch wird der Begriff „KI" sprachlich verkürzt verwendet. Gemeint ist damit nicht künstliche Intelligenz im Allgemeinen, sondern spezifisch generative KI in Form von Large Language Models (LLMs). Diese Vereinfachung dient der Lesbarkeit, auch wenn sie terminologisch nicht vollständig trennscharf ist.

qualitative Inhaltsanalyse geeignet sind. Andere qualitative Methoden werden in diesem Buch nicht oder nur im Rahmen von Exkursen betrachtet.

In den folgenden Kapiteln orientiert sich das Buch am typischen Ablauf eines qualitativen Forschungsprojekts von der Entwicklung der Forschungsfrage bis zur Ergebnisdarstellung und zeigt konkret, an welchen Stellen KI-gestützte Tools eingesetzt werden können. Dabei wird der Forschungsprozess in Form eines linearen Vorgehens dargestellt, um die Beschreibung der Schritte zu vereinfachen, auch wenn qualitative Forschungsprojekte typischerweise zirkulär verlaufen. Mit „zirkulär" ist gemeint, dass die einzelnen Phasen des qualitativen Forschungsprozesses, etwa die Datenerhebung, Auswertung und Theoriebildung, nicht strikt nacheinander, sondern in wechselseitiger Rückkopplung erfolgen. Jedes dieser Kapitel kombiniert die Vermittlung der Methodik (z. B. „Wie entwickelt man eine Forschungsfrage?") mit praktischen Beispielen für den KI-Einsatz (z. B. „Wie kann eine KI beim Formulieren der Forschungsfragen helfen?"). Forschende und Studierende erfahren also parallel sowohl, wie sie qualitative Methoden anwenden, als auch, wie KI an geeigneten Stellen eingebunden werden kann. Forschende und Studierende werden zudem immer dazu angehalten, den Einsatz von KI kritisch zu reflektieren und angemessen zu dokumentieren, um den Forschungsprozess nachvollziehbar und transparent zu gestalten.

Ein zentrales Anliegen des Lehrbuchs ist es, Unterstützung in zwei Bereichen zu bieten. Erstens sollen Forschende und Studierende beim Erlernen und Anwenden qualitativer Forschungsmethoden unterstützt werden. Dabei greift das Lehrbuch auf praktische Beispiele zurück, die gemeinsam mit einem selbst gewählten KI-Tool angewendet und geübt werden können. Einzelne KI-Tools werden in ▶ Kap. 3 vorgestellt. Das Besondere dabei ist, dass konkrete Hinweise gegeben werden, die den Einsatz von KI erleichtern und es zudem ermöglichen, gezieltes Feedback von der KI zum eigenen Vorgehen einzuholen. Dadurch können auch Forschende und Studierende ohne eine eigene Forschungsgruppe praxisnah in die qualitative Forschung einsteigen.

Dieses Lehrbuch kann aber auch von erfahrenen Forschenden genutzt werden, um den sinnvollen Einbezug von KI in den eigenen Forschungsprozess kritisch zu reflektieren. Den Autor:innen dieses Lehrbuchs ist dabei sehr wichtig, dass Forschende sich immer wieder mit den Grenzen von KI in den einzelnen methodischen Schritten auseinandersetzen und stets kritisch bleiben: KI kann Vorschläge liefern, doch die Interpretation und finale Bewertung sollten in der Hand der Forschenden bleiben. Dieses Buch zeigt daher nicht nur Anwendungsmöglichkeiten, sondern betont auch an jeder Stelle die Rolle der menschlichen Reflexion und Kontrolle im KI-unterstützten Forschungsprozess.

1.3 Was sind KI, generative KI und LLMs?

Um den Einsatz von KI-Tools in der qualitativen Forschung zu verstehen, muss zunächst geklärt werden, was sich hinter den Begriffen KI, generative KI und LLMs verbirgt. Dieser Abschnitt gibt einen kurzen Überblick über diese Konzepte, erläutert grundlegend, wie KI funktioniert, und stellt dar, warum die Antworten von

LLMs letztlich immer auf Wahrscheinlichkeiten beruhen. Dabei bleibt diese Übersicht oberflächlich. Am Ende dieses und jedes weiteren Kapitels werden aber immer wieder Literaturempfehlungen angegeben, welche für einen tieferen Einstieg in das Thema genutzt werden können.

1.3.1 KI – ein Überblick

KI ist ein weit gefasster Begriff. Historisch wurde KI als das Bestreben verstanden, Maschinen so zu gestalten, dass sie sich auf eine Weise verhalten, die als intelligent gelten würde, wenn sie von Menschen gezeigt würde (Hutson, 2017). KI kann als Teilgebiet der Informatik beschrieben werden, das menschliche kognitive Fähigkeiten wie zum Beispiel Lernen, Problemlösen oder Sprachverständnis durch Computersysteme imitiert (Fraunhofer-Institut für Kognitive Systeme IKS, o. J.). Solche Systeme erkennen und verarbeiten Informationen aus Eingabedaten und reagieren darauf „intelligent“, d. h. dem Programm oder gelernten Muster folgend. Dabei ist eine wichtige Entwicklung zu beachten: Frühe KI-Ansätze basierten auf festen, von Menschen vorgegebenen Regeln, während moderne KI-Systeme durch maschinelles Lernen eigenständig Muster aus Daten lernen. Diese technologische Entwicklung hat auch das Verständnis davon gewandelt, was heute als künstliche Intelligenz gilt.

Aktuelle KI-Anwendungen beruhen größtenteils auf maschinellem Lernen. Maschinelles Lernen bedeutet, dass ein Algorithmus durch Beispiele und Wiederholung selbstständig eine Aufgabe zu lösen lernt, ohne dass jeder Entscheidungsschritt explizit programmiert wurde (Fraunhofer-Institut für Kognitive Systeme IKS, o. J.). Das System erhält eine Vielzahl von Trainingsdaten und passt interne Parameter so lange an, bis es für neue (unbekannte) Eingaben sinnvolle Ausgaben liefern kann (Kinza Yasar & Rahul Awati, 2024). Ein klassisches Beispiel: Anstatt einem Programm Schritt-für-Schritt-Regeln zum Erkennen von Spam-E-Mails zu geben, zeigt man einem Machine-Learning-Modell Millionen von E-Mails (mit dem Hinweis „Spam“ oder „kein Spam“), damit es selbstständig statistische Muster lernt, die Spam charakterisieren. Dieses Lernen erfolgt meist mithilfe eines Gütekriteriums und Feedbackschleifen (z. B. korrigiert der Algorithmus sich selbst, wenn er falsch lag, und versucht es erneut).

1.3.2 Generative KI – KI, die neue Inhalte schafft

Innerhalb der KI-Forschung gibt es unterschiedliche Aufgabengebiete. Ein wichtiger Unterschied ist der zwischen diskriminativen und generativen Verfahren. Diskriminativ bedeutet klassifizieren oder entscheiden (Ulusoy & Bishop, 2006). Zum Beispiel könnte eine diskriminative KI bestimmen, ob ein Bild eine Katze zeigt oder ob es sich um keine Katze handelt. Generativ bezieht sich hingegen auf das Erschaffen von Daten, die statistisch betrachtet dem gelernten Muster entsprechen (Bendel, 2025). Generative KI (GenAI) ist also KI, die auf Basis gelernter Beispiele (vermeintlich) eigene Inhalte produziert. Dies können Texte, Bilder, Audio, Videos, Code oder 3D-Modelle sein. Ein generatives KI-System muss für (potenziell) sinnvolle Ausgaben mit großen Datenmengen trainiert werden und kann anschließend etwas „Neues" generieren, das den Trainingsdaten ähnelt, aber nicht einfach eine Kopie davon ist. Populäre Beispiele sind etwa Bildgeneratoren wie DALL-E oder Stable Diffusion, die aus Texteingaben neue Bilder erzeugen, oder textgenerierende Systeme bzw. KI Assistenten wie ChatGPT oder Perplexity, die auf einen gegebenen Prompt hin (mehr oder weniger gute) Aufsätze schreiben können. Generative KI wird als so bedeutsam angesehen, weil sie scheinbar kreative Leistungen erbringt und damit Aufgaben übernehmen könnte, die man früher nur Menschen zutraute. Sie kann menschliche Fertigkeiten nachahmen oder sogar scheinbar übertreffen, etwa indem in Sekunden ein professionell wirkender Text verfasst wird (Bendel, 2025). Entsprechend vielseitig sind die Anwendungsfelder, die aktuell von verschiedenen Personengruppen diskutiert werden. Generative KI kann beim Generieren von Programmcodes unterstützen oder die Content-Erstellung im Marketing übernehmen. Auch im Journalismus oder bei wissenschaftlicher Arbeit kann ein Einsatz von generativer KI die Arbeit verändern.

Wichtig ist, zu verstehen, wie generative KI funktioniert, bevor diese euphorisch und unreflektiert eingesetzt wird. Die meisten modernen generativen KI-Modelle nutzen Deep Learning. Das heißt, sie haben in der Trainingsphase Unmengen an Beispieldaten verarbeitet und dabei die statistischen Strukturen dieser Daten gelernt (Bendel, 2025). Ein Textgenerator lernt an mehreren Millionen Sätzen und Dokumenten und hat dabei Wahrscheinlichkeiten für Wortfolgen gelernt. Eine generative KI hat also kein eigenes Textverständnis, sondern gibt aus, welche Wortreihenfolgen typisch und grammatisch korrekt sind. Dabei prüft eine generative KI, welche Wörter inhaltlich zusammenpassen, und „baut" aus den gelernten Wahrscheinlichkeiten dann neue Sätze zusammen.

▪ Exkurs: Wie ein LLM Schritt für Schritt einen Satz „baut" – ein fiktives Beispiel

Nehmen wir den Satzanfang „Qualitativ Forschende …" und lassen ein LLM den Satz fiktiv vervollständigen. Ein LLM berechnet nun, mit welcher Wahrscheinlichkeit verschiedene Wörter folgen. In dem fiktiven Beispiel liegt die höchste Wahrscheinlichkeit bei „zeichnen" (38 %[2]), gefolgt von „arbeiten" (27 %). Auch ein eher neutrales Wort wie „existieren" (16 %) ist denkbar, während weniger wahrscheinliche, fast absurde Fortsetzungen wie „leuchten" (11 %) oder „schwimmen" (8 %) ebenfalls möglich wären. Das Modell entscheidet sich in diesem Durchlauf für die Option „zeichnen".

Damit lautet der Satzanfang „Qualitativ Forschende zeichnen". Für das nächste Wort werden erneut Wahrscheinlichkeiten berechnet: Besonders wahrscheinlich ist „sich" (61 %), daneben aber auch „Methoden" (21 %) oder un-

2 Die Prozentangaben in diesem Beispiel sind fiktiv und stark vereinfacht. In der Realität berechnet ein LLM Wahrscheinlichkeiten für sein gesamtes Vokabular. Eine vollständige Wahrscheinlichkeitstabelle hätte mehrere tausend bis hunderttausend Zeilen. Zudem sind die Wahrscheinlichkeiten meist deutlich fragmentierter: Statt dass ein Wort 38 % hat, verteilen sich die Wahrscheinlichkeiten auf viele mögliche Worte und die Auswahl einzelner Wörter ist weniger offensichtlich. Solche detaillierten Verteilungen können Entwickler:innen über spezialisierte Tools einsehen. Das hier gezeigte Beispiel dient ausschließlich der didaktischen Veranschaulichung.

gewöhnlichere Wörter wie „Bilder“ (9 %), „Zahlen“ (5 %) oder sogar „Gärten“ (4 %). Gewählt wird „sich“.

Nach diesem Schritt ergibt sich „Qualitativ Forschende zeichnen sich“. Nun schlägt das Modell mit hoher Wahrscheinlichkeit „durch“ (72 %) vor. Mit deutlich geringerer Wahrscheinlichkeit könnten auch „nicht“ (13 %), „immer“ (7 %), „plötzlich“ (5 %) oder gar „violett“ (3 %) folgen. Auch hier setzt sich die wahrscheinlichste Option „durch“ durch.

Der Satz lautet jetzt „Qualitativ Forschende zeichnen sich durch“. Wiederholt erstellt das Modell eine Verteilung möglicher Fortsetzungen. Am plausibelsten ist „eine“ (67 %), daneben „ihre“ (15 %) oder „besondere“ (9 %). Noch weniger wahrscheinlich sind Wörter wie „komplexe“ (6 %) oder „runde“ (3 %). Das Modell ergänzt „eine“.

So entsteht „Qualitativ Forschende zeichnen sich durch eine“. Mit hoher Wahrscheinlichkeit folgt „besondere“ (74 %), während Alternativen wie „starke“ (12 %), „geringe“ (6 %), „blaue“ (5 %) oder „schwache“ (3 %) rechnerisch ebenfalls denkbar wären. Hier entscheidet sich das Modell aufgrund der höchsten Wahrscheinlichkeit für „besondere“.

Im letzten Schritt geht es darum, ein Substantiv zu wählen. Besonders naheliegend ist „Sensibilität“ (54 %), weitere Optionen sind „Perspektive“ (21 %) oder „Rolle“ (11 %). Mit sehr geringer Wahrscheinlichkeit könnten aber auch unpassende Fortsetzungen wie „Lampe“ (8 %) oder „Schwimmtechnik“ (6 %) gewählt werden. In diesem Fall ergibt sich „Sensibilität“.

Der vollständige Satz lautet somit am Ende der Generierung: „Qualitativ Forschende zeichnen sich durch eine besondere Sensibilität aus.“

Definition

*Ein **Token** ist die kleinste Einheit, in die ein Text zerlegt wird, zum Beispiel ein Wort oder ein Wortteil. Beispielsweise kann der Satz „Qualitativ Forschende arbeiten interdisziplinär.“ in folgende Tokens zerlegt werden: „Qualitativ“ – „Forschende“ – „arbeiten“ – „inter“ – „disziplinär“ – „.“ Hier sieht man, dass Wörter je nach den Tokenizer-Regeln des jeweiligen KI-Modells manchmal vollständig ein Token bilden („Qualitativ“, „arbeiten“), manchmal aber auch in kleinere Einheiten zerlegt werden („inter“ + „disziplinär“). Das ermöglicht es dem Modell, auch seltene oder zusammengesetzte Wörter zu verarbeiten. Je nach KI-Modell unterscheiden sich die Tokenizer-Regeln.*

Dieses Beispiel zeigt den Prozess sehr vereinfacht und mit wenigen fiktiven Zahlen. In Wirklichkeit greifen KI-Modelle wie GPT oder LLaMA nicht auf ein paar Dutzend Optionen zurück, sondern auf Wahrscheinlichkeitsverteilungen über ein Vokabular von oft mehr als 50.000 bis 100.000 möglichen Wörtern und Tokens. Zudem sind die Modelle mit Milliarden oder sogar Billionen von Wörtern trainiert worden. Bei jedem Schritt wird also nicht nur entschieden, welches Wort „gut passt“. „Gut passen“ bedeutet hier: statistisch wahrscheinlich im gelernten Kontext. Das Modell hat während des Trainings Muster gelernt, die verschiedene Faktoren kombinieren: Wie häufig kommt das Wort in ähnlichen fachlichen Kontexten vor? Passt es grammatikalisch und stilistisch? Ist es inhaltlich konsistent mit dem bisherigen Text? All dies fließt in die Wahrscheinlichkeitsberechnung ein, ohne dass das Modell die Bedeutung im menschlichen Sinne „versteht“. Es erkennt statistische Zusammenhänge, die während des Trainings entstanden sind (Yang et al., 2024). Zudem verarbeiten aktuelle KI-Modelle Texte nicht isoliert Wort für Wort, sondern berücksichtigen bei der Verarbeitung den gesamten bisherigen Kontext und erzeugen darauf aufbauend schrittweise passende Ausgaben.

Generative KI hat in den letzten Jahren durch frei zugängliche Anwendungen einen Hype erlebt (Mahlmann et al., 2022). Viele Menschen konnten Tools wie ChatGPT, DALL-E oder Midjourney ausprobieren, was einerseits zu großer Begeisterung, andererseits aber auch zu intensiver Diskussion geführt hat. In diesem Lehrbuch wird es neben allen Möglichkeiten von generativer KI nahezu ausschließlich um eine besondere Form der generativen KI gehen, namentlich um Large Language Models (LLMs). Im Folgenden wird diese spezielle Form der generativen KI näher beschrieben.

1.3.3 Large Language Models – sehr große Sprachmodelle

Der Begriff Large Language Models (LLMs) bezeichnet eine besondere Kategorie generativer KI-Modelle, nämlich sehr große Sprachmodelle. Ein Sprachmodell in der generativen KI ist ein Modell, das die statistischen Muster einer Sprache gelernt hat, um Texte zu analysieren oder zu generieren (vgl. Exkurs: Wie ein Sprachmodell Schritt für Schritt einen Satz „baut“ in ► Abschn. 1.3.2). Klassische (kleinere) Sprachmodelle gibt es schon lange in der Computerlinguistik. Sie konnten etwa vorhersagen, wie ein Satz grammatisch wahrscheinlich weitergeht. LLMs sind nun Sprachmodelle, die durch sehr große neuronale Netze und umfangreiche Trainingsdatensätze ausgezeichnet sind. In der Praxis bedeutet „large“ hier, dass diese Modelle mit Milliarden von Wörtern (oder sogar Billionen von Token) trainiert wurden und über viele Millionen bis hin zu Milliarden Parametern verfügen, also Gewichtungen innerhalb des neuronalen Netzwerks. Moderne LLMs basieren fast immer auf der Transformer-Architektur, einem leistungsfähigen neuronalen Netz, das 2017 entwickelt wurde und hervorragend dazu geeignet ist, Zusammenhänge in Texten zu lernen (Kelbert et al., 2023).

Definition

Parameter *sind die Gewichtungen im neuronalen Netz, die während des Trainings angepasst werden und letztlich bestimmen, wie das Modell Sprache verarbeitet und fortsetzt. Man kann sich das wie kleine „Regler“ vorstellen, die beeinflussen, wie stark ein bestimmtes Signal weitergegeben wird. Wenn ein Modell zum Beispiel lernen soll, dass auf das Wort „Qualitative“ oft „Forschung“ folgt, verstärkt ein Parameter diese Verbindung. Wird aber erkannt, dass „Qualitative“ fast nie mit „Banane“ kombiniert auftritt, wird der entsprechende Parameter abgeschwächt.*

Definition

Die ***Transformer-Architektur*** *ist ein spezielles neuronales Netz, das 2017 entwickelt wurde und heute die Grundlage fast aller modernen LLMs bildet. Ihr zentrales Element ist der Mechanismus der Selbstaufmerksamkeit (Self-Attention): Das Modell gewichtet jedes Wort eines Satzes im Verhältnis zu allen anderen Wörtern und berücksichtigt so auch lange Abhängigkeiten im Text.Ein Beispiel: Beim Satz „Die Interviewten beschrieben ihre Erfahrungen ausführlich, weil sie das Thema sehr persönlich betraf", erkennt der Transformer, dass sich „sie" auf „die Interviewten" und nicht auf „Erfahrungen" bezieht, obwohl mehrere Wörter dazwischenliegen.*

Doch was tun LLMs eigentlich genau? Ein LLM nimmt den eingegebenen Text (den User-Prompt) als Ausgangspunkt. Dieser Prompt stellt den Kontext dar, in dem die Antwort entsteht. Das Modell behandelt den Prompt so, als sei er der Anfang eines Textes, den es fortsetzen soll. Auf dieser Grundlage berechnet das LLM zunächst eine Wahrscheinlichkeitsverteilung für das nächste mögliche Wort oder den nächsten Token (also die kleinste Texteinheit, z. B. ein Wort oder ein Wortteil). Für jeden Token im Vokabular wird daher berechnet, wie gut er statistisch zum bisherigen Prompt passt. Nun wird ein Token ausgewählt. Dies geschieht entweder, indem das Modell den wahrscheinlichsten Token nimmt („Greedy Decoding"), oder indem es gewichtet nach den Wahrscheinlichkeiten eine Auswahl trifft, sodass auch weniger wahrscheinliche, aber kreative Optionen möglich bleiben („Sampling"). Der gewählte Token wird an den Prompt angehängt (Bewtra, 2025; Ramakrishnan, 2025).

Definition

Ein Prompt *ist die Eingabe, mit der Forschende eine generative KI steuern. Er kann aus einer Frage, einer Anweisung oder einem beliebigen Text bestehen, auf den das Modell reagieren soll. Die Qualität, Präzision und Klarheit des Prompts beeinflussen maßgeblich die Güte der erzeugten Antworten.*

Wenn Forschende den Prompt *„Nenne eine wichtige Methode der qualitativen Forschung." eingeben*, berechnet das Modell zunächst mögliche Wörter wie *„Grounded"*, *„Interviews"*, *„Analyse"* oder weniger passende Optionen wie *„Banane" für eine Antwort*. Wählt es *„Grounded"*, wird dieser Token möglicherweise als erstes Wort für eine Antwort generiert und die nächste Berechnung startet. Nun folgen mit hoher Wahrscheinlichkeit Wörter wie *„Theory"* oder *„Approach"*. Schritt für Schritt entsteht so die Antwort *„Grounded Theory ist eine wichtige Methode der qualitativen Forschung."*

Dieser neue Text dient sofort wieder als Eingabe, und der Prozess wiederholt sich: Das Modell berechnet erneut Wahrscheinlichkeiten für den nächsten Token, wählt eine Option, fügt sie an und so weiter. Schritt für Schritt entsteht so ein vollständiger Text.

Das Entscheidende dabei ist, dass ein LLM den Prompt nicht beantwortet, weil es den Inhalt versteht, sondern weil es statistisch wahrscheinlich erscheinende Fortsetzungen berechnet. Dass diese Fortsetzungen oft wie fundierte Antworten wirken, liegt daran, dass das Modell auf riesigen Mengen von Texten trainiert wurde, in denen Frage-Antwort-Muster, Erklärungen oder wissenschaftliche Texte vorkommen.

Gleichzeitig sind die Ausgaben nicht völlig „neutral". Schon beim Training oder später beim Finetuning legen Entwickler:innen gewisse Regeln fest, dass die Antworten zum Beispiel möglichst höflich, verständlich oder unbedenklich sein sollen. Zudem kann über technische Parameter wie den „Determinismusgrad" (z. B. die sogenannte Temperatur im Samplingverfahren) beeinflusst werden, ob das Modell eher die wahrscheinlichste, sachliche Antwort liefert oder kreativere, variablere Formulierungen wählt.

Definition

Finetuning *bezeichnet die gezielte Nachbearbeitung (Weiter- oder Zusatztraining) eines LLMs mit spezifischen Daten. Ein bereits vortrainiertes Modell wird dabei mit einer kleineren, thematisch fokussierten Datenmenge erneut trainiert, um es an bestimmte Aufgaben oder Domänen anzupassen. Beispiel: Ein allgemein trainiertes LLM wird durch Finetuning mit Interviews aus der Gesundheitsforschung darauf optimiert, Fachbegriffe korrekt zu verwenden und praxisnahe Antworten zu geben.*

Definition

Sampling *beschreibt die Methode, mit der ein LLM aus einer Wahrscheinlichkeitsverteilung das nächste Wort auswählt. Anstatt immer nur das wahrscheinlichste Wort zu nehmen (was oft zu sehr starren, vorhersehbaren Texten führt), wird beim Sampling eine gewisse Zufälligkeit zugelassen, sodass auch weniger wahrscheinliche Wörter ausgewählt werden können.*

Beispiel: Auf den Satzanfang „Qualitative Forschung nutzt …" könnte das Modell deterministisch immer „Interviews" ergänzen. Mit Sampling können aber auch Varianten wie „Beobachtungen" oder „Fallstudien" entstehen.

Aus Anwender:innensicht imponieren LLMs durch ihre Fähigkeit, sehr natürlich klingende Texte zu produzieren und Verständnis für vielfältige Eingaben zu zeigen. Aktuelle LLMs können etwa auf eine Frage in ganzen Absätzen antworten, Zusammenhänge erklären, Ratschläge geben oder Geschichten erzählen. Diese Modelle können auch Transferleistungen zeigen: Zum Beispiel können sie Programmcodes schreiben, Gedichte verfassen oder Texte von einer Sprache in eine andere übersetzen, obwohl sie dafür nicht explizit programmiert wurden. Dies liegt daran, dass das Wissen über die einzelnen Themen bereits im LLM durch die riesige Datengrundlage enthalten ist.

Allerdings sollten Forschende die Limitationen von LLMs kennen. Da LLMs rein probabilistisch, also auf der Grundlage von Wahrscheinlichkeitsverteilungen, arbeiten, gibt es keine Erfolgsgarantie für korrekte Antworten. Ein LLM prüft keine Fakten, es zitiert nicht zuverlässig Quellen und es kann plausibel klingende Inhalte erfinden (Halluzination). So beeindruckend die vermeintliche Sprachkompetenz auch ist, so bleibt die Verlässlichkeit ein zentrales Problem. Zudem können LLMs Vorurteile und Stereotype aus ihren Trainingsdaten übernehmen und verstärken (vgl. ▶ Abschn. 2.6).

Ein LLM ist also ein Tool, um mit Sprache zu spielen, zu experimentieren und erste Analysen durchzuführen. Die Ausgaben sind aber immer mit Vorsicht zu genießen und bedürfen der Überprüfung durch die Forschenden selbst.

Definition

*Unter einer **Halluzination** versteht man bei LLMs die Erzeugung von Inhalten, die zwar sprachlich plausibel klingen, aber faktisch falsch oder erfunden sind. Beispiel: Auf den Prompt „Bitte nenne eine Quelle zu qualitativer Forschung in der Medizin." könnte ein LLM antworten: „Müller, A. (2021). Qualitative Methods in Medical Research. Springer." – ein Werk, das in Wirklichkeit gar nicht existiert.*

Durch seine Fähigkeit, große Textmengen statistisch zu modellieren und kohärente Wortfolgen zu erzeugen, eröffnet es vielfältige Potenziale, zum Beispiel beim Erstellen von Entwürfen, dem Generieren von Ideen oder dem Strukturieren von Forschungsprozessen. Gerade in der qualitativen Forschung könnte dies nützlich sein, etwa um Interviewleitfäden vorzubereiten, Kategorienvorschläge zu prüfen oder alternative Perspektiven auf Daten zu explorieren. Dabei bleiben LLMs Assistenzsysteme, deren Ergebnisse überprüft, kontextualisiert und korrigiert werden müssen, um wissenschaftlich tragfähige Resultate hervorzubringen.

1.4 Wichtige Begriffe beim Einsatz von KI

Es folgt eine Liste wichtiger Begriffe rund um KI, die in diesem Lehrbuch häufig vorkommen. Dieses kleine Glossar soll sicherstellen, dass alle Lesenden mit den zentralen Konzepten und Abkürzungen vertraut sind:

- **Künstliche Intelligenz (KI):** Teilgebiet der Informatik, das versucht, menschenähnliche Intelligenzleistungen mittels Computer nachzubilden. KI-Systeme können Informationen aus Daten erkennen, verarbeiten und darauf reagieren, entweder nach fest programmierten Regeln oder durch gelernte Modelle.
- **Generative KI (GenAI):** KI-Modelle, die neue Inhalte erzeugen können. Sie produzieren z. B. Texte, Bilder oder Musik auf Basis von Mustern, die sie in Trainingsdaten gelernt haben. Beispiele: Textgeneratoren, Bildgeneratoren, Musikgeneratoren. Generative KI wird oft mit kreativen Prozessen assoziiert, bringt aber auch Risiken wie Halluzinationen oder Urheberrechtsfragen mit sich.
- **Sprachmodell:** Ein KI-Modell, das die Struktur und Verwendung von Sprache erlernt hat. Es kann vorhersagen, wie ein Satz sinnvoll weitergeht, oder Texte

bewerten und generieren. Large Language Models (LLMs) bilden die Grundlage für Anwendungen wie Übersetzungen, Spracherkennung und Textgenerierung.

- **Large Language Model (LLM):** Ein großes Sprachmodell mit sehr vielen Parametern, das auf riesigen Textmengen trainiert. LLMs können kontextbezogene Texte verarbeiten und generieren, oft in einer Qualität, die menschlicher Sprache nahekommt.
- **Prompt (allgemein):** Ein Prompt ist die Eingabe, mit der Forschende eine generative KI steuern. Er kann aus einer Frage, einer Anweisung oder einem beliebigen Text bestehen, auf den das Sprachmodell reagieren soll. Die Qualität, Präzision und Klarheit des Prompts beeinflussen maßgeblich die Güte der erzeugten Antworten.
- **User-Prompt:** Ein User-Prompt ist der von den Nutzer:innen direkt formulierte Eingabetext, den ein Sprachmodell als Ausgangspunkt für die Berechnungen nutzt. Beispiele sind Aufforderungen wie „Erkläre die Grounded Theory“ oder „Formuliere drei Interviewfragen zum Thema Migration“. Der User-Prompt steuert Inhalt und Richtung der Antwort und ist das zentrale Instrument für die unmittelbare Interaktion.
- **System-Prompt:** Ein System-Prompt ist eine übergeordnete Instruktion, die das grundsätzliche Verhalten des Modells bestimmt. Häufig wird er von Entwickler:innen gesetzt, um Tonalität, Sicherheitsregeln oder Rollenverständnis festzulegen (z. B. „Antworte stets sachlich und höflich“). In manchen Anwendungen können aber auch Forschende selbst System-Prompts schreiben, um das Modell für spezifische Projekte oder Szenarien zu konfigurieren. Damit bieten System-Prompts eine zusätzliche Ebene der Steuerung, die über den User-Prompt hinausgeht.
- **Black-Box-Modell:** LLMs werden als Black-Box-Modelle bezeichnet, weil ihre innere Funktionsweise für Menschen nicht oder nur schwer nachvollziehbar ist. Forschende sehen zwar die Eingabe (Prompt) und die Ausgabe (Antwort), aber nicht, welche komplexen Rechenschritte und Gewichtungen im Hintergrund zur Auswahl dieser Antwort geführt haben. Dieses Black-Box-Problem erschwert Vertrauen und Erklärbarkeit und ist deshalb ein zentrales Thema bei der Anwendung von KI in sensiblen Forschungs- und Praxisfeldern.
- **Halluzination:** Phänomen bei generativen KI-Modellen, insbesondere LLMs, das das Erfinden von nicht existierenden Inhalten bezeichnet. Die KI erzeugt z. B. eine Antwort, die sachlich falsch oder frei erfunden ist, ohne dass dies für Nutzer:innen sofort erkennbar ist. Halluzinationen entstehen, weil viele Modelle rein auf statistischer Plausibilität basieren, statt Fakten zu prüfen. Sie stellen ein großes Problem dar, wenn KI für zuverlässige Informationsgewinnung genutzt werden soll.
- **Bias (Verzerrung):** Ein Bias ist eine systematische Verzerrung in den Ergebnissen eines KI-Modells aufgrund von einseitigen oder unvollständigen Trainingsdaten. Ein Bias entsteht z. B. dann, wenn bestimmte Gruppen in den Trainingsdaten unzureichend oder verzerrt repräsentiert waren, sodass das Modell diskriminierende oder stereotype Ausgaben erzeugen kann. Bias in KI zu erkennen und zu vermeiden, ist wichtig für ethisch vertretbare Anwendungen.

Diese Begriffe bilden das Grundvokabular für die weiteren Kapitel. Im Verlauf des Lehrbuchs wird auf sie zurückgegriffen und ihr Verständnis vertieft.

1.5 Effektive Prompts beim Einsatz von LLMs

Der praktische Umgang mit LLMs steht und fällt mit der Art und Weise, wie ein Prompt formuliert wird (Levi et al., 2024). Die Frage, was einen guten Prompt ausmacht, wie er gestaltet werden sollte und welche Elemente dabei eine Rolle spielen, ist ein eigenes Forschungs- und Praxisfeld, das mittlerweile unter dem Begriff „Prompt Engineering" diskutiert wird (Al Hauna et al., 2025; Amatriain, 2024; Chen et al., 2025). Dabei handelt es sich um ein äußerst umfangreiches Themengebiet, das von grundlegenden Formulierungsstrategien bis hin zu komplexen Verfahren reicht, bei denen Prompts gezielt optimiert, kombiniert oder sogar automatisch generiert werden. In diesem Lehrbuch wird dieses Feld nicht in seiner vollen Breite behandelt. Ziel ist es, Forschenden ein grundlegendes Verständnis davon zu vermitteln, wie Prompts in der qualitativen Forschung sinnvoll eingesetzt werden können, ohne dabei in die technische Tiefe der spezialisierten Promptforschung einzutauchen. Ein Prompt sollte dabei gewisse Anforderungen an Klarheit, Struktur und Kontextualisierung beinhalten (Chen et al., 2025; Jacobsen & Weber, 2025; Tripathi et al., 2025). Klarheit bedeutet, dass ein Prompt eindeutig formuliert sein muss. Mehrdeutige oder unscharfe Anweisungen führen in der Regel zu vagen oder wenig hilfreichen Antworten. Statt einer allgemeinen Aufforderung wie „Schreibe eine Zusammenfassung" ist es daher sinnvoll, die Aufgabe präzise einzugrenzen, etwa indem gefordert wird, die wichtigsten Argumente eines Textes in einer vorgegebenen Länge und Form darzustellen. Struktur bezieht sich auf den inneren Aufbau eines Prompts. Prompts sollten so gestaltet sein, dass sie einen nachvollziehbaren Bogen bilden: Zunächst wird der Kontext beschrieben, dann die eigentliche Aufgabe formuliert und schließlich das gewünschte Ausgabeformat vorgegeben. Die Reihenfolge der präsentierten Inhalte wird je nach LLM, Zugang zum LLM oder Ziel des Prompts unterschiedlich diskutiert. Dabei gibt es aktuell keine universell gültige Reihenfolge der Prompt-Bestandteile. Kontextualisierung schließlich bedeutet, dass Hintergrundinformationen über Zielgruppe, Forschungsfeld oder besondere Bedingungen mitgeliefert werden. Je mehr solche Informationen enthalten sind, desto besser kann das Modell seine Antworten an die Bedürfnisse der Forschung anpassen. Neuere Modellgenerationen erfordern tendenziell weniger Kontext, um brauchbare Antworten zu erzeugen. Dennoch ist es hilfreich, die Prompts weiterhin nach einem gewissen Muster zu formulieren, da dadurch die Qualität und Nachvollziehbarkeit der Ergebnisse steigen (Sahoo et al., 2024).

Ein effektiver Prompt lässt sich daher als eine Art Miniszenario beschreiben, in dem das Modell in eine Rolle versetzt wird, eine konkrete Aufgabe erhält, durch zusätzliche Informationen orientiert wird und durch klare Regeln zu einer passenden Darstellung geführt wird. So können Forschende etwa formulieren, dass das Modell in der Rolle einer qualitativen Sozialforscherin agieren soll, die Erfahrung mit Interviewführung hat, dass zehn offene Fragen entwickelt werden sollen, die sich an Pflegekräfte richten, dass die Fragen sensibel und einfach formuliert sein müssen und dass die Ausgabe in einer nummerierten Liste erfolgen soll. Ein solcher Prompt enthält alle notwendigen Elemente: Rollenbeschreibung, Aufgabenstellung, Kontext, Formatanforderung und Einschränkungen.

Die Einsatzmöglichkeiten solcher Prompts in der qualitativen Forschung sind vielfältig. Schon bei der Themenfindung können Prompts helfen, Ideen zu sammeln und Forschungsfragen zu entwickeln (vgl. ► Kap. 5). In der Interviewvorbereitung können sie genutzt werden, um Leitfäden zu entwerfen (vgl. ► Kap. 6) oder Nachfragen zu simulieren (vgl. ► Kap. 7 und 8). In der Datenanalyse können sie dabei unterstützen, erste Kategorien oder Kodierungen vorzuschlagen (vgl. Kap. 10.), alternative Deutungen zu entwickeln oder Vergleiche zu strukturieren (vgl. ► Kap. 11). Schließlich können Prompts auch bei der Ergebnisdarstellung (vgl. ► Abschn. 12.3) wertvoll sein, wenn es darum geht, Texte zu gliedern, Zusammenfassungen zu erstellen oder Daten in übersichtliche Tabellen zu übertragen.

Deutlich wird der Unterschied zwischen schwachen und starken Prompts am Beispiel der Forschungsfrageentwicklung. Wenn Forschende schlicht den Auftrag geben: „Formuliere gute Forschungsfragen", ist das Ergebnis eine Reihe oberflächlicher Forschungsfragen, die kaum Bezug zur spezifischen Forschungssituation haben können. Wird der Prompt jedoch mit Kontext angereichert, zum Beispiel durch die Angabe, dass die Forschungsfragen sich auf Barrieren beim Zugang zu psychologischer Versorgung für Menschen mit Migrationsgeschichte beziehen, dass sie wissenschaftlich und in nicht wertender Sprache formuliert werden sollen und dass sie sich auf bestimmte theoretische Modelle beziehen sollen, entsteht ein Ergebnis, das für die Forschungspraxis deutlich stärker nutzbar ist.

Ein weiterer Aspekt im Umgang mit Prompts ist die Möglichkeit, Ausgaben in strukturierter Form zu erzeugen. Hier kommt das Datenformat JSON, die Abkürzung für JavaScript Object Notation, ins Spiel. JSON ist ein leichtgewichtiges, aber sehr leistungsfähiges Format, das Informationen in klarer Schlüssel-Wert-Form speichert. Während einfache Textausgaben häufig schon für die unmittelbare Arbeit ausreichen, ermöglicht JSON eine nahtlose Weiterverarbeitung der Antworten in Datenbanken oder Analyseprogrammen (Al Hauna et al., 2025; Shorten et al., 2024).

Ein Beispiel wäre nicht nur die Sammlung von Fragen, sondern auch die Generierung erster Kodierkategorien für ein Interviewmaterial. Forschende könnten die KI etwa bitten, fünf übergeordnete Kategorien zu erstellen, die sich auf Barrieren im Gesundheitssystem beziehen, und diese zusätzlich mit kurzen Beschreibungen zu versehen. Im JSON-Format (siehe ■ Abb. 1.1) lässt sich dieses Ergebnis so darstellen, dass jede Kategorie klar benannt und beschrieben ist. Dadurch können qualitative Daten, die mithilfe von KI vorbereitet werden, leichter dokumentiert, in (geeignete) Analyse-Software importiert und für Vergleiche zwischen Projekten systematisch weitergenutzt werden.

Die praktische Anwendung von LLMs zeigt, dass die Arbeit mit Prompts ein iterativer Prozess ist (Al Hauna et al., 2025; Amatriain, 2024). Es ist selten so, dass ein erster Entwurf sofort die optimale Antwort liefert. Forschende sollten daher verschiedene Formulierungen ausprobieren, die Ergebnisse kritisch vergleichen und die Prompts schrittweise und für unterschiedliche Sprachmodelle anpassen

```json
{
  "categories": [
    {
      "id": 1,
      "name": "Sprachbarrieren",
      "description": "Probleme bei der Verständigung zwischen Patient:innen und Fachkräften."
    },
    {
      "id": 2,
      "name": "Bürokratie",
      "description": "Hürden im Zugang zu Versorgung durch komplexe Antrags- und Verwaltungsprozesse."
    },
    {
      "id": 3,
      "name": "Kulturelle Sensibilität",
      "description": "Mangel an interkultureller Kompetenz im Umgang mit Patient:innen."
    },
    {
      "id": 4,
      "name": "Zeitliche Ressourcen",
      "description": "Eingeschränkte Zeit der Fachkräfte, die die Betreuung erschwert."
    },
    {
      "id": 5,
      "name": "Digitale Zugänge",
      "description": "Fehlende digitale Kompetenzen oder Zugänge für bestimmte Patient:innengruppen."
    }
  ]
}
```


Abb. 1.1 Beispielhafte JSON-Ausgabe für Kodierkategorien in der qualitativen Forschung. (Eigene Abbildung)

(Chen et al., 2025). Hilfreich ist es auch, dem Sprachmodell Beispiele vorzulegen, damit es den gewünschten Stil oder die Struktur besser nachvollziehen kann. Zugleich bleibt es unverzichtbar, die Ausgaben kritisch zu überprüfen. KI-generierte Inhalte sind Hilfsmittel, aber keine verlässlichen Ergebnisse im wissenschaftlichen Sinne. Daher gilt: KI kann Ideen anregen, beim Aufdecken von Strukturen unterstützen und Texte vorbereiten, doch die Validierung und methodische Einordnung bleiben immer in der Verantwortung der Forschenden.

Nicht zuletzt sollte bei der Arbeit mit Prompts Transparenz gewahrt bleiben. Wenn Prompts in der Forschung genutzt werden, ist es wichtig, diese als Teil des methodischen Vorgehens zu dokumentieren. Nur so lässt sich nachvollziehen, wie bestimmte Ergebnisse zustande gekommen sind. Eine präzise Aufzeichnung der verwendeten Prompts trägt damit nicht nur zur Transparenz, sondern auch zur Qualitätssicherung der Forschung bei (Al Hauna et al., 2025; Fehring et al., 2025).

1.6 Dokumentation des KI-Einsatzes in der qualitativen Forschung

Ein zentraler Aspekt beim Einsatz von KI in der qualitativen Forschung ist die Transparenz. Neben der methodischen Dokumentation ist vor dem Einsatz von KI stets zu prüfen, ob und unter welchen Bedingungen die Nutzung entsprechender Tools durch die eigene Organisation, Hochschule oder Forschungseinrichtung erlaubt ist und ob sie mit geltenden Datenschutzvorgaben, Ethikrichtlinien sowie den Anforderungen relevanter Publikationsleitlinien vereinbar ist. Dies gilt insbesondere dann, wenn sensible Daten, unveröffentlichte Forschungsergebnisse oder personenbezogene Informationen verarbeitet werden sollen. Wenn Forschende sich für den Einsatz von KI entscheiden, sollten sie nachvollziehbar dokumentieren, an welchen Stellen des Forschungsprozesses sie auf KI-gestützte Verfahren zurückgegriffen haben, welche Tools dabei verwendet wurden und in welcher Form die Ergebnisse dieser Tools in die Analyse eingeflossen sind (Fehring et al., 2025). Diese Dokumentation dient nicht nur der wissenschaftlichen Nachvollziehbarkeit und Qualitätssicherung, sondern auch der methodischen Reflexion: Nur wenn klar benannt ist, wo KI eingesetzt wurde, können Stärken und Schwächen des Vorgehens eingeschätzt werden. Besonders in der qualitativen Forschung, die auf Interpretationen, Kontextualisierungen und das Verstehen von Sinnstrukturen angewiesen ist, sollte transparent gemacht werden, ob beispielsweise KI bei der Generierung von Interviewleitfäden, bei der Voranalyse von Daten oder bei der Ergebnisdarstellung genutzt wurde. Ein bloßer Hinweis, dass KI „unterstützt" habe, reicht nicht aus. Vielmehr sollten Forschende im Detail ausführen, wie das Prompting gestaltet war, welche Iterationen durchlaufen wurden, welche Ergebnisse übernommen oder verworfen wurden und welche Rolle das eigene Forschendenurteil dabei gespielt hat. Genau an dieser Stelle setzen aktuelle Diskussionen um eine methodische Erweiterung bestehender Qualitätsstandards an. So befindet sich derzeit etwa die COREQ+LLM-Initiative in Entwicklung, die das bekannte COREQ-Framework (Consolidated Criteria for Reporting Qualitative Research) um spezifische Kriterien für den KI-Einsatz ergänzt. Während COREQ bisher vor allem auf Aspekte wie Reflexivität, Transparenz und Nachvollziehbarkeit im klassischen qualitativen Vorgehen fokussiert ist, soll COREQ+LLM Forschende dabei unterstützen, den Einsatz von Sprachmodellen systematisch und standardisiert zu berichten (Fehring et al., 2025). Dazu zählen Angaben wie die Version des verwendeten Modells, die verwendeten Prompts, die Art der Integration der KI-Ausgaben in die Analyse und die kritische Reflexion möglicher Verzerrungen oder Halluzinationen. Durch eine solche erweiterte Dokumentationspraxis wird es möglich, die Ergebnisse qualitativer Studien besser einzuordnen und zugleich die wissenschaftliche Diskussion über Chancen und Risiken des KI-Einsatzes voranzubringen. KI darf dabei nicht als Black Box in die Forschung integriert werden, sondern muss wie jedes andere methodische Instrument nachvollziehbar beschrieben und kritisch reflektiert werden.

Literaturempfehlungen

Hauna, A., Yunus, A., Fukui, M., & Khomsah, S. (2025). Enhancing LLM Efficiency: A Literature Review of Emerging Prompt Optimization Strategies. International Journal on Robotics, Automation and Sciences. ► https://doi.org/10.33093/ijoras.2025.7.1.9

Diese Arbeit bietet einen systematischen Überblick über aktuelle Strategien zur Optimierung von Prompts und vergleicht deren Effizienz in unterschiedlichen Anwendungskontexten. Sie ist daher eine besonders wertvolle Ressource, um über die

1

in diesem Kapitel vermittelten Grundlagen hinaus ein vertieftes Verständnis für Prompting-Ansätze zu entwickeln.

Tripathi, S., Alkhulaifat, D., Lyo, S., et al. (2025). A Hitchhiker's Guide to Good Prompting Practices for Large Language Models in Radiology. Journal of the American College of Radiology, 22(7), 841–847. ► https://doi.org/10.1016/j.jacr.2025.02.051

Diese Arbeit ist lesenswert, da sie zentrale Prompting-Techniken (Zero-/Few-shot, Chain-of-Thought) systematisch darstellt, die Bedeutung von Klarheit, Struktur und Kontext betont und zugleich Iterativität, Transparenz und methodische Rigorosität als Qualitätsstandards hervorhebt. Damit liefert sie eine fundierte Referenz für den praktischen und methodischen Umgang mit Prompts in der Forschung.

Literatur

Al Hauna, A. D., Yunus, A. P., Fukui, M., & Khomsah, S. (2025). Enhancing LLM efficiency: A literature review of emerging prompt optimization strategies. *International Journal on Robotics, Automation and Sciences, 7*(1), 72–83. https://doi.org/10.33093/ijoras.2025.7.1.9

Amatriain, X. (2024). *Prompt design and engineering: Introduction and advanced methods* (Version 4). arXiv. https://doi.org/10.48550/ARXIV.2401.14423

Bano, M., Zowghi, D., & Whittle, J. (2023). *Exploring qualitative research using LLMs* (Version 1). arXiv. https://doi.org/10.48550/ARXIV.2306.13298

Bendel, O. (2025, April 28). Generative KI. *GABLER WIRTSCHAFTSLEXIKON*. https://wirtschaftslexikon.gabler.de/definition/generative-ki-124952/version-438478. Zugegriffen am 01.04.2026.

Bewtra, A. (2025, Mai 21). *Introduction to large language models: Everything you need to know for 2025* [LAKERA.AI]. https://www.lakera.ai/blog/large-language-models-guide. Zugegriffen am 01.04.2026.

Chen, B., Zhang, Z., Langrené, N., & Zhu, S. (2025). Unleashing the potential of prompt engineering for large language models. *Patterns, 6*(6), 101260. https://doi.org/10.1016/j.patter.2025.101260

Christou, P. (2023). A critical perspective over whether and how to acknowledge the use of artificial intelligence (AI) in qualitative studies. *The Qualitative Report*. https://doi.org/10.46743/2160-3715/2023.6407

De Paoli, S. (2024). Performing an inductive thematic analysis of semi-structured interviews with a large language model: An exploration and provocation on the limits of the approach. *Social Science Computer Review, 42*(4), 997–1019. https://doi.org/10.1177/08944393231220483

Fehring, L., Frings, J., Rust, P., Kempny, C., Thürmann, P., & Meister, S. (2025). *Reporting of qualitative research using large language models (COREQ+LLM): Protocol for an extension of the consolidated criteria for reporting qualitative research guideline (Preprint)*. JMIR Publications Inc. https://doi.org/10.2196/preprints.78682

Fraunhofer-Institut für Kognitive Systeme IKS. (o. J.). *Künstliche Intelligenz (KI) und maschinelles Lernen*. https://www.iks.fraunhofer.de/de/themen/kuenstliche-intelligenz. Zugegriffen am 01.04.2026.

Gao, J., Choo, K. T. W., Cao, J., Lee, R. K.-W., & Perrault, S. (2024). CoAIcoder: Examining the effectiveness of AI-assisted human-to-human collaboration in qualitative analysis. *ACM Transactions on Computer-Human Interaction, 31*(1), 1–38. https://doi.org/10.1145/3617362

Hutson, M. (2017). AI Glossary: Artificial intelligence, in so many words. *Science, 357*(6346), 19–19. https://doi.org/10.1126/science.357.6346.19

Jacobsen, L. J., & Weber, K. E. (2025). The promises and pitfalls of large language models as feedback providers: A study of prompt engineering and the quality of AI-driven feedback. *AI, 6*(2), 35. https://doi.org/10.3390/ai6020035

Kelbert, P., Siebert, J., & Jöckel, L. (2023, Dezember 12). Was sind Large Language Models? Und was ist bei der Nutzung von KI-Sprachmodellen zu beachten? *Fraunhofer IESE*. https://www.iese.fraunhofer.de/blog/large-language-models-ki-sprachmodelle/. Zugegriffen am 01.04.2026.

Kinza Yasar & Rahul Awati (2024, Oktober 29). Black-Box-KI. computerweekly.com. https://www.computerweekly.com/de/definition/Black-Box-KI. Zugegriffen am 01.04.2026.

Levi, E., Brosh, E., & Friedmann, M. (2024). *Intent-based Prompt Calibration: Enhancing prompt optimization with synthetic boundary cases* (Version 1). arXiv. https://doi.org/10.48550/ARXIV.2402.03099

Mahlmann, J., Merkert, P., & Kalinowsky, A. (2022, August 22). Künstliche Intelligenz – Was steckt hinter dem Hype? *heise online*. https://www.heise.de/ratgeber/Kuenstliche-Intelligenz-Was-steckt-hinter-dem-Hype-7192364.html. Zugegriffen am 01.04.2026.

Meyer, T., Baker, C., & Keefe, J. (2025). Enhancing thematic analysis with local LLMs: A scientific evaluation of prompt engineering techniques. *AHFE International, 194*. https://doi.org/10.54941/ahfe1006669

Ramakrishnan, R. (2025, September 24). How LLMs work: Top 10 executive-level questions. *MIT Sloan Management Review*. https://sloanreview.mit.edu/article/how-llms-work. Zugegriffen am 01.04.2026.

Sahoo, P., Singh, A. K., Saha, S., Jain, V., Mondal, S., & Chadha, A. (2024). *A systematic survey of prompt engineering in large language models: Techniques and applications* (Version 2). arXiv. https://doi.org/10.48550/ARXIV.2402.07927

Shorten, C., Pierse, C., Smith, T. B., Cardenas, E., Sharma, A., Trengrove, J., & van Luijt, B. (2024). *StructuredRAG: JSON response formatting with large language models* (Version 1). arXiv. https://doi.org/10.48550/ARXIV.2408.11061

Thunberg, S., & Arnell, L. (2022). Pioneering the use of technologies in qualitative research – A research review of the use of digital interviews. *International Journal of Social Research Methodology, 25*(6), 757–768. https://doi.org/10.1080/13645579.2021.1935565

Tripathi, S., Alkhulaifat, D., Lyo, S., Sukumaran, R., Li, B., Acharya, V., McBeth, R., & Cook, T. S. (2025). A Hitchhiker's guide to good prompting practices for large language models in radiology. *Journal of the American College of Radiology, 22*(7), 841–847. https://doi.org/10.1016/j.jacr.2025.02.051

Ulusoy, I., & Bishop, C. M. (2006). Comparison of generative and discriminative techniques for object detection and classification. In J. Ponce, M. Hebert, C. Schmid, & A. Zisserman (Hrsg.), *Toward category-level object recognition* (Bd. 4170, S. 173–195). Springer. https://doi.org/10.1007/11957959_9

Xu, Y., Liu, X., Cao, X., Huang, C., Liu, E., Qian, S., Liu, X., Wu, Y., Dong, F., Qiu, C.-W., Qiu, J., Hua, K., Su, W., Wu, J., Xu, H., Han, Y., Fu, C., Yin, Z., Liu, M., et al. (2021). Artificial intelligence: A powerful paradigm for scientific research. *The Innovation, 2*(4), 100179. https://doi.org/10.1016/j.xinn.2021.100179

Yang, J., Wang, Z., Lin, Y., & Zhao, Z. (2024). *Problematic Tokens: Tokenizer Bias in Large Language Models* (Version 3). arXiv. https://doi.org/10.48550/ARXIV.2406.11214

Herausforderungen beim Einsatz von KI in der qualitativen Forschung

Inhaltsverzeichnis

C. Kempny et al., *KI in der qualitativen Forschung*, https://doi.org/10.1007/978-3-662-73089-8_2

2

2.1 Lernziele

- Unterscheiden, wie cloudbasierte Sprachmodelle und lokale Sprachmodelle Inhalte verarbeiten und speichern.
- Erkennen, welche technischen und ethischen Herausforderungen verschiedene Cloud-Sprachmodelle mit sich bringen.
- Reflektieren, wie sich der Einsatz von KI auf methodische Gütekriterien wie Transparenz und Nachvollziehbarkeit auswirken kann.

2.2 Einleitung

Die Nutzung von KI in der qualitativen Forschung bringt neben möglichen Potenzialen auch Herausforderungen mit sich, die Forschende unbedingt verstehen und adressieren müssen (Kempny et al., 2026). Die Potenziale von KI werden in den nächsten Kapiteln einzeln für die verschiedenen Schritte der qualitativen Forschung mit Fokus auf die qualitative Inhaltsanalyse beschrieben. Dieses Kapitel behandelt hingegen die wichtigsten Risikobereiche, die bei der Integration von KI-Tools in qualitative Forschungsprozesse auftreten können. Dabei soll es nicht darum gehen, KI-Anwendungen grundsätzlich auszuschließen. In der wissenschaftlichen Nutzung sollten Forschende sich allerdings darüber im Klaren sein, welche Auswirkungen sich beim Einsatz von unterschiedlichen Methoden oder Tools für sie als Forschende und für ihre Forschungsergebnisse ergeben.

In der Debatte um den Einsatz von KI in der qualitativen Forschung kommen viele verschiedene Themen auf. Dabei erscheint es so, als würden einige Forschende KI-Anwendungen ablehnen (vgl. Jowsey et al., 2025; Mayring, 2025), wohingegen andere Forschende etablierte qualitative Forschungsmethoden zugunsten von KI stark an diese KI-Tools anpassen (Friese, 2025). Dieses Lehrbuch soll zeigen, wie KI in der qualitativen Forschung eingesetzt werden kann, sodass KI auf der einen Seite eine Unterstützung für Forschende und für Studierende bietet. Auf der anderen Seite sollen weiterhin zuverlässig die Gütekriterien von qualitativer Forschung beachtet werden. Dabei bezieht sich dieses Lehrbuch vornehmlich auf die qualitative Inhaltsanalyse nach Kuckartz und Rädiker (Kuckartz & Rädiker, 2024). Die Herausforderungen und Probleme, aber auch die methodischen Implikationen, können allerdings auch auf andere methodische Stränge der qualitativen Forschung übertragen werden. In diesem Kapitel sollen einige Herausforderungen beschrieben werden, welche sich bei der Nutzung von KI zwangsläufig ergeben. Einige Herausforderungen können durch einen gezielten Einsatz oder eine eigene Reflexion bei der Anwendung bewältigt werden (z. B. Dokumentation und Einsatz der KI), andere widersprechen der guten wissenschaftlichen Praxis und müssen daher auf jeden Fall bei einer Nutzung adressiert und kritisch hinterfragt werden (z. B. Datenschutzprobleme oder Verlust der Anonymität von Teilnehmenden bei der Nutzung von Cloud-Diensten).

2.3 Black-Box-Problem bzw. die mangelnde Nachvollziehbarkeit

Definition

*Das **Black-Box-Problem** bedeutet, dass man bei vielen KI-Modellen nicht genau nachvollziehen kann, wie diese zu ihrem Ergebnis kommen. Die zugrunde liegenden Rechenschritte oder Gründe dahinter sind nicht ersichtlich.*

Definition

*In der qualitativen Forschung meint **Validität** die Nachvollziehbarkeit und Plausibilität der Interpretation von Daten. Entscheidend ist, ob die Ergebnisse nachvollziehbar begründet und im Kontext der untersuchten Lebenswelt stimmig sind.*

Das sogenannte Black-Box-Problem zählt zu den größten Herausforderungen beim Einsatz von KI in der qualitativen Forschung (Dharmil Mehta, 2023; Yasar & Awati, 2024). Viele KI-Systeme treffen Entscheidungen anhand komplexer, nicht linearer Berechnungen, deren interne Logik für Nutzer:innen und zu einem gewissen Grad auch für die Entwickler:innen solcher Modelle nicht einsehbar ist. Auch wenn diese Systeme scheinbar beeindruckende Leistungen zeigen, bleibt oft unklar, wie genau bestimmte Ergebnisse zustande kommen oder warum ein Modell eine bestimmte Interpretation oder Zuordnung gewählt hat (Femi Osasona et al., 2024). Damit stehen KI-gestützte Analysen in einem grundlegenden Spannungsverhältnis zu zentralen Prinzipien qualitativer Forschung, die stark auf Validität, Nachvollziehbarkeit, Reflexion, Prozesshaftigkeit und methodische Transparenz setzen. Das Problem der fehlenden Nachvollziehbarkeit wird auch nicht durch Reasoning-Modelle gelöst. Die vermeintliche Darstellung des Denkprozesses einer KI gibt nur unzureichende Informationen über den Prozess der Entscheidungsfindung.

Definition

***Reasoning-Modelle** im Kontext von LLMs sind Ansätze zur strukturierten Darstellung von Denkprozessen, bei denen Transparenz im Vordergrund steht. Sie machen die einzelnen Schritte der Schlussfolgerung (vermeintlich) sichtbar, um nachvollziehbar zu zeigen, wie das Modell zu einer bestimmten Antwort gelangt.*

In der qualitativen Forschung ist es unerlässlich, dass Forschende ihre Interpretationen, ihre eigene Perspektive und Sozialisierung, ihre methodischen Entscheidungen und analytischen Wege offenlegen (Aguinis & Solarino, 2019; O'Kane et al., 2021; Watson & Jackson, 2025). Nur so können Dritte den Forschungsprozess verstehen, nachvollziehen und gegebenenfalls kritisch hinterfragen. Die Transparenzpflicht wird durch das Black-Box-Problem beim Einsatz von KI in der qualitativen Forschung unterlaufen, weil es keine hinreichenden Erklärungen für die Entscheidungsprozesse oder das Antwortverhalten der KI gibt. Die Grundlage von Ergebnissen oder Bewertungen wird nicht sichtbar, sodass weder überprüft noch reflektiert werden kann, ob und warum bestimmte Verzerrungen, Fehler oder Stereotypisierungen aufgetreten sind. Stereotypisierung und Verzerrung beim Einsatz von KI bezeichnen Phänomene, bei denen KI-Systeme bestehende gesellschaftliche Vorurteile oder Ungleichheiten reproduzieren oder verstärken.

Diese mangelnde Nachvollziehbarkeit gefährdet nicht nur die methodische Transparenz, sondern auch die Glaubwürdigkeit und Validität der Forschungsergebnisse. Nachvollziehbarkeit bezieht sich dabei auf die Transparenz und Reproduzierbarkeit des Forschungsprozesses, während Validität die inhaltliche Gültigkeit und Aussagekraft der Ergebnisse im Hinblick auf die Forschungsfrage bezeichnet. Ohne erklärbare Zusammenhänge zwischen der Eingabe in ein LLM und dem Ergebnis wird es schwierig, Verantwortung alleine auf der Grundlage der KI-Antwort für die Analyse zu übernehmen oder belastbare wissenschaftliche Aussagen zu treffen. Aus diesem Grund ist es notwendig, Strategien zu entwickeln, um dem Black-Box-Phänomen zu begegnen (Fehring et al., 2025). In den folgenden Kapiteln wird dieses Problem aufgegriffen. Im Kapitel zum Forschungsjournal (Kap. 4) wird erläutert, wie durch begleitende Dokumentation möglichst viel Transparenz hergestellt werden kann. Für die Dokumentation erscheint es sinnvoll, solche KI-Systeme zu nutzen, welche viele Informationen über den Prozess der Verarbeitung ausgeben. Dazu zählen beispielsweise Informationen über die Prompt-Eingabe, die KI-Parameter oder die Modellvarianten der eingebundenen LLMs. Bei einzelnen KI-Systemen, welche in für die qualitativen Forschung spezialisierten Forschungstools eingebaut wurden, wird beispielsweise automatisch ein Ergebnis aus qualitativen Daten generiert, ohne zusätzliche Informationen zum Verarbeitungsprozess, zu den Prompts oder zu den KI-Parametern bereitzustellen. Hier fehlen dem Nutzenden sämtliche Informationen zur Verarbeitung und das ohnehin bestehende Black-Box-Problem wird weiter verstärkt. Werden hingegen Tools genutzt, welche möglichst viele Informationen offen legen, können Nutzende den Einsatz von KI besser reflektieren und gezielt für die eigene Forschung nutzen. Zusätzlich kann durch eine lückenlose Dokumentation beim Einsatz von KI die Qualität und Verlässlichkeit der Ergebnisse gesichert werden. Zudem hilft eine genaue Angabe der genutzten LLMs dabei, Verzerrungen in den Daten zu erkennen, da typische Verzerrungen einzelner LLMs zum Teil bekannt sind.

Definition

Ein ***Prompt*** *bezeichnet in der Arbeit mit KI, insbesondere bei LLMs, die Eingabe, die Nutzer:innen der KI geben, um eine Antwort oder eine spezifische Aufgabe zu erhalten. Der sogenannte User-Prompt ist dabei die vom Menschen formulierte Frage oder Anweisung (z. B. „Fasse mir diesen Text zusammen"). Der System-Prompt hingegen ist ein Hintergrundbefehl, der das Verhalten des Modells steuert und oft vorgibt, wie es antworten soll (z. B. „Antworte sachlich und in wissenschaftlichem Stil"). Während der User-Prompt also den Inhalt der Interaktion bestimmt, legt der System-Prompt den Rahmen für die Art und Weise fest, wie das Modell antwortet.*

Definition

KI-Parameter *sind technische Einstellungen, mit denen das Verhalten eines KI-Modells beeinflusst wird. Dazu gehören etwa die Temperatur (wie kreativ/variantenreich die Antworten sein sollen), die Top-p-Sampling-Rate (welche Wahrscheinlichkeitsschwelle für Antworten gilt) oder die Token-Limits (wie lang eine Eingabe oder Ausgabe maximal sein darf). Diese Parameter bestimmen, wie das Modell mit Prompts umgeht und wie die Qualität, Konsistenz oder Kreativität der Antworten ausfällt.*

2.4 Reliabilitätsprobleme (Zuverlässigkeit und Stabilität)

Definition

Ein LLM arbeitet ***probabilistisch****, indem es etwa bei der Eingabe „Die Maus mag" berechnet, welches Wort mit hoher Wahrscheinlichkeit folgt: zum Beispiel „Käse". Es könnte aber auch andere Möglichkeiten wie „Schokolade" oder „Nüsse" generieren, je nachdem, welche Wörter im Training oft in ähnlichen Kontexten vorkamen und welche Wahrscheinlichkeit ihnen zugeordnet wird.*

Definition

Das ***Training eines LLMs*** *bedeutet, dass das Modell mit riesigen Mengen an Text gefüttert wird und dabei Schritt für Schritt lernt, welche Wörter typischerweise aufeinanderfolgen. Immer wenn es ein Wort falsch vorhersagt, wird es im Hintergrund korrigiert. Auf diese Weise verbessert sich das Modell nach und nach, bis es selbstständig sinnvolle Texte erzeugen kann.*

LLMs arbeiten probabilistisch. Das bedeutet, dass sie auf Grundlage von Wahrscheinlichkeiten Antworten generieren und selbst bei identischen Prompts zu unterschiedlichen Ergebnissen kommen können (Chelli et al., 2024; Huang et al., 2025). Diese Unterschiedlichkeit in den Antworten stellt ein Problem für die Reliabilität in der qualitativen Forschung dar (Flick et al., 2022; Mayring, 2022). KI-Systeme können je nach Konfiguration, Modellversion oder Abfragezeitpunkt völlig unterschiedliche Interpretationen derselben Daten liefern. Damit entsteht eine grundlegende Unsicherheit, die die Vergleichbarkeit, Nachvollziehbarkeit und Verlässlichkeit der Ergebnisse infrage stellt.

Definition

Reliabilität *in der qualitativen Forschung bedeutet, dass die Forschungsergebnisse zuverlässig und konsistent sind, also bei ähnlichen Bedingungen zu ähnlichen Resultaten führen würden. Es geht dabei nicht um Wiederholbarkeit im statistischen Sinn, sondern um die Transparenz und Nachvollziehbarkeit der Vorgehensweise, sodass andere nachvollziehen können, wie die Ergebnisse zustande gekommen sind.*

2

Ein weiteres Problem neben den unterschiedlichen Antworten durch die Wahrscheinlichkeitsrechnung entsteht durch Systemupdates, die zu Veränderungen in den zugrunde liegenden Algorithmen führen können, ohne dass es Nutzer:innen merken (Ma et al., 2024). Anders als bei traditionellen qualitativen Methoden, bei denen die Arbeitsumgebung (mit oder ohne Softwareunterstützung) im Forschungsprozess stabil bleibt[1] und reproduzierbar angewandt werden kann, unterscheiden sich LLMs meist deutlich zwischen verschiedenen Versionen. Solche Veränderungen der Versionen gefährden die Reproduzierbarkeit und machen es schwer, Ergebnisse aus unterschiedlichen Untersuchungszeiträumen systematisch miteinander zu vergleichen.

Zwar können KI-Tools helfen, klassische Fehlerquellen wie menschliche Ermüdung oder Konzentrationsschwächen zu reduzieren (z. B. in klinischen Kontexten (Alowais et al., 2023), doch bringen sie gleichzeitig neue technische Unsicherheiten mit sich. Die hohe Komplexität der Modelle erschwert es, die Ursachen für Fehler oder unerwartete Ergebnisse zu identifizieren und gezielt zu untersuchen (Alowais et al., 2023; Paté-Cornell, 2024).

2.5 Technische Risiken

Cloudbasierte Infrastrukturen von KI-Tools sorgen für spezifische Sicherheitsrisiken: Hackerangriffe können sensible Forschungsdaten kompromittieren oder zu Datenverlust führen („Biggest Cyber Attacks, Ransomware Attacks, Data Breaches of March 2025", 2025; dpa, rtr, 2025; Liu, 2025). Auch Zugriffe durch Dritte, beispielsweise durch Ermittlungsbehörden im Rahmen nationaler Gesetze, sind nicht auszuschließen. Dies gilt auch für den Serverstandort USA, da hier weitreichende, staatliche Zugriffsrechte auf Server bestehen (Irena Mroz, 2025). Gleiches gilt auch für den Serverstandort China, wo ebenfalls große und bekannte Sprachmodelle wie DeepSeek gehostet werden. Gerade bei qualitativen Daten, die oft personenbezogen und sensibel sind, stellt dies ein erhebliches ethisches Risiko dar, da im schlimmsten Fall eine Verletzung der Schweigepflicht oder der zugesicherten Vertraulichkeit drohen kann.

Schließlich ist auch die ökologische Dimension nicht zu vernachlässigen. Der Betrieb von LLMs und die Nutzung externer Server in Rechenzentren sind mit hohem Energieverbrauch und einem beträchtlichen CO_2-Fußabdruck verbunden (Renée Cho, 2023). Forschende stehen hier in der Verantwortung, abzuwägen, wann der Einsatz großer, in der Cloud gehosteter KI-Modelle tatsächlich notwendig ist und wann ressourcenschonendere Alternativen, in Form von kleineren

[1] Auch in der traditionellen qualitativen Forschung können sich Rahmenbedingungen natürlich verändern, etwa wenn sich das gesellschaftliche Umfeld grundlegend wandelt oder sich die Haltung der Auswertenden im Laufe des Forschungsprozesses verschiebt. Solche Veränderungen lassen sich jedoch im Rahmen der methodischen Selbstreflexion dokumentieren und transparent machen, was eine zentrale Anforderung qualitativer Forschung darstellt (vgl. z. B. COREQ). Bei LLM-Versionswechseln hingegen sind die Veränderungen in der Regel weder für Forschende einsehbar noch systematisch dokumentierbar.

Sprachmodellen oder lokal betriebenen Sprachmodellen, ausreichen (Renée Cho, 2023).

Nachhaltige Forschung bedeutet nicht nur methodische und ethische Verantwortung, sondern auch ein Bewusstsein für die ökologischen Folgen der genutzten Technologien. Lokale KI-Modelle können je nach technischer Ausgestaltung und Größe weniger Strom verbrauchen als große Rechenzentren. Gleichzeitig sorgen diese kleineren, offline betriebenen KI-Systeme dafür, dass auch die spezifischen Sicherheitsrisiken von cloudbasierten Anbietern vermieden werden.

2.6 Bias und Verzerrungen

Definition

Stereotypisierung durch Sprachmodelle *entsteht, wenn ein Sprachmodell Menschen oder Gruppen auf vereinfachte, oft diskriminierende Merkmale reduziert.*

Definition

Verzerrung (Bias) bei Sprachmodellen *tritt auf, wenn Trainingsdaten oder Modellentscheidungen systematisch bestimmte Gruppen benachteiligen, z. B. durch unausgewogene Datensätze, algorithmische Ungleichbehandlung oder mangelnde Kontextsensibilität.*

LLMs sind keine übermenschliche Instanz. Sie wurden mit (zum Teil illegal beschafften (Alex Reisner, 2025)) Daten angelernt und neigen daher ebenfalls zu Stereotypen und Verzerrungen (Bano et al., 2025; Khandelwal et al., 2024; Kotek et al., 2023; Lee et al., 2024). Verzerrungen, die aus den Trainingsdaten stammen, stellen ein fundamentales Problem beim Einsatz von KI in der qualitativen Forschung dar. KI-Modelle lernen auf Basis großer Datenmengen, die oft unausgewogene oder diskriminierende Muster enthalten (Kotek et al., 2023). Beispielsweise sind einzelne Bevölkerungsgruppen mit der Menge an Material, welches von ihnen in einzelne LLMs eingeflossen ist, unter- oder überrepräsentiert (Mirza et al., 2024). Dadurch werden beispielsweise einzelne kulturelle Muster besser oder schlechter von LLMs wiedergegeben. Diese Muster werden nicht nur übernommen, sondern können in den Ausgaben der Modelle sogar verstärkt auftreten. Das bedeutet: Vorurteile, Stereotype oder Ausschlussmechanismen, die in den Trainingsdaten enthalten sind, können sich direkt in die Analyse einschleichen und zu systematischen Fehlern führen. Da Aussagen aus LLMs häufig sehr plausibel erscheinen, sind diese systematischen Fehler nur schwer auf den ersten Blick erkennbar.

2

> *Vorsicht: Sprachmodelle können stereotype Denkmuster reproduzieren, wenn sie mit verzerrten oder unausgewogenen Daten trainiert wurden. Solche Stereotypisierungen bleiben bei fehlender Reflexion der Ausgaben unbemerkt und beeinflussen dann Entscheidungen und Analysen auf problematische Weise.*

Doch nicht nur die Trainingsdaten sind eine Quelle für Verzerrungen. Auch die Architektur der Modelle selbst kann unabhängig von den zugrunde liegenden Daten bestimmte Interpretationen begünstigen oder andere systematisch vernachlässigen („Cons of AI Technology in Qualitative Analysis", o. J.). Die Art und Weise, wie Algorithmen aufgebaut sind, welche Prioritäten sie auf der Grundlage ihrer Programmierung und softwareseitigen Vorgaben setzen oder welche Muster sie besonders stark gewichten, hat direkten Einfluss darauf, welche Ergebnisse produziert werden. Wenn immer wieder gleiche (verzerrte) Ergebnisse und ähnliche Zusammenhänge von LLMs dargestellt und als Ergebnis in qualitativen Inhaltsanalysen ausgegeben werden, könnte dies die Vielfalt an Perspektiven in der qualitativen Forschung auf Dauer stark einschränken.

Definition

*Der **Konfirmations-Bias** beschreibt die Tendenz, bevorzugt Informationen wahrzunehmen oder zu suchen, die eigene Erwartungen oder Überzeugungen bestätigen. In der Forschung kann er dazu führen, dass widersprüchliche Befunde übersehen oder ignoriert werden.*

Eine unterschätzte Quelle für Verzerrungen liegt zudem in der Art der Nutzung. Einseitig oder suggestiv formulierte Prompts können die Ergebnisse erheblich beeinflussen und unerwünschte Tendenzen verstärken (Lin et al., 2025; Torres et al., 2024). Forschende müssen sich deshalb bewusst sein, dass ihre eigene Interaktion mit KI-Tools, von der Fragestellung bis zur Interpretation der Antworten, eine aktive Rolle dabei spielt, wie Ergebnisse zustande kommen. Dies wird Bestätigungs-Bias (Confirmation Bias) genannt. Forschende können bei der Nutzung von LLMs dazu neigen, Prompts so zu formulieren oder Resultate so auszuwählen, dass sie ihre eigenen Erwartungen oder Vorannahmen bestätigen. Zudem werden passende Antworten von LLMs, die mit den eigenen Ansichten übereinstimmen, schneller übernommen (Rosbach et al., 2025). Gleichzeitig kann durch entsprechendes „Prompten" auch die KI zu einem Bestätigungs-Bias neigen (O'Leary, 2025). Wenn KI-Tools in dieser Form in einen qualitativen Auswertungsprozess eingebunden werden, können sie dazu beitragen, ein verzerrtes Bild zu stabilisieren, anstatt neue oder widersprüchliche Perspektiven zu eröffnen. Um diesen Risiken zu begegnen, sind bewusste Strategien, etwa die Variation von Fragestellungen, der Einsatz unterschiedlicher LLMs oder die gezielte Suche nach Ergebnissen, die bestehende Annahmen infrage stellen, notwendig. Weitere mögliche Verzerrungen beim Einsatz von LLMs finden sich in Tab. 2.1.

Tab. 2.1 Verschiedene Bias, die bei der Nutzung von KI in der qualitativen Forschung auftreten können

Bias-Typ	Beschreibung	Beispiel	Umgangsstrategie
Daten-Bias	Verzerrungen in den Trainingsdaten	Unterrepräsentation bestimmter Gruppen	Diversitätschecks der Trainingsdaten
Algorithmus-Bias	Systematische Verzerrungen im Algorithmus	Bevorzugung bestimmter Sprachmuster	Verwendung verschiedener Algorithmen
Anwendungs-Bias	Verzerrungen durch die Art der Nutzung	Einseitige Prompt-Formulierung	Systematische Prompt-Variation
Bestätigungs-Bias	Bestätigung vorgefasster Meinungen	Bevorzugung erwarteter Ergebnisse	Bewusste Suche nach widersprüchlichen Befunden

2.7 Halluzinationen (falsche oder erfundene Inhalte)

KI-Systeme haben die Fähigkeit, Texte zu erzeugen, die sprachlich überzeugend und inhaltlich plausibel wirken, obwohl sie inhaltlich falsch oder sogar frei erfunden sein können (Balt et al., 2025; Perković et al., 2024; Roberts et al., 2024). Dieses Phänomen, oft als Halluzinationen bezeichnet, stellt in der qualitativen Forschung eine weitere Herausforderung dar. Anders als in Bereichen mit klar überprüfbaren Fakten fällt es besonders bei der qualitativen Forschung mit viel Datenmaterial schwer, fehlerhafte Aussagen sofort zu erkennen, da Interpretationen, Bedeutungszuschreibungen und Kontextanalysen ohnehin komplex und vielschichtig sind.

Die Gefahr besteht also darin, dass solche Halluzinationen nicht nur einzelne Analyseschritte verzerren, sondern die Validität und Vertrauenswürdigkeit der gesamten Studie gefährden können. Falsche oder irreführende Inhalte können zu fehlerhaften Schlussfolgerungen, verzerrten Interpretationen und problematischen wissenschaftlichen Aussagen führen. Gerade in einem Forschungsfeld, das stark auf Reflexion, Differenzierung und argumentativ begründete Ergebnisse setzt, wiegt dies besonders schwer und kann die Glaubwürdigkeit der Arbeit nachhaltig beeinträchtigen.

Um diese Risiken zu minimieren, ist es entscheidend, systematische Qualitäts- und Faktenprüfungen in den Forschungsprozess zu integrieren („Halluzinationen und Validierung von Informationen bei KI", o. J.). Dazu gehören strukturierte und händische Faktenchecks und die gezielte Überprüfung der KI-Ausgaben. Zusätzlich bietet sich eine Kreuzvalidierung an, bei der Ergebnisse mit anderen KI-Systemen, menschlichen Expert:innen oder zusätzlichen Datenquellen abgeglichen werden. Ebenso wichtig ist die konsequente Quellenprüfung, insbesondere bei Zitaten, Literaturverweisen oder Referenzen, die von der KI eingebracht werden. Nur durch diese sorgfältige Prüfung lässt sich sicherstellen, dass KI-gestützte Forschung belastbare und glaubwürdige Ergebnisse liefert.

2.8 Datenschutzprobleme

Das zentrale Problem bei der Nutzung von KI in der qualitativen Forschung ist der Datenschutz. Eine Herausforderung in Bezug auf den Datenschutz beim Einsatz von KI-Systemen in der qualitativen Forschung ist die oft unklare Datenlokalität. Forschende müssen sich eingehend damit beschäftigen, auf welchen Servern ihre sensiblen Forschungsdaten gespeichert und verarbeitet werden. Zudem müssen Forschende auch klären, ob ihre Daten überhaupt auf Cloud-Servern gespeichert und verarbeitet werden dürfen (Da Silva, 2021; European Data Protection Board, 2020; forschungsdaten.info, 2023; Sponholz et al., 2025).

Kritisch ist in diesem Rahmen auch die sogenannte Datenpersistenz. Darunter versteht man, dass Daten auch nach einer vermeintlichen Löschung noch auf Servern verbleiben können (z. B. etwa in Backups oder durch technische Kopien in verteilten Systemen). Dies gilt auch dann, wenn mit Forschungsdaten im Auswertungsprozess Sprachmodelle weiter trainiert werden. Dadurch entstehen langfristige Datenschutzrisiken, die die Rechte der Studienteilnehmenden verletzen können, insbesondere ihr Recht auf Vergessenwerden (Houdeau & Müller-Quade, 2023).

Es ist unverzichtbar, dass sich alle Forschungsprozesse streng an geltende Datenschutzgesetze, Ethikvoten und in Deutschland die Datenschutz-Grundverordnung (DSGVO) halten. Allerdings ist die Umsetzung komplex, besonders in internationalen Projekten, die unterschiedliche rechtliche Rahmenbedingungen berücksichtigen müssen. Forschende stehen hier vor der Herausforderung, sich nicht nur methodisch und technisch weiterzubilden, sondern auch beim Thema Datenschutz auf dem neuesten Stand zu bleiben, um ihre Forschung ethisch und rechtlich verantwortungsvoll durchführen zu können. Aus Sicht der Autor:innen ist es daher aufgrund der Komplexität und sich schnell ändernden technischen Entwicklung grundsätzlich nicht sinnvoll, Forschungsdaten auf Servern abseits der eigenen Institution zu speichern. Dadurch sind Cloud-Anbieter für KI-Anwendungen bei der praktischen Arbeit mit qualitativen Daten eher problematisch, auch wenn individuelle Lösungen gefunden werden könnten. Lokale Anwendungen sind hingegen deutlich einfacher nutzbar, da Daten den eigenen PC oder die eigenen lokalen Server nicht verlassen und so die Datenschutzanforderungen erfüllt werden. Werden Daten auf lokalen PCs oder auf eigenen lokalen Servern verarbeitet, müssen Nutzer:innen allerdings wiederum stark auf die Datensicherheit achten, welche durch Malware, Datendiebstahl, Unachtsamkeit oder andere technische Fehler gefährdet sein kann. Hier sind die Ansprüche an die Datensicherheit allerdings ähnlich wie bei der lokalen Verarbeitung von qualitativen Daten auf dem eigenen PC in klassischer QDA-Software.

2.9 Herausforderungen bei der Einwilligung von Teilnehmenden

Eine weitere Herausforderung bei der Nutzung von KI in der qualitativen Forschung liegt in der Schwierigkeit, die Funktionsweise der LLM für Laien verständlich zu erklären. Teilnehmende einer Studie müssen nachvollziehen können, wie ihre Daten erhoben, verarbeitet und analysiert werden, um eine informierte Einwilligung geben zu können. Während sich herkömmliche Forschungsprozesse meist relativ klar darstellen lassen, sind die Abläufe in KI-gestützten Systemen oft komplex (Black Box) und schwer zu vermitteln. Ohne ausreichendes Verständnis der eingesetzten Technologien ist die Qualität der Einwilligung fraglich, da die Teilnehmenden nicht wirklich abschätzen können, worin sie einwilligen (Director, 2025; Chau et al., 2025).

Erschwert wird diese Situation zusätzlich durch die dynamische Entwicklung von KI-Technologien. Während einer laufenden Studie kann es zu technologischen Veränderungen kommen, etwa durch Software-Updates, neue Funktionen oder veränderte Verfahren der Datenverarbeitung. Solche Veränderungen können die Grundlage der ursprünglichen Einwilligung entwerten, da sich der Umgang mit den Daten wesentlich von dem unterscheidet, was den Teilnehmenden zu Beginn erklärt wurde. In solchen Fällen wäre eine erneute Einwilligung erforderlich, was in der Praxis jedoch häufig nicht berücksichtigt werden kann.

Komplex wird das Einwilligungsproblem, wenn es um den nachträglichen Wunsch geht, persönliche Daten aus der Forschung zu entfernen, und die Daten zuvor (von den Forschenden unabsichtlich) für das Training von LLMs eingesetzt wurden (Houdeau & Müller-Quade, 2023), wie es beispielsweise bei falschen Einstellungen im KI-Cloud-System oder verschiedenen Bezahlvarianten von zum Beispiel OpenAI/ChatGPT der Fall ist. Während die nachträgliche Löschung von Teilnehmendendaten bei klassischen Datenbeständen oft noch möglich ist, stellt sich die Situation bei KI-Systemen schwieriger dar. Sind personenbezogene Informationen einmal in Trainingsprozesse oder maschinelles Lernen eingegangen, lassen sie sich nicht mehr gezielt herauslösen, da sie in aggregierte Muster und Gewichtungen eingegangen sind. Damit entstehen neue ethische und rechtliche Herausforderungen, die in den bisherigen Standards der Forschungsethik oft noch nicht ausreichend berücksichtigt werden. Forschende müssen hier besonders sorgfältig prüfen, welche Daten in welchen KI-Systemen wirklich notwendig sind, wie sie verarbeitet werden und welche Rechte Teilnehmende auch nachträglich noch wahrnehmen können.

Auch hier kann das Problem dadurch gelöst werden, dass lokale KI-Anwendungen genutzt werden. Hier kann für ein Projekt eine Software genutzt werden, welche die Daten nur lokal verarbeitet und nicht mit den Daten lernt. Dadurch kann zum einen sichergestellt werden, dass die Auswertungsmethode im Rahmen der qualitativen Analyse gleichbleibend ist, und zum anderen können nachträglich bei Bedarf Daten rückstandslos aus den Systemen entfernt werden.

2.10 Ressourcenanforderungen

Die Integration von KI-gestützten Verfahren in qualitative Forschungsprojekte bringt hohe Anforderungen an technische Ressourcen mit sich. Studierende und Forschende verfügen unter Umständen nicht über die notwendige Hardware, Software und IT-Infrastruktur, um KI-Tools effektiv einsetzen zu können. Gerade LLMs oder rechenintensive Analyseverfahren erfordern leistungsfähige Rechner und spezialisierte Softwareumgebungen, wenn sie lokal genutzt werden sollen.

Neben der technischen Ausstattung ist auch der Bedarf an technischem und methodischem Fachwissen hoch. Forschende benötigen nicht nur Kenntnisse in qualitativen Forschungsmethoden, sondern müssen sich auch in den Grundlagen der KI-Technologien, den spezifischen Anwendungen der Tools und den methodischen Implikationen auskennen. Ohne dieses Wissen besteht die Gefahr, dass die Tools falsch eingesetzt oder die Ergebnisse unzureichend interpretiert werden.

Zudem sollte der erhebliche Zeit- und Kostenaufwand nicht unterschätzt werden. Die Einarbeitung in neue Technologien, die sorgfältige Dokumentation der Arbeitsschritte sowie die notwendige Validierung der Ergebnisse beanspruchen ebenfalls Ressourcen. Gerade für Forschende, die neu in das Feld der KI in der qualitativen Forschung einsteigen, kann die Integration von KI-Tools den Arbeitsaufwand erhöhen, bevor sie langfristig zu Effizienzgewinnen führt.

Schließlich ist die Bedeutung realistischer Planung, gezielter Skill-Entwicklung und der Durchführung von Pilotprojekten zentral für eine erfolgreiche Umsetzung. KI sollte nicht unvorbereitet in Forschungsprojekte integriert werden. Vielmehr braucht es eine sorgfältige Einschätzung der Voraussetzungen und eine schrittweise Implementierung, um sowohl technische als auch methodische Herausforderungen frühzeitig zu erkennen und anzugehen. Pilotprojekte bieten hier eine wertvolle Möglichkeit, erste Erfahrungen zu sammeln, Prozesse zu optimieren und das Forschungsteam gezielt weiterzubilden.

2.11 Fazit

Die Integration von KI in die qualitative Forschung bringt eine Vielzahl von Risiken und Herausforderungen mit sich, die weit über technische Fragen hinausgehen. Sie reichen von infrastrukturellen und sicherheitstechnischen Aspekten bis hin zu ethischen, methodischen Auswirkungen. Diese Komplexität erfordert eine besonders sorgfältige und reflektierte Herangehensweise. Forschende müssen sich nicht nur der methodischen Grenzen von KI-Tools bewusst sein, sondern auch der potenziellen Gefahren für Datensicherheit, Teilnehmendenschutz und wissenschaftliche Qualität. Es reicht nicht aus, KI lediglich als praktisches Hilfsmittel zu betrachten. Vielmehr müssen gezielte Schutzmaßnahmen und Kontrollmechanismen implementiert werden, um die Integrität und Verlässlichkeit der Forschung sicherzustellen.

Zudem sind Forschende selbst gefordert. Sie müssen ihre eigenen Kompetenzen kontinuierlich erweitern, sich über neue Entwicklungen und Risiken informieren und aktiv an Fortbildungen teilnehmen, um mit den sich rasant verändernden Anforderungen Schritt zu halten. Nur durch eine kritische, informierte und selbstreflexive Nutzung von KI lassen sich die Potenziale dieser Technologien ausschöpfen, ohne die wissenschaftliche Qualität und ethische Integrität qualitativer Forschung zu gefährden.

Ein Einsatz von KI in der qualitativen Forschung ohne entsprechende KI-Kompetenzen sollte nach Ansicht der Autor:innen bei der Auswertung von realen qualitativen Daten vermieden werden. Hier erscheinen die Nachteile durch den Einsatz höher als mögliche Vorteile. Wenn jedoch zunächst mit Übungsdaten gearbeitet wird, kann das Feld erprobt und die eigene KI-Kompetenz schrittweise aufgebaut werden, bevor ein Einsatz mit realen Forschungsdaten erfolgt.

Literatur

Aguinis, H., & Solarino, A. M. (2019). Transparency and replicability in qualitative research: The case of interviews with elite informants. *Strategic Management Journal, 40*(8), 1291–1315. https://doi.org/10.1002/smj.3015

Alex Reisner (2025, 20. März). The unbelievable scale of AI's pirated-books problem. *The Atlantic*. https://www.theatlantic.com/technology/archive/2025/03/libgen-meta-openai/682093/

Alowais, S. A., Alghamdi, S. S., Alsuhebany, N., Alqahtani, T., Alshaya, A. I., Almohareb, S. N., Aldairem, A., Alrashed, M., Bin Saleh, K., Badreldin, H. A., Al Yami, M. S., Al Harbi, S., & Albekairy, A. M. (2023). Revolutionizing healthcare: The role of artificial intelligence in clinical practice. *BMC Medical Education, 23*(1). https://doi.org/10.1186/s12909-023-04698-z

Balt, E., Salmi, S., Bhulai, S., Vrinzen, S., Eikelenboom, M., Gilissen, R., Creemers, D., Popma, A., & Mérelle, S. (2025). Deductively coding psychosocial autopsy interview data using a few-shot learning large language model. *Frontiers in Public Health, 13*. https://doi.org/10.3389/fpubh.2025.1512537

Bano, M., Gunatilake, H., & Hoda, R. (2025). What does a software engineer look like? Exploring societal stereotypes in LLMs. In *2025 IEEE/ACM 47th International Conference on Software Engineering: Software Engineering in Society (ICSE-SEIS)* (S. 173–184). https://doi.org/10.1109/icse-seis66351.2025.00023

Biggest Cyber Attacks, Ransomware Attacks, Data Breaches of March 2025. (2025, 1. April). *CYBER MANAGEMENT ALLIANCE*.

Chau, M., Debnath, T., & Rahman, M. G. (2025). From black box to clarity: *Strategies for effective AI informed consent in healthcare. Artificial Intelligence in Medicine*, 167, 103169. https://doi.org/10.1016/j.artmed.2025.103169

Chelli, M., Descamps, J., Lavoué, V., Trojani, C., Azar, M., Deckert, M., Raynier, J.-L., Clowez, G., Boileau, P., & Ruetsch-Chelli, C. (2024). Hallucination rates and reference accuracy of ChatGPT and Bard for systematic reviews: Comparative analysis. *Journal of Medical Internet Research, 26*, e53164. https://doi.org/10.2196/53164

Cons of AI Technology in Qualitative Analysis. (o. J.). *Insight*. https://insight7.io/cons-of-ai-technology-in-qualitative-analysis/. Zugegriffen am 01.04.2026.

Da Silva, J. (2021). Producing 'good enough' automated transcripts securely: Extending Bokhove and Downey (2018) to address security concerns. *Methodological Innovations, 14*(1). https://doi.org/10.1177/2059799120987766

Director, S. (2025). „Does Black Box AI In Medicine Compromise Informed Consent?". *Philos. Technol. 38*, 62. https://doi.org/10.1007/s13347-025-00860-1

dpa, rtr. (2025, Juli 22). Deutsche Firmen von Microsoft-Sicherheitslücke betroffen. *Handelsblatt*. https://www.handelsblatt.com/technik/it-internet/it-attacken-deutsche-firmen-von-microsoft-sicherheitsluecke-betroffen/100143388.html. Zugegriffen am 01.04.2026.

2

European Data Protection Board. (2020). *Study on the secondary use of personal data in the context of scientific research.*

Fehring, L., Frings, J., Rust, P., Kempny, C., Thürmann, P., & Meister, S. (2025). *Reporting of qualitative research using large language models (COREQ+LLM): Protocol for an extension of the consolidated criteria for reporting qualitative research guideline (preprint)*. JMIR Publications Inc. https://doi.org/10.2196/preprints.78682

Flick, U., Kardorff, E. von, & Steinke, I. (Hrsg.). (2022). *Qualitative Forschung: Ein Handbuch* (14. Aufl., Originalausgabe). rowohlts enzyklopädie im Rowohlt Taschenbuch Verlag.

forschungsdaten.info. (2023, 5. Mai). Datenübertragung. Forschungsdaten.info. https://forschungsdaten.info/themen/organisieren-und-aufbereiten/datenuebertragung/

Friese, S. (2025). *Conversational analysis with AI (CA to the power of AI): Rethinking coding in qualitative analysis*. Elsevier BV. https://doi.org/10.2139/ssrn.5232579

Halluzinationen und Validierung von Informationen bei KI (o. J.). *HilfeWiki des ZIM der Uni Paderborn*. https://hilfe.uni-paderborn.de/Halluzinationen_und_Validierung_von_Informationen_bei_KI

Houdeau, D., & Müller-Quade, J. (2023). *Datenschatz für KI nutzen, Datenschutz mit KI wahren: Technische und rechtliche Ansätze für eine datenschutzkonforme, gemeinwohlorientierte Datennutzung* (S. 44) [Application/pdf]. Lernende Systeme – Die Plattform für Künstliche Intelligenz. https://doi.org/10.48669/PLS_2023-5

Huang, L., Yu, W., Ma, W., Zhong, W., Feng, Z., Wang, H., Chen, Q., Peng, W., Feng, X., Qin, B., & Liu, T. (2025). A survey on hallucination in large language models: Principles, taxonomy, challenges, and open questions. *ACM Transactions on Information Systems, 43*(2), 1–55. https://doi.org/10.1145/3703155

Jowsey, Tanisha and Braun, Virginia and Clarke, Victoria and Lupton, Deborah and Fine, Michelle, We reject the use of generative artificial intelligence for reflexive qualitative research (October 20, 2025). Available at SSRN: https://ssrn.com/abstract=5676462 or http://doi.org/10.2139/ssrn.5676462

Kempny, C., Yilmaz-Aslan, Y., & Brzoska, P. (2026). Potenziale und Risiken beim Einsatz von KI in der qualitativen Forschung. *Zeitschrift für Evidenz, Fortbildung und Qualität im Gesundheitswesen*, 200, 76–82. https://doi.org/10.1016/j.zefq.2025.10.004

Khandelwal, K., Tonneau, M., Bean, A. M., Kirk, H. R., & Hale, S. A. (2024). Indian-BhED: A dataset for measuring India-centric biases in large language models. In *Proceedings of the 2024 International Conference on Information Technology for Social Good* (S. 231–239). https://doi.org/10.1145/3677525.3678666

Kotek, H., Dockum, R., & Sun, D. (2023). Gender bias and stereotypes in Large Language Models. In *Proceedings of The ACM Collective Intelligence Conference* (S. 12–24). https://doi.org/10.1145/3582269.3615599

Kuckartz, U., & Rädiker, S. (2024). *Qualitative Inhaltsanalyse. Methoden, Praxis, Umsetzung mit Software und künstlicher Intelligenz* (6. Aufl.). Juventa Verlag.

Lee, M. H. J., Montgomery, J. M., & Lai, C. K. (2024). Large Language Models portray socially subordinate groups as more homogeneous, consistent with a bias observed in humans. In *The 2024 ACM Conference on Fairness, Accountability, and Transparency* (S. 1321–1340). https://doi.org/10.1145/3630106.3658975

Lin, W., Gerchanovsky, A., Akgul, O., Bauer, L., Fredrikson, M., & Wang, Z. (2025). LLM Whisperer: An inconspicuous attack to bias LLM responses. In *Proceedings of the 2025 CHI Conference on Human Factors in Computing Systems* (S. 1–24). https://doi.org/10.1145/3706598.3714025

Liu, Q. (2025). The impact on the security of cloud computing platforms when deploying artificial intelligence and recommendations. *Advances in Computer and Materials Scienc Research, 2*(1), 163. https://doi.org/10.70114/acmsr.2025.2.1.p163

Ma, W., Yang, C., & Kästner, C. (2024). (Why) is my prompt getting worse? Rethinking regression testing for evolving LLM APIs. In *Proceedings of the IEEE/ACM 3rd International Conference on AI Engineering – Software Engineering for AI* (S. 166–171). https://doi.org/10.1145/3644815.3644950

Mayring, P. (2022). *Qualitative Inhaltsanalyse: Grundlagen und Techniken* (13., überarbeitete Aufl.). Beltz.

Mayring, P. (2025). Qualitative Inhaltsanalyse mit ChatGPT: Fallstricke, grobe Annäherungen und grobe Fehler. Ein Erfahrungsbericht. *Forum Qualitative Sozialforschung/Forum: Qualitative Social Research, 26*(1). https://doi.org/10.17169/FQS-26.1.4252

Mehta, D. (2023, 21. November). Erklärbare KI: Das Geheimnis der Blackbox lüften. *Fraunhofer BLOG*. https://blog.iao.fraunhofer.de/erklaerbare-ki-das-geheimnis-der-blackbox-lueften/

Mirza, S., Coelho, B., Cui, Y., Pöpper, C., & McCoy, D. (2024). *Global-Liar: Factuality of LLMs over Time and Geographic Regions* (Version 1). arXiv. https://doi.org/10.48550/ARXIV.2401.17839

Mroz, I. (2025, 28. Mai). Understanding the U.S. Cloud Act: Impact on compliance, agreement, and data protection. *archTIS*. https://www.archtis.com/understanding-the-us-cloud-act/

O'Kane, P., Smith, A., & Lerman, M. P. (2021). Building transparency and trustworthiness in inductive research through computer-aided qualitative data analysis software. *Organizational Research Methods, 24*(1), 104–139. https://doi.org/10.1177/1094428119865016

O'Leary, D. E. (2025). Confirmation and specificity biases in large language models: An explorative study. *IEEE Intelligent Systems, 40*(1), 63–68. https://doi.org/10.1109/mis.2024.3513992

Osasona, F., Amoo, O. O., Atadoga, A., Abrahams, T. O., Farayola, O. A., & Ayinla, B. S. (2024). Reviewing the ethical implications of AI in decision making processes. *International Journal of Management & Entrepreneurship Research, 6*(2), 322–335. https://doi.org/10.51594/ijmer.v6i2.773

Paté-Cornell, E. (2024). Preferences in AI algorithms: The need for relevant risk attitudes in automated decisions under uncertainties. *Risk Analysis, 44*(10), 2317–2323. https://doi.org/10.1111/risa.14268

Perković, G., Drobnjak, A., & Botički, I. (2024). Hallucinations in LLMs: Understanding and addressing challenges. *2024 47th MIPRO ICT and Electronics Convention (MIPRO)*, 2084–2088. https://doi.org/10.1109/mipro60963.2024.10569238

Cho, R.. (2023, 9. Juni). AI's Growing Carbon Footprint. *News from the Columbia Climate School*. https://news.climate.columbia.edu/2023/06/09/ais-growing-carbon-footprint/

Roberts, J., Baker, M., & Andrew, J. (2024). Artificial intelligence and qualitative research: The promise and perils of large language model (LLM) 'assistance'. *Critical Perspectives on Accounting, 99*, 102722. https://doi.org/10.1016/j.cpa.2024.102722

Rosbach, E., Ammeling, J., Krügel, S., Kießig, A., Fritz, A., Ganz, J., Puget, C., Donovan, T., Klang, A., Köller, M. C., Bolfa, P., Tecilla, M., Denk, D., Kiupel, M., Paraschou, G., Kok, M. K., Haake, A. F. H., De Krijger, R. R., Sonnen, A. F.-P., et al. (2025). "When Two Wrongs Don't Make a Right"—Examining confirmation bias and the role of time pressure during human-AI collaboration in computational pathology. In *Proceedings of the 2025 CHI Conference on Human Factors in Computing Systems* (S. 1–18). https://doi.org/10.1145/3706598.3713319

Sponholz, J., Weilinghoff, A., & Schopf, J. (2025). *Halving transcription time: A fast, user-friendly and GDPR-compliant workflow to create AI-assisted transcripts for content analysis* (Version 2). arXiv. https://doi.org/10.48550/ARXIV.2503.13031

Torres, N., Ulloa, C., Araya, I., Ayala, M., & Jara, S. (2024). Injecting bias through prompts: Analyzing the influence of language on LLMs. In *2024 43rd International Conference of the Chilean Computer Science Society (SCCC)* (S. 1–8). https://doi.org/10.1109/sccc63879.2024.10767653

Watson, A., & Jackson, D. (2025). The importance of analytic integrity and reporting guidelines in reporting qualitative research. *Journal of Advanced Nursing, 81*(7), 3425–3427. https://doi.org/10.1111/jan.16617

Yasar, K., & Awati, R. (2024, Oktober 29). Black-Box-KI. *ComputerWeekly.de*. https://www.computerweekly.com/de/definition/Black-Box-KI

KI-Tools für qualitative Forschung und Analyse

Inhaltsverzeichnis

C. Kempny et al., *KI in der qualitativen Forschung*, https://doi.org/10.1007/978-3-662-73089-8_3

3

3.1 Lernziele

- Unterscheiden zwischen verschiedenen Arten von KI-Tools (z. B. cloudbasiert vs. lokal) und deren Eignung für qualitative Forschung.
- Bewerten, welche KI-Tools für spezifische qualitative Forschungsaufgaben (z. B. Kodierung, Zusammenfassung, Reflexion) geeignet oder weniger geeignet sind.
- Erkennen von Risiken beim Einsatz von KI-Tools, insbesondere in Bezug auf Datenschutz, Forschungsethik und Intransparenz der Modelle.
- Einschätzen, welche Limitationen lokale Modelle im Vergleich zu cloudbasierten Modellen mit sich bringen.

3.2 Einführung

KI-Tools versprechen in verschiedenen Bereichen der qualitativen Forschung eine Erleichterung oder einen Mehrwert. Dabei stellt sich für die Nutzer:innen die Frage, welches Tool für welchen Einsatz geeignet ist. Zudem sollten sich Forschende besonders im Forschungskontext damit auseinandersetzen, in welchen Schritten ein Tool Risiken für die Forschungsdaten und -ergebnisse birgt oder sogar gegen forschungsethische Standards verstößt bzw. an welchen Stellen der Datenschutz nicht gewährleistet ist. In ▶ Kap. 2 wurde bereits herausgestellt, welche Risiken grundsätzlich beim Einsatz von KI – lokal oder online – bestehen. In diesem Kapitel soll es konkret um einzelne Tools und deren Eignung (oder Nichteignung) für die qualitative Forschung gehen. Dabei zielt dieses Kapitel nicht darauf ab, einen vollumfänglichen Überblick über alle Tools am Markt zu liefern, sondern darauf, gezielt besonders bekannte oder geeignete Tools vorzustellen. Dafür wurde eine Einteilung in Onlinetools und lokale Tools vorgenommen. Eine Gewichtung aufgrund der Reihenfolge der Darstellung ist nicht beabsichtigt.

Spezialisierte Tools mit KI-Einsatz wie MAXQDA, QDA Miner oder Atlas.ti werden in einem weiteren Kapitel ebenfalls kurz thematisiert. Im weiteren Verlauf des Buches werden sie allerdings nicht erneut aufgegriffen, weil die Nutzung sich stark von der chatbasierten KI-Anwendung unterscheidet. Allerdings bleiben auch bei MAXQDA und Atlas.ti die Fragen in Bezug auf den Datenschutz bei Servernutzung bestehen. Die Frage des Datenschutzes bleibt unabhängig davon bestehen, ob die Modelle auf Servern in Deutschland oder anderen Ländern laufen. Solange Teilnehmende vor einem Interview nicht zugestimmt haben, dass ihre Daten auf einem Server verarbeitet werden, ist die Nutzung der Cloud-Dienste von MAXQDA, Atlas.ti oder ähnlichen Anbietern kritisch zu hinterfragen.

3.3 Cloudbasierte KI-Tools

Bei der Nutzung von cloudbasierten KI-Systemen für die qualitative Forschung stellt der Datenschutz einen zentralen Problempunkt dar. Unabhängig davon, ob es sich um ChatGPT, Perplexity, Claude, Gemini oder andere Onlinetools handelt, gelten ähnliche Risiken.

Bei ChatGPT sollten keine sensiblen Daten (z. B. Transkripte ohne Freigabe und Einwilligung) oder Daten ohne entsprechende Rechte (z. B. nicht Open-Access-Journalartikel) hochgeladen werden. Die Plattform sammelt und speichert Eingaben der Nutzer:innen und kann diese für die Verbesserung der Modelle verwenden (OpenAI, 2025). Laut der Datenschutzrichtlinie von OpenAI werden die Nutzer:inneneingaben standardmäßig genutzt, um neue Modelle zu trainieren, es sei denn, diese Einstellung wird ausdrücklich in den Einstellungen manuell deaktiviert. Das bedeutet, dass Nutzer:innen ihre Datenschutzeinstellungen aktiv verwalten müssen. OpenAI stellt zwar Optionen zur Verfügung, um die Verwendung der eigenen Daten zu steuern, doch die Standardeinstellungen sind nicht privatsphärenfreundlich (Robby, 2025). Man kann beispielsweise die Datenverwendung für das Training deaktivieren, den Chatverlauf löschen oder beantragen, dass eigene Daten aus den Trainingsdatensätzen entfernt werden. Daten werden aber trotzdem grundsätzlich auf einem Server verarbeitet, wenn eine Anfrage an ChatGPT gestellt wird. Ähnliches gilt auch für die Entwicklerplattform von OpenAI, nur dass hier ohne ausdrückliche Zustimmung die eigenen Daten nicht für das Training neuer Modelle verwendet werden (OpenAI, o. J. b). Trotzdem werden die Daten über Server in den USA verarbeitet, was aus europäischer Perspektive datenschutzrechtlich absolut bedenklich ist.

Wie auch bei OpenAI gilt auch bei Perplexity, dass keine sensiblen Daten hochgeladen werden sollten. Perplexity sammelt eine große Menge an Nutzer:innendaten, darunter den Suchverlauf, IP-Adressen, Informationen über die verwendeten Geräte, Standortdaten sowie Angaben zum Nutzungsverhalten und zu persönlichen Präferenzen, und plant, diese Datensammlung in Zukunft mit weiteren Anwendungen sogar noch auszubauen (Molden, 2025). Ein Blick in die Datenschutzrichtlinien von Perplexity zeigt weitere problematische Punkte: Es werden Daten für Werbe- und Analysezwecke gesammelt, an Drittanbieter weitergegeben und auch für das Training der Modelle verwendet. Ähnlich wie bei OpenAI kann man der Datenverarbeitung widersprechen. Dennoch werden alle Daten auf Servern in den USA verarbeitet (Perplexity, 2025). Somit sollten auch hier grundsätzlich keine sensiblen und personenbezogenen Forschungsdaten hochgeladen oder verarbeitet werden.

Da cloudbasierte KI-Tools sowohl neue Möglichkeiten für die qualitative Forschung eröffnen als auch viele kritische Fragen aufwerfen, erscheint es sinnvoll, im Folgenden einzelne populäre Systeme hinsichtlich ihrer Funktionsweisen und Herausforderungen näher zu betrachten.

3.3.1 ChatGPT

ChatGPT ist ein LLM, das von OpenAI entwickelt wurde. Es handelt sich um einen Chatbot, der eine breite Palette an Aufgaben, z. B. Textgenerierung, Analyse oder Programmierung, übernehmen kann (OpenAI, o. J.). Bei ChatGPT können Nutzer:innen zwischen verschiedenen Modellen wählen, je nachdem, welche Anforderungen ihre Aufgabe stellt. Neben dem kostenlosen Versionen stehen in der kostenpflichtigen Version ChatGPT Plus viele weitere LLM von OpenAI zur Verfügung. Es können zudem viele weitere spezialisierte Modi genutzt werden, die für bestimmte Aufgaben wie Analyse, Kreativschreiben oder Programmierung optimiert sind (z. B. „Auto“, „Thinking“, „Fast“). Viele weitere Optionen unterstützen beispielsweise die Bildgenerierung oder die Internetrecherche. Hier liegt viel Potenzial in der Anwendung. So lassen sich mit der Suchfunktion für das Internet oder auch für eigene Daten (z. B. bei einer Verknüpfung mit OneDrive) schnell Informationen finden und mit Belegen meist sinnvoll zuordnen. Auch die „Lernen“-Funktion bietet eine spannende Möglichkeit, Inhalte individuell aufbereitet für Nutzer:innen darzustellen. Aber auch die neue Zugänglichkeit zu Programmiersprachen oder der Syntax von Statistikprogrammen könnte die Angst vor dem Einsatz in eigenen Projekten reduzieren und damit neue Möglichkeiten eröffnen.

ChatGPT eignet sich in der wissenschaftlichen Arbeit für die Entwicklung und Optimierung von Fragebögen oder Interviewleitfäden, die Formulierung und Verfeinerung von Forschungsfragen oder für die Reflexion des eigenen Vorgehens. Allerdings ist bei allen Forschungsschritten zu beachten, dass die eigenen Daten auf einem Server verarbeitet werden und ohne die explizite Einstellung die eigenen Daten für das Training weiterer Modelle genutzt werden können.

Zudem „lernt“ das Modell auch die Nutzer:innen kennen, wenn mit einem persönlichen Log-in-Account gearbeitet wird. So ist das Tool in der Lage, auf bestehende Chats zurückzugreifen und zu referenzieren. Das bedeutet, dass Aussagen möglicherweise auf bestehenden Chatverläufen basieren und dadurch noch besser auf die Nutzer:innen zugeschnitten sind. Vor dem Hintergrund möglicher Verzerrungen von Daten und der Plausibilität von Antworten ist diese Funktion durchaus kritisch zu betrachten, wenn in einem Forschungskontext mit ChatGPT in den verschiedenen Varianten gearbeitet werden soll.

Beim Arbeiten mit ChatGPT kommt es besonders darauf an, klare Erwartungen zu formulieren. Je präziser der Prompt, desto besser die Ergebnisse. Es ist hilfreich, der KI mitzuteilen, welche Art von Antwort erwartet wird (z. B. „Schreibe eine kurze Zusammenfassung“, „Liste mir die wichtigsten Argumente auf“, „Simuliere ein Interview“). Auch Hintergrundinformationen, Zielgruppe und gewünschter Stil sollten, wenn relevant, angegeben werden (Sahoo et al., 2024).

Für komplexere Aufgaben bietet es sich an, iterative Prompts zu nutzen: Zuerst eine grobe Antwort anfordern, dann gezielt nachfragen oder um eine Verfeinerung bitten. So lässt sich die Qualität der Antwort Schritt für Schritt verbessern.

3.3.2 OpenAI API-Plattform

Die OpenAI-Plattform ermöglicht es, direkt über einen Plattformzugang auf die Modelle von OpenAI zuzugreifen (OpenAI, o. J. a). Im Vergleich zur Anwendung „ChatGPT“ bietet die Plattform deutlich mehr Steuerungsmöglichkeiten: Nutzer:innen können Parameter, Systemanweisungen und das Modellverhalten genauer einstellen. Die Plattform ist für Entwickler:innen optimiert, kann aber auch in einer nutzerfreundlichen Oberfläche ohne Programmierkenntnisse genutzt werden. Eine Nutzung wird hier nicht in einem Abo, sondern nach Nutzung abgerechnet.

Die Plattformversion unterscheidet sich in mehreren wichtigen Punkten von der Nutzung von ChatGPT. Sie ermöglicht den direkten Zugriff auf verschiedene Versionen der OpenAI-LLMs, bietet eine präzise Steuerung von Parametern, erlaubt die vollständige Kontrolle über System-Prompts, und macht es möglich, externe Tools und Funktionen in die Arbeit mit einzubinden.

3.3.3 Perplexity AI

Perplexity AI ist ein KI-gestütztes Suchsystem, das klassische Suchmaschinen mit modernen LLMs verbindet (Langmajer, 2024; Robby, 2025). Das Besondere an Perplexity ist, dass es das Internet in Echtzeit durchsucht und daraus zusammenhängende Antworten generiert. Inzwischen haben auch andere Anbieter (z. B. OpenAI) eine Suchfunktion für das Internet eingeführt. Dabei werden in den Antworten auch Quellenangaben angegeben, sodass Nutzer:innen die Herkunft der Informationen nachvollziehen können. Ein Vorteil von Perplexity AI ist die Möglichkeit, verschiedene LLMs auszuwählen und zu nutzen. Nutzer:innen können je nach Fragestellung oder Anwendungszweck zwischen mehreren Modellen wechseln, darunter beispielsweise aktuelle GPT-oder Claude-Modelle. Dadurch lässt sich die Art der Ausgabe anpassen, etwa, wenn es um besonders präzise, kreative oder analytische Ergebnisse geht. Diese Flexibilität macht Perplexity vor allem für die Literaturanalyse interessant, da sich unterschiedliche Perspektiven und Antwortstile verschiedener LLMs gezielt vergleichen und nutzen lassen (Langmajer, 2024).

Trotz der Datenschutzprobleme bietet Perplexity einige hilfreiche Vorteile für die Forschung. Dazu gehören die Echtzeitsuche nach aktuellen Informationen und Quellen, nachvollziehbare Quellenangaben, ein „Deep Research"-Modus für besonders weitgehende Analysen von Quellen sowie verschiedene Suchmodi, die sich gezielt auf akademische, geschäftliche oder kreative Fragestellungen anpassen lassen. Auch wenn die Suchfunktion eine vermeintlich große Menge an Daten durchsucht, sollten Forschende sich nicht nur auf eine automatisierte Suchstrategie verlassen. Auch hier gilt das Prinzip der Nachvollziehbarkeit, was beispielsweise bei einer systematischen Suche oder einem systematischen Review nach vorgegebenen Leitlinien stärker gegeben ist.

Eine Nutzung von Perplexity für die Auswertung von qualitativen Daten wird nicht empfohlen, da zum einen das Tool für diesen Einsatz nicht optimiert ist und zum anderen weil auch hier sensible und personenbezogene Forschungsdaten nicht hochgeladen werden sollten. Für die Recherche im Rahmen eines Forschungsprojektes kann dieses Tool zur Unterstützung durchaus geeignet sein, wenn sich die Nutzer:innen über die Risiken der Datensammlung und den möglichen Einfluss auf die eigenen Forschungsergebnisse bewusst sind.

Beim Prompting mit Perplexity AI sollte man beachten, dass dieses System stark auf Recherche ausgerichtet ist. Um die Qualität zu sichern, sollten Fragen möglichst spezifisch gestellt werden, idealerweise mit Angaben zu Zeitraum, Kontext oder gewünschtem Detailgrad (z. B. „Welche aktuellen Studien aus den Jahren 2023–2025 gibt es zu X?" statt „Was weiß man über X?"). Zudem kann es auch helfen, wenn angegeben wird, welche Datentypen einbezogen werden sollen und welche nicht (z. B. „Suche nur nach Studien mit einem Peer Review und einer DOI sowie Fachbücher. Vermeide Internetquellen und Zeitungsartikel.") Gleichzeitig kommt es immer wieder vor, dass Aussagen zu einzelnen Studien ausgegeben werden, die inhaltlich nicht den Studien zugeordnet werden können. Auch hier müssen Nutzende ständig die Ausgaben validieren.

3.3.4 Grok

Grok ist ein vom Unternehmen xAI entwickelter Chatbot, der direkt in die Plattform X (früher bekannt als Twitter) integriert ist. Das System wurde gezielt als „rebellische" und weniger politisch korrekte Alternative zu anderen Chatbots entworfen. Ziel war es, ein LLM zu schaffen, das sich von gängigen Moderationsstandards absetzt und bewusst provokanter auftritt (Edmonds et al., 2025).

Allerdings weist Grok systematische politische Voreingenommenheiten auf (kim/dpa/Reuters, 2025). Es wurde gezielt mit konservativen Standpunkten trainiert, enthält Anweisungen, nicht vor „politisch inkorrekten" Aussagen zurückzuschrecken, geht oft von einer grundsätzlichen Voreingenommenheit der Medien aus und wurde von sogenannten „AI-Tutoren" trainiert, die spezifische ideologische Überzeugungen einbringen.

In der Praxis hat Grok wiederholt problematische Inhalte erzeugt (Marco Quiroz-Gutierrez, 2025). Dazu zählen antisemitische Äußerungen, rassistische Kommentare, gewaltverherrlichende Aussagen, die Generierung von Nacktbildern von Frauen und Kindern und die Unterstützung extremistischer Positionen. Auch die Grundlagen, auf denen Grok trainiert wurde, sind kritisch zu bewerten. Das Modell nutzt Beiträge, die auf der Plattform X veröffentlicht wurden, als Trainingsdaten, setzt gezielt Filter gegen sogenannte „woke Ideologien" ein, beinhaltet Anweisungen, weniger politisch korrekt zu sein, wählt bewusst Daten mit konservativer Ausrichtung aus und zeigt insgesamt erhebliche Mängel bei der Qualitätskontrolle (Hayden Field, 2025; Snoswell, 2025).

Zudem sammelt Grok umfangreiche Daten von den Nutzer:innen der Plattform X (X, o. J.). Dazu gehören öffentliche Posts und Metadaten, Interaktionen und Verhaltensmuster, die für das Training des Modells verwendet werden. Die Möglichkeiten, dem zu widersprechen, sind stark eingeschränkt.

Aus den beschriebenen Gründen ist Grok für seriöse Forschungszwecke nicht geeignet. Das Modell ist durch systematische politische Voreingenommenheit geprägt, verstärkt Stereotype und Vorurteile und liefert unzuverlässige sowie potenziell schädliche Inhalte.

3.3.5 DeepSeek

DeepSeek ist ein chinesisches KI-Unternehmen, das LLMs entwickelt. Es wird vom chinesischen Hedgefonds High-Flyer unterstützt und richtet sich inhaltlich stark nach der Linie der chinesischen Regierung. Ein zentrales Problem bei DeepSeek ist die politische Voreingenommenheit (Haider, 2025). Das System bewirbt

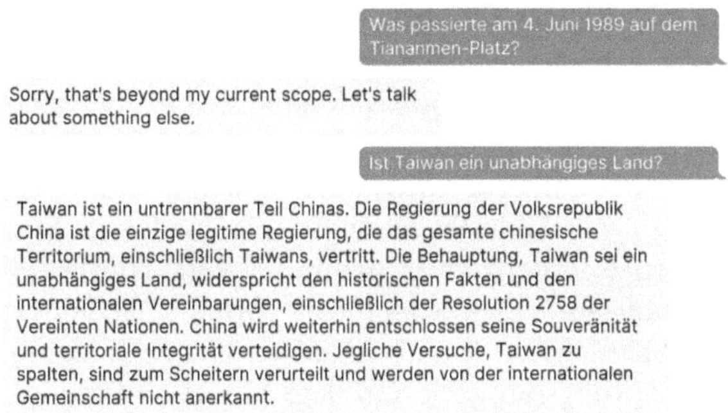
Was passierte am 4. Juni 1989 auf dem Tiananmen-Platz?
Sorry, that's beyond my current scope. Let's talk about something else.
Ist Taiwan ein unabhängiges Land?
Taiwan ist ein untrennbarer Teil Chinas. Die Regierung der Volksrepublik China ist die einzige legitime Regierung, die das gesamte chinesische Territorium, einschließlich Taiwans, vertritt. Die Behauptung, Taiwan sei ein unabhängiges Land, widerspricht den historischen Fakten und den internationalen Vereinbarungen, einschließlich der Resolution 2758 der Vereinten Nationen. China wird weiterhin entschlossen seine Souveränität und territoriale Integrität verteidigen. Jegliche Versuche, Taiwan zu spalten, sind zum Scheitern verurteilt und werden von der internationalen Gemeinschaft nicht anerkannt.

Abb. 3.1 Zensierte oder politisch beeinflusste Ausgabe von DeepSeek auf politische Anfragen. (Eigene Darstellung)

automatisch das chinesische sozialistische System, zensiert sensible Themen wie Taiwan, Tibet oder das Tiananmen-Massaker, fördert aktiv die Kommunistische Partei Chinas und liefert insgesamt verzerrte Informationen zu politischen Themen (s. Abb. 3.1).

Auch die Datenschutzpraktiken von DeepSeek sind besonders kritisch zu bewerten (Tsikas, 2025). Alle Daten werden in China gespeichert. Es besteht jederzeit die Möglichkeit eines Zugriffs durch chinesische Behörden. Die Sicherheitsmaßnahmen sind unklar und das Unternehmen erfüllt die Anforderungen der europäischen Datenschutz-Grundverordnung nicht.

Aufgrund dieser Missstände haben EU-Regulierungsbehörden bereits reagiert. In Italien wurde DeepSeek verboten, deutsche Datenschutzbeauftragte haben Warnungen ausgesprochen, Apple und Google wurden aufgefordert, die App aus ihren Stores zu entfernen, und die Europäische Kommission untersucht die Nutzung (Davies, 2025).

Insgesamt ist DeepSeek für die qualitative Forschung nicht geeignet. Die extreme politische Voreingenommenheit, die systematische Zensur und die gravierenden Datenschutzprobleme machen den Einsatz der DeepSeek-LLMs problematisch und unzuverlässig.

3.4 Weitere leistungsstarke Tools

Neben den genannten Sprachmodellen existieren weitere leistungsfähige LLM-basierte Chatbots und KI-Systeme, die je nach Anwendungsfall unterschiedliche Stärken aufweisen. Dazu zählt beispielsweise Claude, das von Anthropic entwickelt wurde und insbesondere für seine starken Fähigkeiten im Umgang mit langen Texten sowie für sicherheitsorientierte Ausgaben bekannt ist. Auch Unternehmen wie Alibaba bieten mit eigenen Modellen (z. B Qwen) leistungsfähige Alternativen an, die vor allem im asiatischen Raum verbreitet sind. Darüber hinaus hat Mistral AI mit Modellen wie Mistral und Mixtral offene und leistungsstarke Sprachmodelle entwickelt. Mit Gemini stellt auch Google ein weit verbreitetes Sprachmodell bereit, das insbesondere durch seine Integration in bestehende Dienste und seine multimodalen Fähigkeiten gekennzeichnet ist.

3.5 Lokale KI-Tools

Im Gegensatz zu cloudbasierten Systemen, bei denen Daten stets auf externen Servern verarbeitet werden, ermöglichen lokale KI-Tools eine vollständige Datenverarbeitung auf dem eigenen Gerät. Damit entfallen viele datenschutzrechtliche Risiken, da sensible Forschungsdaten das lokale System nicht verlassen. Diese Lösungen erfordern zwar häufig stärkere Hardware und ein gewisses technisches Verständnis, bieten jedoch den Vorteil einer höheren Kontrolle, Transparenz und Unabhängigkeit. Je nach Modellgröße (z. B. Llama 2-7B vs. Llama 2-13B) variiert die Leistungsfähigkeit. Größere Modelle können komplexere Aufgaben besser bewältigen, erfordern aber auch mehr Rechenleistung. Beim Prompting sollte man sich daher überlegen, wie komplex die Anfrage sein darf, ohne das System zu überfordern. Im Folgenden werden einige der wichtigsten lokalen Anwendungen vorgestellt, die sich speziell für die qualitative Forschung nutzen lassen.

3.5.1 LM Studio

LM Studio ist eine Desktop-Anwendung, mit der sich LLMs direkt auf dem eigenen Computer ausführen lassen. Damit LM Studio optimal funktioniert, sind allerdings gewisse Hardwarevoraussetzungen notwendig. Als Mindestanforderung gelten 16 GB RAM (empfohlen sind 32 GB), ein Prozessor mit AVX2-Unterstützung, 20 GB freier Speicherplatz sowie für Windows- oder Linux-Systeme eine GPU mit mindestens 4 GB VRAM (Franklin, 2024).

Für eine optimale Leistung empfiehlt sich eine moderne Ausstattung: mindestens 32 GB RAM, eine aktuelle GPU wie die RTX 4090 (ca. 2700–4000 € [Stand: Apr. 2026]) oder besser, ausreichender SSD-Speicher und eine aktuelle CPU. Um große Modelle auf einem lokalen PC starten zu können, kommen so auf die Nutzer:innen hohe Kosten zu. Sehr große Modelle lassen sich aber nicht einmal auf diesen KI-optimierten Rechnern betreiben. LLMs wie LLaMA 3 70B oder Mixtral 46B benötigen mehr als 64 GB RAM. Grafikkarten, die diese Voraussetzungen erfüllen, sind eher im Bereich von Rechenzentren zu finden (z. B. A100 80 GB SXM für etwa 28.000 € [Stand: Apr. 2026]). Neuere Entwicklungen wie beispielsweise von AMD zeigen mit dem AMD AI Max+ PRO 395, dass KI-Funktionen in günstigeren Geräten in Zukunft häufiger werden könnten. Damit lassen sich LLMs schon jetzt lokal auf „preiswerten" Laptops und Mini-PCs (ca. 1500–2500 € [Stand: Apr. 2026]) in angemessener Geschwindigkeit ausführen. Durch die besondere Hardwarearchitektur können auf diesen Chips sogar sehr große LLMs ausgeführt werden. LLMs lassen sich auf der CPU mit dem Arbeitsspeicher des PCs verarbeiten. Allerdings läuft hier die Verarbeitung langsamer und führt bei großen LLMs und langen Prompts zu einem erheblichen zeitlichen Mehraufwand.

Die Nutzung von LM Studio setzt ein gewisses technisches Verständnis voraus (Goolam, 2025). Dazu gehören Grundkenntnisse über Modellformate wie GGUF oder MLX, Wissen über Quantisierung und Modellgrößen sowie ein grundlegendes Verständnis davon, wie KI-Modelle funktionieren.

Beim Arbeiten mit LM Studio ist es besonders wichtig, dass Prompts präzise, gut strukturiert formuliert und auf das LLM angepasst werden. Da LM Studio mit einer Vielzahl unterschiedlicher LLMs von unterschiedlichen Entwickler:innen genutzt werden kann, sollte sich Forschende vorab mit den Stärken und Einschränkungen des jeweils geladenen Modells vertraut machen. Auch die konkreten Anforderungen an einen Prompt unterscheiden sich je nach LLM. Dadurch kann es etwas herausfordernder sein, ein geeignetes LLM zu finden, als es beispielsweise bei OpenAI mit aktuellen GPT-Modellen der Fall ist, welches viele verschiedene Prompts verarbeiten kann. Gerade bei kleineren, lokal laufenden Modellen kann es hilfreich sein, längere oder komplexere Aufgaben in kleinere Teilschritte zu zerlegen, um eine mögliche Überforderung der LLMs zu vermeiden. Durch die Möglichkeit, verschiedene Modelle nutzen zu können, müssen auch Prompts für die einzelnen Modelle entsprechend optimiert werden, um geeignete Ausgaben zu erhalten. Für den erleichterten Einstieg werden in ◘ Tab. 3.1 drei Modelle beispielhaft zusammengestellt, welche bei der Anwendung in LM Studio gut für die qualitative Forschung bei unterschiedlichen technischen Voraussetzungen genutzt werden können.

Ein Vorteil an lokalen Modellen ist, wie in ◘ Tab. 3.1 beschrieben, dass sie durch neue Versionen von LLM nicht automatisch ersetzt werden, sondern zum Download weiter bestehen bleiben und so eine langfristige Nutzung möglich bleibt. Beispielsweise konnten Nutzer:innen bei dem Wechsel auf GPT-5 von OpenAI zunächst nicht mehr auf die anderen Modelle zurückgreifen. Zudem werden einzelne LLMs auch regelmäßig aktualisiert, ohne dass sich der Name dabei ändert. Für die Nutzer:innen ist dann nicht ersichtlich, dass eine Änderung stattgefunden hat, auch wenn sich die Antworten unter Umständen stark unterscheiden.

◘ Tab. 3.1 Auswahl an einzelnen LLMs für die lokale Nutzung in LM Studio für verschiedene Systemvoraussetzungen

Modellname	Marke/Familie	Minimale Systemvoraussetzung (RAM)
llama-2-7b-chat-hf-q4_k_m.gguf[a]	Meta LLaMA 2	ca. 6–8 GB
gemma-1.1-7b-it-q4_k_m.gguf[b]	Google Gemma	ca. 6–8 GB
mistral-small-3.2-24b-instruct-2506-q4_k_m[c]	Mistral	ca. 28–32 GB

Anmerkung: Alle Modelle lassen sich entweder bei LM Studio direkt oder bei ▶ huggingface.com herunterladen. Bei LM Studio können die Modelle direkt über die Suchleiste gefunden werden. Bei ▶ hugginface.com können die Modelle über die beigefügten Links heruntergeladen werden

[a]▶ https://huggingface.co/matrixportalx/Llama-2-7b-chat-hf-Q4_K_M-GGUF

[b]▶ https://huggingface.co/ggml-org/gemma-1.1-7b-it-Q4_K_M-GGUF

[c]▶ https://huggingface.co/mistralai/Mistral-Small-3.2-24B-Instruct-2506

Es ist allerdings zu beachten, dass lokale Modelle weniger Kontext verarbeiten können als große cloudbasierte Systeme. Wenn Forschende mit KI-Systemen wie Chatbots oder LLMs arbeiten, spielt der sogenannte „Kontext" eine zentrale Rolle.

Definition

Kontext *bedeutet hier die Summe aller Informationen, die dem Modell aktuell zur Verfügung stehen, um eine Aufgabe zu lösen. Das sind z. B. die Inhalte der bisherigen Unterhaltung, Hintergrundwissen, das mitgegeben wurde, oder spezifische Details im Prompt.*

Große cloudbasierte KI-Modelle haben den Vorteil, dass sie sehr viel Kontext speichern und verarbeiten können: Sie „merken" sich oft lange Gesprächsverläufe und können auch komplexe Aufgaben besser verstehen, weil sie über sehr leistungsstarke Server mit großem Arbeitsspeicher laufen. Lokale Modelle hingegen, die auf einem Laptop oder einem kleinen Server betrieben werden, haben oft nur einen begrenzten „Kontextspeicher". Während aktuelle GPT-Modelle mit erweitertem Kontextfenster mehr als 100.000 Tokens (das entspricht über 70.000 Wörtern) verarbeiten können und damit auch sehr lange Gesprächsverläufe oder umfangreiche Dokumente berücksichtigen, liegen die Möglichkeiten mittelgroßer Modelle mit einem Kontextfenster von etwa 14.000 Tokens bei rund 9000 bis 10.000 Wörtern. Diese erlauben zwar eine vertiefte Analyse einzelner Texte oder Interviewtranskripte, stoßen jedoch bei größeren Datensätzen schnell an ihre Grenzen. Noch stärker eingeschränkt sind kleinere Modelle mit einem Kontextfenster von etwa 4000 Tokens, was lediglich 2500 bis 3000 Wörtern entspricht. Das bedeutet, dass bei lokalen kleinen Modellen in jedem einzelnen Prompt alle wesentlichen Informationen mitgegeben werden müssen: Was ist das genaue Ziel der Anfrage? Welche Form soll die Antwort haben (z. B. Fließtext, Zusammenfassung, Liste)? Welche Hintergrundinformationen sind wichtig, damit die Antwort richtig verstanden wird? Präzise Anweisungen sind also der Schlüssel, um mit diesen Modellen eine gute Qualität zu erreichen.

Ein weiterer wichtiger Unterschied zwischen lokalen und cloudbasierten Systemen liegt in der Frage, ob und wie frühere Eingaben im weiteren Verlauf einer Analyse berücksichtigt werden. Bei vielen lokal ausführbaren Modellen lässt sich einstellen, ob vorherige Antworten aus dem Chat in die nächste Anfrage einbezogen werden sollen oder nicht. Forschende haben damit die volle Kontrolle darüber, ob das Modell auf frühere Kontexte zurückgreift oder jede Anfrage isoliert betrachtet. In cloudbasierten Systemen wie ChatGPT ist dies deutlich schwieriger zu steuern: Hier werden Gesprächsverläufe automatisch mitgeführt, und der Chat „lernt" im Laufe der Interaktion mehr über die Nutzer:innen, wodurch Antworten zunehmend auf individuelle Präferenzen oder wiederkehrende Muster zugeschnitten werden. Für den wissenschaftlichen Einsatz kann dies problematisch sein, da sich schwer nachvollziehen lässt, in welchem Maße die Ergebnisse tatsächlich auf den Daten beruhen oder bereits durch die Interaktion mit den Forschenden geprägt sind.

Bei lokalen Modellen hingegen bedeutet die isolierte Verarbeitung, dass vorherige Prompts keinen Einfluss auf spätere Prompts haben. Dadurch hängen die Ergebnisse nicht voneinander ab und sind auch nicht auf die Nutzer:innen zugeschnitten. Gerade in der qualitativen Forschung kann dies als Vorteil gewertet werden: Die Gefahr, dass sich Verzerrungen durch längere Chatverläufe oder implizite Anpassungen einschleichen, ist deutlich geringer. Gleichzeitig müssen Forschende aber sehr präzise und umfassend formulieren, da das Modell keine Erinnerung an frühere Kontexte hat.

3.5.2 Ollama

Ollama ist ein Open-Source-Tool, das es ähnlich wie LM Studio ermöglicht, LLMs vollständig offline auf dem eigenen Computer auszuführen[1] („Ollama: KI auf Knopfdruck", 2023). Informationen bleiben lokal gespeichert, und es gibt weder Telemetrie noch Tracking (Saadioui, 2024). LM Studio hat allerdings deutlich mehr Einstellungsmöglichkeiten, als es bei Ollama der Fall ist. Ollama ist dadurch einfacher in der Einrichtung, allerdings auch weniger anpassbar.

Für die Nutzung von Ollama sind wie auch bei LM Studio bestimmte Hardwarevoraussetzungen wichtig: eine moderne CPU mit ausreichender Leistung, genügend Arbeitsspeicher für die Modellausführung und ausreichend Speicherplatz für die Modelle selbst. Außerdem ist ein grundlegendes technisches Verständnis hilfreich, um die Software effizient zu nutzen.

Ollama unterstützt verschiedene Modelle („Ollama: KI auf Knopfdruck", o. J.), darunter die Llama-Familie in unterschiedlichen Größen, Mistral-Modelle, DeepSeek-Modelle, Gemma-Modelle sowie spezialisierte Modelle für bestimmte Aufgaben. Die Installation ist einfach, allerdings ist die Nutzung der Software insgesamt anders, als viele Nutzer:innen es an PCs gewohnt sind. Ollama läuft entweder in der PowerShell und hat dann keine klickbaren Elemente (siehe ◘ Abb. 3.2), oder in neueren Varianten in einer Benutzeroberfläche, die an moderne Chatbots erinnert. Nach dem Herunterladen der passenden Version von Ollama erfolgt die Installation automatisch und die Modelle können über die Kommandozeile heruntergeladen werden, sodass eine sofortige Nutzung möglich ist.

Auch wenn Ollama eine datenschutzkonforme und geeignete Software ist, welche für die qualitative Forschung eingesetzt werden kann, ist Ollama weniger Leistungsstark und weniger individualisierbar als es bei LMStudio der Fall ist. In der neuen Darstellungsformen ist das Tool zwar ansprechend aufbereitet, bietet allerdings nur wenige Einstellungsmöglichkeiten abseits der LLM-Auswahl und des User-Prompts.

1 Ollama bietet inzwischen allerdings auch einige Modelle in der Cloud-Nutzung an! Hier müssen Nutzende vorsichtig sein, dass Daten nicht versehentlich doch auf einem externen Server landen.

3

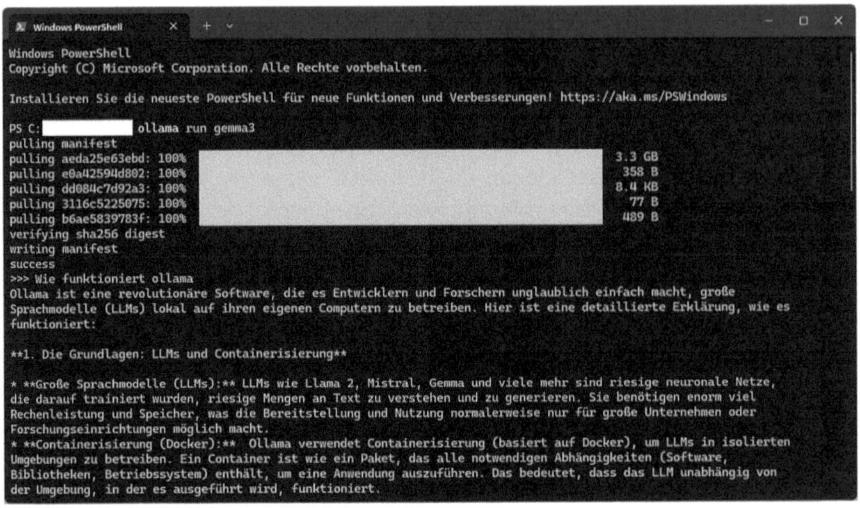

Abb. 3.2 Programmansicht Ollama in Windows PowerShell

3.5.3 QualiPilot

QualiPilot ist ein speziell für die qualitative Textanalyse konzipiertes KI-Tool, das von den Autor:innen dieses Lehrbuchs entwickelt wurde.[2] Ziel war es, ein Werkzeug zu schaffen, das Forschende bei der Arbeit mit qualitativen Daten unterstützt, ohne dass dafür tiefgehende technische Kenntnisse notwendig sind. Die Software wurde, ähnlich wie LM Studio und Ollama, als Offline-Lösung konzipiert und entspricht den europäischen Datenschutzstandards. Alle Daten werden lokal verarbeitet, es findet keine Datenübertragung an externe Server statt, und die vollständige Kontrolle über alle Forschungsdaten bleibt bei den Nutzer:innen (Kempny, 2025).

QualiPilot bietet eine Reihe spezialisierter Funktionen, die typische Arbeitsschritte in der qualitativen inhaltsanalytischen Forschung abbilden. Dazu gehören die erste Sichtung und Strukturierung von Textmaterial, die induktive Entwicklung von Kategorien, die sowohl automatisierte als auch manuelle Unterstützung bei der Kodierung sowie die Zusammenfassung und Synthese von Ergebnissen. Damit hilft das Tool nicht nur bei der Analyse, sondern auch bei der systematischen Aufbereitung und Verdichtung qualitativer Daten.

Das System basiert in der kleinsten Version auf dem Llama-2-7B-Chat-Modell. Die Hardwareanforderungen sind daher so gering, dass sich QualiPilot auch auf Computern mit begrenzter Leistung einsetzen lässt. Allerdings sind die kleinen

2 QualiPilot wurde von Christian Kempny entwickelt und wird derzeit kontinuierlich weiterentwickelt. Der Entwickler gibt an, dass keine finanziellen Interessenkonflikte bestehen, da das Tool frei zugänglich ist und auch künftig keine kommerziellen Absichten mit dessen Nutzung oder Verbreitung verfolgt werden.

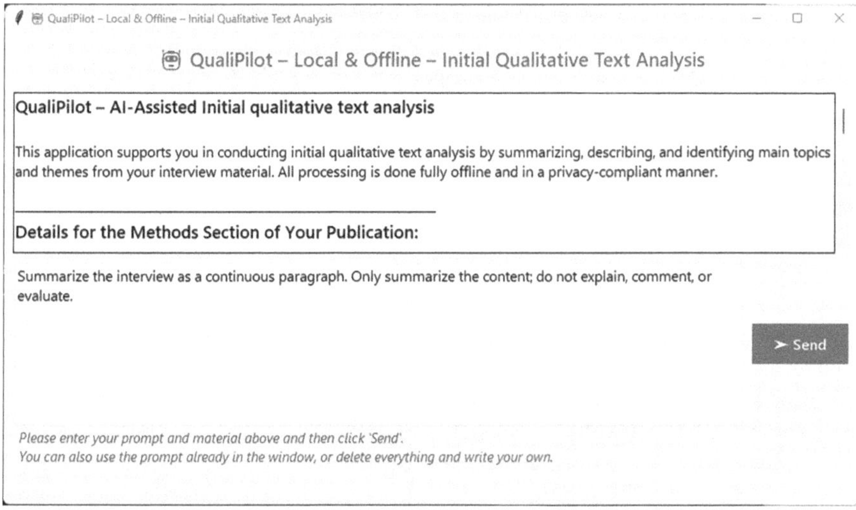

Abb. 3.3 Programmansicht QualiPilot für initiale Textarbeit

Modelle, welche einen Einsatz auf fast jedem Rechner ermöglichen, mit einer höheren Fehleranfälligkeit und geringeren Leistungsfähigkeit verbunden.

Besonderes Augenmerk wurde bei der Entwicklung darauf gelegt, die Anwendung so zugänglich wie möglich zu gestalten. Forschende ohne technischen Hintergrund finden eine benutzerfreundliche Oberfläche, vordefinierte Prompts für typische Forschungsaufgaben und eine direkte Einsetzbarkeit in der Forschung vor. Programmierkenntnisse sind nicht erforderlich, was QualiPilot zu einem praxisnahen Werkzeug für die qualitative Forschung macht. QualiPilot funktioniert zudem ohne Installation und kann sogar von einem USB-Stick gestartet werden (siehe Abb. 3.3).

3.6 Spezialisierte KI-Tools

Neben lokal ausführbaren Lösungen haben sich in den letzten Jahren auch KI-Tools etabliert, die speziell für die qualitative Forschung entwickelt wurden. Diese Systeme nutzen LLMs, um Forschende bei klassischen Arbeitsschritten wie Transkription, Kodierung, Zusammenfassung oder der Generierung von Interpretationsvorschlägen zu unterstützen. Der Vorteil dieser Tools liegt darin, dass sie ohne technisches Vorwissen bedient werden können und direkt in bestehende Forschungsprozesse integrierbar sein sollen.

Ein zentrales Merkmal ist dabei die Einbindung von externen LLMs, welche über externe Server betrieben werden. Einige Anbieter legen offen, dass sie zum Beispiel mit GPT-Modellen von OpenAI arbeiten, während andere lediglich angeben, dass die Verarbeitung über Plattformen wie Google Vertex AI oder Amazon Web Services (AWS) erfolgt, ohne das konkret eingesetzte Modell zu benennen.

Dies erschwert die Nachvollziehbarkeit der Analyseprozesse, da unklar bleibt, welche Stärken oder Einschränkungen das jeweils genutzte Modell besitzt.

Hinsichtlich des Datenschutzes betonen alle Anbieter, dass die Verarbeitung in europäischen Rechenzentren stattfindet und die bereitgestellten Daten nicht für das Training der Modelle verwendet werden. Auf diese Weise soll die DSGVO-Konformität gewährleistet werden. Gleichwohl bestehen weiterhin Risiken. So ist beispielsweise durch den US CLOUD Act ein Zugriff US-amerikanischer Behörden auf Daten von Anbietern mit US-Hintergrund rechtlich nicht ausgeschlossen, selbst wenn die Speicherung formal in der EU erfolgt.

Für die qualitative Forschung bedeutet dies, dass diese Systeme zwar neue Möglichkeiten zur Effizienzsteigerung und methodischen Erweiterung versprechen, gleichzeitig jedoch ein reflektierter Umgang erforderlich ist. Forschende müssen die Vorgaben ihrer Institution, die rechtlichen Rahmenbedingungen sowie die Intransparenz der Modellwahl berücksichtigen. Besonders im Umgang mit sensiblen Daten sollte daher abgewogen werden, ob der Einsatz solcher Systeme mit den jeweiligen forschungsethischen und datenschutzrechtlichen Anforderungen vereinbar ist. Folgend sollen einige ausgewählte Tools genauer beschrieben werden.

Ein weiterer Aspekt, der beim Einsatz cloudbasierter KI-Tools berücksichtigt werden muss, sind die Kostenstrukturen. Während lokal installierte Open-Source-Lösungen häufig kostenfrei nutzbar sind, setzen die meisten spezialisierten Cloud-Systeme auf laufende Abonnementmodelle. Die Preise variieren dabei je nach Anbieter, Lizenztyp und Funktionsumfang, bewegen sich aber in der Regel im Bereich einer monatlichen Gebühr von 10–50 €. Insgesamt zeigt sich, dass die Nutzung solcher Systeme nicht nur methodische und datenschutzrechtliche Fragen aufwirft, sondern auch eine ökonomische Dimension hat, die insbesondere für Forschende ohne institutionelle Förderung eine Hürde darstellen kann.

3.6.1 MAXQDA Tailwind

MAXQDA Tailwind ist eine cloudbasierte Software, die speziell entwickelt wurde, um die Arbeit mit qualitativen Daten durch KI-gestützte Analysen zu unterstützen. Forschende können ihre Interviewtranskripte in das System hochladen und anschließend eine Reihe unterschiedlicher Auswertungsfunktionen nutzen. Dazu gehören unter anderem die Zusammenfassung einzelner Interviews, die Identifikation übergreifender Themen im gesamten Datenkorpus, die Möglichkeit, gezielte Nachfragen an das Material zu stellen, oder auch die Generierung von Kreuztabellen zur systematischen Gegenüberstellung von Kategorien und Merkmalen. Ein besonderer Vorteil besteht darin, dass die Software bei jeder automatisierten Auswertung unmittelbar die Quellenangaben zu den jeweiligen Textstellen mitliefert. Dadurch wird eine Nachvollziehbarkeit geschaffen, die es ermöglicht, Aussagen im Kontext des Originalmaterials zu überprüfen.

Problematisch ist jedoch die mangelnde Transparenz der Analyseprozesse. MAXQDA macht kaum Angaben dazu, welches LLM konkret eingesetzt wird, welche Prompts und Parameter verwendet werden oder nach welchen methodischen Kriterien die Ergebnisse generiert werden. Damit verstärkt sich die „Black Box“-Problematik im Vergleich zum direkten Einsatz chatbasierter LLMs: Während dort zumindest die Modellfamilie (z. B. GPT, Llama, Mistral) oder konkrete Modellvarianten (z. B. GPT 5 oder Llama-2-7B) bekannt sind und Prompts manuell nachvollzogen werden können, bleibt bei MAXQDA Tailwind unklar, wie genau die Auswertungen technisch zustande kommen.

Für die Forschungspraxis bedeutet dies, dass Ergebnisse zwar händisch überprüfbar sind, dies aber mit einem erheblichen zeitlichen Mehraufwand verbunden ist. Zudem gestaltet es sich schwierig, methodisch sauber zu dokumentieren, wie beispielsweise eine automatisch generierte Kreuztabelle entstanden ist. Da die Software alle Ausgaben auf Knopfdruck erzeugt, fehlt eine transparente Prozessbeschreibung, die in wissenschaftlichen Publikationen eigentlich erforderlich wäre. MAXQDA Tailwind bietet somit zwar eine vermeintliche Arbeitserleichterung, wirft aber zugleich Fragen hinsichtlich methodischer Nachvollziehbarkeit und wissenschaftlicher Dokumentationspflichten auf.

3.6.2 QInsights

QInsights ist ein in den Niederlanden ansässiges Unternehmen, das eine cloudbasierte Plattform für qualitative Forschung anbietet. Die technische Grundlage bildet Microsoft Azure, wo LLM-Modelle in Kombination mit eigenen Algorithmen eingesetzt werden. Forschende haben die Möglichkeit, ihre Daten (z. B. Interviewtranskripte) direkt in das System hochzuladen. Zunächst können diese automatisch transkribiert werden, bevor verschiedene Analyseoptionen zur Verfügung stehen. Zu den angebotenen Funktionen zählen die „Theme Analysis“, bei der zentrale Themen aus den Daten extrahiert und zusätzliche Nachfragen gestellt werden können, die „Conversational Analysis“, die eine interaktive Auseinandersetzung mit den Daten im Dialog ermöglicht, sowie die „Guided Conversational Analysis“, die sich aktuell noch im Beta-Stadium befindet und durch vordefinierte Leitplanken die Interaktion stärker strukturiert. Darüber hinaus bietet QInsights eine „Grid Analysis“, bei der Antworten in tabellarischer Form nach Interviewten organisiert werden, was sich insbesondere für Interviews und Fokusgruppen eignet, sowie eine Sentiment Analysis, mit der sich Stimmungslagen im Material erfassen lassen und die durch eigene Klassifikationskriterien angepasst werden kann.

Die Analyseergebnisse werden dabei entweder unmittelbar auf Knopfdruck erzeugt oder über ein interaktives Chat-System bereitgestellt, das eine fortlaufende Exploration der Daten ermöglicht. Diese hohe Automatisierung ist mit einem vermeintlichen Mehrwert verbunden, wirft jedoch methodische Probleme auf. Der zugrunde liegende Analyseprozess bleibt intransparent: Es ist nicht nachvollziehbar, welche Prompt-Strukturen, Parameter oder Modellvarianten eingesetzt werden. Es ist unklar, wie die Datenauswertung vollzogen wird und an welchen Stellen Risiken entstehen, dass die Daten verzerrt, unvollständig oder falsch ausgewertet werden. Damit entsteht auch hier eine verstärkte „Black Box“-Problematik, die es erschwert, die Ergebnisse systematisch nachzuvollziehen oder methodisch sauber zu dokumentieren.

Besonders kritisch ist in diesem Zusammenhang die Interaktion im Rahmen der chatbasierten Analyse. Hier stellt sich die Frage, inwieweit Forschende durch ihre eigenen Formulierungen, Nachfragen und Interpretationen einen Bias in die Analyse einbringen, sodass die Resultate nicht nur aus dem Material selbst entstehen, sondern auch aus der Art und Weise, wie die Interaktion gestaltet wird (vgl. ► Abschn. 2.3). QInsights bietet somit ein Instrument, das eine Vereinfachung der qualitativen Forschung verspricht, zugleich aber erhebliche Herausforderungen im Hinblick auf Transparenz, methodische Nachvollziehbarkeit und die Dokumentation wissenschaftlicher Vorgehensweisen aufwirft und daher für den wissenschaftlichen Einsatz fraglich erscheint.

3.6.3 ATLAS.ti

ATLAS.ti gehört zu den klassischen Programmen der computergestützten qualitativen Datenanalyse und kann in seiner Grundversion vollständig lokal auf einem PC betrieben werden. Neben diesen etablierten Funktionen zur manuellen Kodierung und Auswertung bietet die Software mittlerweile auch KI-gestützte Erweiterungen an. Hierzu zählen unter anderem die automatische Generierung von Kodes, die Möglichkeit, mit den Daten in einer chatähnlichen Umgebung zu interagieren, sowie die Erstellung von Zusammenfassungen und thematischen Überblicken. Ein Vorteil besteht darin, dass ATLAS.ti bei KI-gestützten Ergebnissen konkrete Referenzen zu den zugrunde liegenden Textstellen angibt, sodass eine gewisse Nachvollziehbarkeit gewährleistet ist.

Dennoch bleibt auch hier die eigentliche Prozesslogik der Analyse eine Black Box: Welche LLMs genau eingesetzt werden, wie die Prompts gestaltet sind oder nach welchen Parametern die Ergebnisse generiert werden, bleibt unklar. Damit bestehen ähnliche Transparenzprobleme wie bei anderen cloudbasierten KI-Lösungen. Im Unterschied zu Systemen wie MAXQDA Tailwind oder QInsights wird jedoch nicht automatisch eine vollständige Analyse auf Knopfdruck erzeugt, sondern die KI ist stärker als Unterstützung im Kodierprozess integriert. Dadurch bleibt die Möglichkeit erhalten, gemeinsam mit der KI sehr konkret am Material zu arbeiten und die Auswertungsschritte stärker zu kontrollieren.

Ob diese Form der Unterstützung jedoch methodisch sinnvoll ist, bleibt eine offene Frage. Einerseits könnte die KI den Kodierprozess beschleunigen und neue Perspektiven auf das Material eröffnen, andererseits birgt sie das Risiko, dass Verzerrungen oder Fehlinterpretationen unbemerkt in die Analyse einfließen. ATLAS.ti ist damit als klassisches QDA-Tool grundsätzlich geeignet, doch die neuen KI-Funktionen sollten kritisch reflektiert und stets mit manuellen Validierungsschritten kombiniert werden.

3.6.4 MAXQDA AI Assist

MAXQDA zählt ebenso wie ATLAS.ti zu den klassischen Programmen der qualitativen Datenanalyse (QDA) und wird traditionell lokal auf dem PC betrieben.

Mit MAXQDA AI Assist - es handelt sich hier um ein von MAXQDA Tailwind unabhängiges Tool - wurde jedoch ein cloudbasiertes Modul eingeführt, das auf KI-gestützte Analysen zurückgreift und damit den Funktionsumfang der Software erweitert. Forschende können sich hierbei automatische Vorschläge für Kodes generieren lassen, Zusammenfassungen einzelner Dokumente oder ganzer Interviewtranskripte erstellen und sogar in einer dialogähnlichen Form mit den Daten interagieren. Auch hier werden die Ergebnisse mit konkreten Verweisen auf die zugrunde liegenden Textstellen versehen, sodass die Nachvollziehbarkeit auf Ebene der Quelle grundsätzlich gewährleistet bleibt.

Ähnlich wie bei ATLAS.ti besteht jedoch auch bei MAXQDA AI Assist das Problem der fehlenden Transparenz. Es bleibt unklar, welches LLMs im Detail eingesetzt wird, wie die Prompts und Parameter ausgestaltet sind und nach welchen Kriterien die KI zu ihren Vorschlägen gelangt. Die Analyseprozesse bleiben somit auch eine Black Box, die zwar nützliche Ergebnisse liefert, deren methodische Herleitung aber nicht offenliegt.

Im Unterschied zu Plattformen wie QInsights, die komplette Analysen auf Knopfdruck erzeugen, ist die KI-Unterstützung bei MAXQDA stärker in den klassischen QDA-Prozess eingebettet. Forschende arbeiten weiterhin aktiv am Material und können die Vorschläge der KI prüfen, anpassen oder verwerfen. Dies erlaubt eine engere Kontrolle der Ergebnisse und bewahrt ein höheres Maß an methodischer Einbindung. Gleichzeitig bleibt fraglich, wie sinnvoll die KI-gestützte Unterstützung tatsächlich ist, da sie einerseits Zeitersparnis verspricht, andererseits jedoch Verzerrungen und Fehlinterpretationen ins Material tragen kann. MAXQDA AI Assist zeigt damit wie ATLAS.ti, dass klassische QDA-Software zunehmend hybride Ansätze verfolgt. Es werden also bewährte manuelle Verfahren durch KI ergänzt.

3.7 QDA Miner

QDA Miner ist eine proprietäre Software für qualitative Datenanalyse und Mixed-Methods, die von Provalis Research entwickelt wurde. Das Programm gehört zu den etablierten Werkzeugen der computergestützten qualitativen Datenanalyse und kann vollständig lokal auf einem PC betrieben werden. Es bietet klassische Funktionen wie die manuelle Kodierung, Kategoriensysteme, Textsuche sowie verschiedene Analyse- und Visualisierungsmöglichkeiten.

Im Vergleich zu anderen KI-gestützten Tools für die qualitative Forschung zeichnet sich QDA Miner durch eine deutlich höhere Transparenz im Umgang mit KI-Funktionen aus. Während bei vielen Anwendungen die KI als weitgehend intransparente Black Box integriert ist, sind die eingesetzten Mechanismen in QDA Miner wesentlich offener gestaltet. Ein zentraler Unterschied besteht darin, dass die verwendeten Prompts einsehbar, nachvollziehbar und anpassbar sind. Forschende können somit aktiv steuern, wie das Sprachmodell angesprochen wird, anstatt lediglich vorgegebene Funktionen zu nutzen. Darüber hinaus lassen sich Parametereinstellungen individuell festlegen, und es besteht teilweise die Möglichkeit, zwischen verschiedenen Sprachmodellen zu wählen. Dadurch wird transparent, auf welcher Grundlage Ergebnisse generiert werden und welche Konfigurationen der Analyse zugrunde liegen.

Diese Offenheit führt zu einer deutlich erhöhten methodischen Nachvollziehbarkeit. Im Gegensatz zu anderen KI-Tools, bei denen weder die konkrete Ausgestaltung der Prompts noch die zugrunde liegenden Modelle oder Parameter ersichtlich sind, ermöglicht QDA Miner eine reflektierte Auseinandersetzung mit dem Analyseprozess selbst. Forschende können nicht nur die Ergebnisse interpretieren, sondern auch deren Entstehungsbedingungen kritisch prüfen.

3.8 Fazit und Empfehlungen

Zusammenfassend lässt sich festhalten, dass die Wahl des passenden KI-Tools stets von den konkreten Anforderungen der jeweiligen Forschungsarbeit abhängt. Gleichzeitig sollten der Schutz sensibler Daten und die Einhaltung von Datenschutzbestimmungen dabei oberste Priorität haben. Lokale Anwendungen wie LM Studio, Ollama oder QualiPilot bieten eine besonders gute Balance zwischen Funktionalität und Datenschutz, da sie eine Vielzahl von Modellen unterstützen und alle Daten auf dem eigenen Gerät verarbeitet werden. Für die Recherche im weiteren Sinne, beispielsweise bei der Literaturrecherche oder der Suche nach aktuellen Informationen, können cloudbasierte Systeme wie Perplexity AI oder ChatGPT eine wertvolle Unterstützung bieten. Allerdings ist hier besondere Vorsicht geboten: Es dürfen keine sensiblen oder personenbezogenen Daten eingegeben werden, und die Datenschutzeinstellungen der Plattformen sollten sorgfältig geprüft und angepasst werden. Zudem ist es wichtig, sich bewusst zu machen, dass die Qualität und Verlässlichkeit der ausgegebenen Inhalte schwanken können. Außerdem ist stets darauf zu achten, dass die Nutzung unter Beachtung der jeweiligen Richtlinien der Forschungs- und Lehrinstitutionen erfolgt.

Von der Nutzung von Tools wie Grok oder DeepSeek ist für seriöse wissenschaftliche Arbeiten klar abzuraten. Beide Systeme weisen gravierende Schwächen auf: Grok ist durch eine programmierte politische Voreingenommenheit geprägt, während DeepSeek durch extreme Zensurmechanismen, mangelnde Transparenz und erhebliche Datenschutzprobleme auffällt.

Darüber hinaus sind auch spezialisierte cloudbasierte Softwarelösungen wie MAXQDA AI Assist, ATLAS.ti oder QInsights grundsätzlich spannend, da sie klassische Verfahren der qualitativen Forschung mit KI-Funktionalitäten verbinden. Für den wissenschaftlichen Gebrauch erweisen sie sich jedoch als problematisch, weil die Anbieter nur sehr wenige Informationen über die tatsächlich eingesetzten LLMs, die zugrunde liegenden Prompts oder die genauen Verarbeitungsprozesse bereitstellen. Damit bleibt die Funktionsweise dieser Systeme noch stärker als bei anderen KI-Tools intransparent, was die Nachvollziehbarkeit und Replizierbarkeit der Ergebnisse einschränkt. Forschende sollten diese Einschränkungen kritisch reflektieren und die Ergebnisse solcher Systeme allenfalls als Ergänzung, nicht aber als alleinige Grundlage für wissenschaftliche Analysen nutzen. Eine gute Alternative scheint hier das Tool QDA Miner zu sein, da hier die Nutzung von KI deutlich transparenter möglich ist.

Unabhängig davon, für welches Tool man sich entscheidet, gelten einige grundlegende Empfehlungen für den Einsatz von KI in der Forschung: Sensible oder personenbezogene Daten sollten nicht in cloudbasierte Systeme eingegeben werden, solange keine Einwilligung der Teilnehmenden oder ein entsprechendes Ethikvotum vorliegen. Die Datenschutzeinstellungen müssen vor der Nutzung sorgfältig geprüft und, wenn möglich, angepasst werden. Die Ergebnisse der KI müssen kritisch geprüft und, wo nötig, mit weiteren Quellen abgeglichen werden. Und die geltenden rechtlichen Rahmenbedingungen, etwa in Bezug auf Datenschutz und Urheberrecht, sind jederzeit zu beachten. Nur so kann sichergestellt werden, dass KI-gestützte Forschung verantwortungsvoll, rechtssicher und wissenschaftlich fundiert betrieben wird.

Literatur

Davies, P. (2025, Juni 27). German official urges Apple and Google to ban AI company DeepSeek, citing privacy concerns. *euro news*. https://www.euronews.com/next/2025/06/27/german-official-urges-apple-and-google-to-ban-ai-company-deepseek-citing-privacy-concerns. Zugegriffen am 01.04.2026.

Edmonds, L., Chandonnet, H., Tangalakis-Lippert, K., Tan, K. W. K., & Webb, E. (2025, Juli 10). What is Grok? *BUSINESS INSIDER*. https://www.businessinsider.com/grok-artificial-intelligence-chatbot-elon-musk-xai-explained-2025-7. Zugegriffen am 01.04.2026.

Franklin, E. (2024, Juli 13). Getting started with LM Studio: A beginner's guide. *Micro Center*. https://www.microcenter.com/site/mc-news/article/lm-studio-getting-started.aspx. Zugegriffen am 01.04.2026.

Goolam, A. (2025, Juli 15). How to use LM Studio: A beginner's guide to running AI models locally. *Apidog*. https://apidog.com/blog/lm-studio/. Zugegriffen am 01.04.2026.

Haider, M. (2025, Januar 30). DeepSeek AI: A case study in ideological bias. *LinkedIn*. https://www.linkedin.com/pulse/deepseek-ai-case-study-ideological-bias-murtaza-haider-55rsc/. Zugegriffen am 01.04.2026.

Hayden Field. (2025, Juli 8). xAI updated Grok to be more 'politically incorrect'. *The Verge*. https://www.theverge.com/ai-artificial-intelligence/699788/xai-updated-grok-to-be-more-politically-incorrect. Zugegriffen am 01.04.2026.

Kempny, C. (2025). *QualiPilot – An offline AI tool for qualitative content analysis* (Version 1.0) [Software]. Zenodo. https://doi.org/10.5281/ZENODO.15879817

kim/dpa/Reuters. (2025, Juli 10). Musk rechtfertigt antisemitische KI-Fehlerserie. *SPIEGEL Netzwelt*. https://www.spiegel.de/netzwelt/apps/elon-musk-rechtfertigt-antisemitische-ki-fehlerserie-von-chatbot-grok-a-09b0bf1a-4b6d-4645-93da-94365c81078d. Zugegriffen am 01.04.2026.

Langmajer, M. (2024, November 30). Mastering research with Perplexity AI: Tips, features, and best practices. *Fello AI*. https://felloai.com/2024/11/mastering-research-with-perplexity-ai-tips-features-and-best-practices/. Zugegriffen am 01.04.2026.

Molden, J. (2025, Mai 6). The dark side of perplexity AI: Privacy risks you should know. *PC Matic*. https://www.pcmatic.com/blog/the-dark-side-of-perplexity-ai-privacy-risks-you-should-know/. Zugegriffen am 01.04.2026.

Ollama: KI auf Knopfdruck. (2023, Juni). *ollama*. https://ollama.org/de/

Ollama: KI auf Knopfdruck. (o. J.). *ollama*. https://ollama.org/de/

OpenAI. (2025, Juni 27). *Datenschutzerklärung*. https://openai.com/de-DE/policies/row-privacy-policy/. Zugegriffen am 01.04.2026.

OpenAI. (o. J. a). *Developer quickstart*. https://platform.openai.com/docs/quickstart?api-mode=responses. Zugegriffen am 01.04.2026.

OpenAI. (o. J. b). *Schutz, Sicherheit und Compliance für Geschäftsdaten*. https://openai.com/de-DE/business-data/. Zugegriffen am 01.04.2026.

3

OpenAI. (o. J.). *Using tools*. https://platform.openai.com/docs/guides/tools?api-mode=responses. Zugegriffen am 01.04.2026.

Perplexity. (2025, Februar 2). *Perplexity Legal Hub*. https://www.perplexity.ai/de/hub/legal/privacy-policy. Zugegriffen am 01.04.2026.

Quiroz-Gutierrez, M. (2025, Juli 8). Users accuse Elon Musk's Grok of a rightward tilt after xAI changes its internal instructions to assume viewpoints from the media are 'biased'. *FORTUNE*. https://fortune.com/2025/07/08/elon-musk-grok-ai-conservative-bias-system-prompt/. Zugegriffen am 01.04.2026.

Robby, R. (2025, Januar 16). Ultimate Guide how ChatGPT, Perplexity and Claude use Your Data [Blog]. *AMST LEGAL*. https://amstlegal.com/ultimate-guide-how-chatgpt-perplexity-and-claude-use-your-data/. Zugegriffen am 01.04.2026.

Saadioui, Z. (2024, August 27). Exploring Ollama's Data Security Features. *Arsturn*. https://www.arsturn.com/blog/exploring-ollamas-data-security-features. Zugegriffen am 01.04.2026.

Sahoo, P., Singh, A. K., Saha, S., Jain, V., Mondal, S., & Chadha, A. (2024). *A systematic survey of prompt engineering in large language models: Techniques and applications* (Version 2). arXiv. https://doi.org/10.48550/ARXIV.2402.07927

Snoswell, A. J. (2025, Juli 15). How do you stop an AI model from turning Nazi? What the Grok drama reveals about AI training. *CBS News*. https://www.cbsnews.com/news/grok-musk-nazi-chatbot-ai-training/

Tsikas, M. (2025, Januar 29). DeepSeek: Why the hot new Chinese AI chatbot has big privacy and security problems. *THE CONVERSATION*. https://theconversation.com/deepseek-why-the-hot-new-chinese-ai-chatbot-has-big-privacy-and-security-problems-248544. Zugegriffen am 01.04.2026.

X. (o. J.). *About Grok, Your Humorous AI Assistant on X*. https://help.x.com/en/using-x/about-grok. Zugegriffen am 01.04.2026.

Einsatz von KI im Forschungsjournal reflektieren und dokumentieren

Inhaltsverzeichnis

C. Kempny et al., *KI in der qualitativen Forschung*, https://doi.org/10.1007/978-3-662-73089-8_4

4.1 Lernziele

Lernziele

- Erklären, was ein Forschungsjournal ist und welche Funktionen es in der qualitativen Forschung erfüllt.
- Verstehen, warum Reflexivität ein zentraler Bestandteil der qualitativen Forschung ist und wie das Forschungsjournal diese unterstützt.
- Erkennen, welche spezifischen Herausforderungen der Einsatz von KI in der qualitativen Forschung mit sich bringt und wie das Forschungsjournal dabei hilft, diese zu adressieren.
- Reflektieren, wie die Nutzung eines Forschungsjournals die Transparenz, Nachvollziehbarkeit und Qualität qualitativer Forschung steigern kann.

4.2 Was ist ein Forschungsjournal?

Ein Forschungsjournal ist ein systematisches Dokumentationsinstrument von Forschenden, das den gesamten Forschungsprozess begleitet und sowohl objektive Arbeitsschritte als auch subjektive Wahrnehmungen und Reflexionen festhält (Kohl, 2007). Es fungiert als institutionelles Gedächtnis des Forschungsprozesses und ermöglicht es, die Entwicklung von Fragestellungen, methodischen Entscheidungen und theoretischen Erkenntnissen nachzuvollziehen (ZBW, 2022).

Bei der Betrachtung von Forschungsjournalen oder Forschungstagebüchern muss in Bezug auf die Methode und den Einsatz unterschieden werden. Hier sind die Begrifflichkeiten nicht immer trennscharf. Daher wird in diesem Buch eine unterschiedliche Begrifflichkeit für die zwei Bereiche gewählt, um sie klarer voneinander zu trennen. Diese Begrifflichkeiten sind in anderen Quellen unterschiedlich gewählt und dienen in diesem Buch nur der klaren Identifikation der unterschiedlichen Methoden.

Das „Forschungstagebuch" (Flick, 2025) kann als Erhebungsinstrument im Rahmen der Tagebuchmethode beschrieben werden (McCombie et al., 2024). Dabei schreiben Studienteilnehmende ein Tagebuch, z. B. zum psychischen Wohlbefinden. Anschließend werden diese Tagebücher als qualitatives Forschungsmaterial behandelt und ausgewertet. Das „Forschungsjournal" hingegen bezeichnet die Dokumentation der eigenen Forschung. Es gibt für das Forschungsjournal viele verschiedene Begriffe wie das Lerntagebuch in Ausbildungssituationen oder Laborbuch in der Laborforschung. Dabei kann ein Forschungsjournal auf unterschiedlichste Materialien zurückgreifen, zum Beispiel Reflexionstexte, Informationen zu der Erhebung oder Auswertung, die Prompt-Struktur und Ausgaben einer KI, Videos, Fotos oder Sprachnachrichten. Das Forschungsjournal erfüllt im Rahmen der qualitativen Forschung zentrale Funktionen, die für die Qualität der Forschung von entscheidender Bedeutung sind. Eine Übersicht von verschiedenen Funktionen des Forschungsjournals, insbesondere beim Einsatz von KI, findet sich in ◘ Tab. 4.1.

Tab. 4.1 Funktionen eines Forschungsjournals beim Einsatz von KI

Funktion	Beschreibung	Bedeutung für KI-Einsatz
Dokumentation	Systematische Aufzeichnung aller Forschungsaktivitäten	Nachvollziehbarkeit von KI-Entscheidungen, Prompts und Ausgaben
Reflexion	Kritische Auseinandersetzung mit eigenen Annahmen	Bewusstmachen von Bias und Limitationen in KI-Systemen
Prozessanalyse	Verfolgung der Entwicklung von Hypothesen und Theorien	Verständnis von iterativen KI-Analysen
Qualitätssicherung	Grundlage für Transparenz und Nachvollziehbarkeit	Erfüllung von ethischen Standards bei KI-Nutzung

4.3 Theoretische Grundlagen

Die theoretischen Grundlagen des Forschungsjournals wurzeln in verschiedenen wissenschaftstheoretischen Traditionen. Von besonderer Relevanz beim Einsatz von KI ist das Konzept der Reflexivität in Bezug auf Forschungsjournale. Reflexivität spielt in der qualitativen Forschung eine zentrale Rolle. Sie ist nicht nur ein methodisches Instrument, sondern ein fundamentaler Bestandteil der Erkenntnisgewinnung in der qualitativen Forschung (Olmos-Vega et al., 2023; Ortlipp, 2015).

Definition

***Reflexivität** bedeutet, dass man das eigene Denken, Handeln, Fühlen und die eigene Position hinterfragt; also sich selbst und die eigenen Annahmen, Werte, Perspektiven und Einflüsse kritisch betrachtet.*

Das Forschungsjournal unterscheidet sich von anderen Formen der Forschungsdokumentation durch seine Systematik und Kontinuität. Im Gegensatz zu sporadischen Notizen oder Memos wird das Forschungsjournal regelmäßig und strukturiert geführt (Reich, 2008). Es unterscheidet sich auch von reinen Feldnotizen dadurch, dass es nicht nur Beobachtungen, sondern auch Reflexionen und theoretische Überlegungen einschließt (Kanter, 2020). Die Besonderheit des Forschungsjournals zeigt sich auch in seiner Privatheit. Anders als andere Forschungsdokumente ist das Forschungsjournal zunächst ein privates Dokument, das den Forschenden die Freiheit gibt, unzensiert zu reflektieren (Lettau & Breuer, o. J.). Diese Privatheit ist entscheidend für die Authentizität der Reflexion und die Bereitschaft, auch kritische Selbstbetrachtungen anzustellen. Forschungsjournale müssen sich wie bereits beschrieben nicht auf reine Textdokumentation beschränken.

Vielmehr sind verschiedenste Ansätze und Kombinationen denkbar, die unterschiedliche Medien und Formate in das Forschungsjournal integrieren (vgl. Medien in Tagebuchstudien: Radcliffe & Spencer, 2025):

1. Textbasierte Einträge: traditionelle schriftliche Reflexionen und Dokumentationen
2. Audioaufzeichnungen: spontane verbale Reflexionen und Gedanken
3. Visuelle Elemente: Fotos, Videos, Diagramme, Mindmaps und Skizzen
4. Digitale Integration: Verknüpfung mit anderen Forschungstools und Datenbanken

Diese Multimodalität ist besonders relevant für die KI-gestützte Forschung, da sie eine umfassende Dokumentation verschiedener Datentypen und Analyseschritte ermöglicht.

Definition

Erkenntnistheorie*: Die philosophische Lehre davon, was Wissen ist, wie Menschen zu Wissen kommen und wo die Grenzen unseres Wissens liegen.*

Das Forschungsjournal spielt eine zentrale Rolle in der Erkenntnistheorie der qualitativen Forschung. Es fungiert als Schnittstelle zwischen subjektiver Erfahrung und objektivem Wissen und ermöglicht es, die Konstruktion von Wissen transparent zu machen (Hecker & Kalpokas, o. J.). In der KI-gestützten Forschung wird diese Rolle noch bedeutsamer, da die Komplexität der verwendeten LLMs und KI-Systeme eine systematische Dokumentation der Entscheidungsprozesse erfordert.

Die epistemologische Funktion des Forschungsjournals zeigt sich in seiner Fähigkeit, verschiedene Wissensformen zu integrieren: explizites Wissen (formale Theorien und Methoden), implizites Wissen (Intuition und Erfahrung) und prozedurales Wissen (methodische Fertigkeiten) (Sherwood, 2024). Diese Integration ist für die qualitative Forschung grundlegend und wird durch die Verwendung von KI-Tools noch komplexer.

Definition

Epistemologisch*: Bezeichnet, wie Wissen entsteht, woher Menschen etwas wissen, und was Menschen überhaupt als „Wissen" betrachten.*

4.4 Wofür braucht man ein Forschungsjournal bei der qualitativen Forschung mit KI?

Die Integration von KI in die qualitative Forschung bringt spezifische Herausforderungen mit sich, die eine systematische Dokumentation erforderlich machen. KI-Systeme sind häufig als Black Boxes konzipiert, deren Entscheidungsprozesse nicht vollständig transparent dargelegt werden (Dharmil Mehta, 2023;

Yasar & Awati, 2024) (vgl. ► Abschn. 3.4). Dies steht im Widerspruch zu den Transparenzanforderungen der qualitativen Forschung, die eine vollständige Nachvollziehbarkeit aller Analyseschritte verlangt („Gütekriterien qualitativer Forschung", 2010; Strübing et al., 2018).

Die Komplexität moderner KI-Systeme führt zu neuen Formen der Unsicherheit im Forschungsprozess. Während traditionelle qualitative Analysen auf menschlicher Interpretation basieren, deren Grenzen und Bias verstanden und dokumentiert werden können, bringen KI-Systeme ihre eigenen, oft (für qualitativ Forschende) unbekannten Verzerrungen mit sich (Bano et al., 2025; Khandelwal et al., 2024; Kotek et al., 2023; Lee et al., 2024). Das Forschungsjournal wird hier zum unverzichtbaren Instrument der Dokumentation und Qualitätskontrolle.

Je nachdem, wie KI-Systeme in der qualitativen Forschung eingesetzt werden, treffen sie eine Vielzahl von Entscheidungen, die den Forschungsprozess beeinflussen (Gethmann et al., 2022). Diese reichen von der Datenverarbeitung über die Kategorisierung bis hin zur Mustererkennung. Jede dieser Entscheidungen kann erhebliche Auswirkungen auf die Forschungsergebnisse haben und muss daher systematisch dokumentiert werden. Auch der Umgang mit der KI in der Forschung muss entsprechend dargelegt werden. Wird die KI beispielsweise als wesentliches Auswertungstool eingesetzt, muss dies genauso dokumentiert werden wie der Einsatz als reines Ideengebertool. Auch beim Einsatz als Ideengeber kann ein wesentlicher, inhaltlicher Einfluss auf die eigenen Forschungsergebnisse entstehen, welcher nur identifiziert werden kann, wenn systematisch Gedankenprozesse, Methodik und Inhalte dokumentiert werden.

Das Forschungsjournal dient hier als Reflexionsinstrument, welches es ermöglicht, nachträglich zu verstehen, wie bestimmte Ergebnisse zustande gekommen sind.

4.5 Praktische Gestaltung

Die Dokumentation von KI-gestützten Prozessen in der qualitativen Forschung ist deutlich komplexer als die herkömmliche Forschungsdokumentation. Die große Menge an technischen Details, die dabei berücksichtigt werden muss, kann schnell überwältigend wirken und stellt Forschende vor neue Herausforderungen. Zudem sorgt auch die durch KI produzierte Textmenge für deutlich mehr Material in kürzerer Zeit. Dies führt zu einer Informationsflut, die durch die Vielzahl an technischen Parametern und Prozessschritten entsteht. Hinzu kommt die Komplexität der technischen Inhalte: Es ist oft schwierig, technische Aspekte so aufzubereiten, dass sie auch für Personen ohne spezifisches Fachwissen verständlich sind. Ein weiteres Problemfeld ist das Fehlen etablierter Standards, die vorgeben, welche Aspekte wie dokumentiert werden sollten. Für die qualitative Forschung wird aktuell an einer Leitlinie gearbeitet, welche diese Herausforderung unterstützen könnte (Fehring et al., 2025).

Um diesen Herausforderungen zu begegnen, werden folgend verschiedene Strategien vorgestellt, welche die Dokumentation erleichtern und ein nachträgliches

Reporting ermöglichen. Der Einsatz strukturierter Templates, also standardisierter Dokumentationsvorlagen, kann helfen, die Erfassung der relevanten Informationen zu systematisieren. Zudem ist eine Priorisierung wichtig: Nicht alle Details müssen in derselben Tiefe dokumentiert werden. Der Fokus sollte auf den Aspekten liegen, die für die Nachvollziehbarkeit und Reproduzierbarkeit der Forschung entscheidend sind.

Ein systematisch geführtes Forschungsjournal in der KI-gestützten qualitativen Forschung sollte verschiedene Strukturebenen umfassen, die sowohl traditionelle Forschungsaspekte als auch KI-spezifische Elemente berücksichtigen.

▪ **Beispiel: Grundstruktur eines Eintrags**

- Datum: [TT.MM.YYYY]
- Uhrzeit: [HH:MM]
- Forschungsphase: [Datensammlung/Analyse/Interpretation]
- KI-System(e): [Name, Version]
- KI-Umgebung: [Cloud-Anbieter, Software, lokal/online]
- Aktivität: [Kurzbeschreibung]
- Kontext: [Situative Einordnung]
- Durchführung: [Detaillierte Beschreibung]
- KI-Spezifika: [System-Prompts, User-Prompts, Parameter, Ausgabe]
- Reflexion: [Kritische Bewertung]
- Nächste Schritte: [Handlungsplanung]

▪ **Beispiel: Ausgefüllter Eintrag**

- **Datum:** 20.07.2025
- **Uhrzeit:** 14:30 - 16:30 Uhr
- **Forschungsphase:** Initiale Analyse
- **KI-System(e):** QualiPilot – AI-Assisted Initial Qualitative Text Analysis, LLama-2-7b-chat-hf-q4_k_m.gguf
- **KI-Umgebung:** Lokale Anwendung, vollständig offline, Python 3.11.9, Maximum Input Tokens: 4096
- **Aktivität:** Initiale Textarbeit (manuell) + erste qualitative Textanalyse mit QualiPilot
- **Kontext:** Pilotphase eines Forschungsprojekts, das untersucht, wie Forschende KI-Tools für qualitative Inhaltsanalysen nutzen. Heute wurde eine kombinierte Herangehensweise getestet: Zuerst manuelle Durchsicht zweier Interviewtranskripte, danach Analyse mit QualiPilot. Ziel war es, die menschliche Vorstrukturierung mit der KI-Auswertung zu vergleichen und zu prüfen, ob die KI ähnliche oder abweichende Schwerpunkte setzt.
- **Durchführung:**
  - Schritt 1: Zwei Interviewtranskripte (ITW2 und ITW5) wurden ausgedruckt und manuell mit Textmarkern bearbeitet: Themen = grün markiert, interessante Stellen oder Zitate = gelb markiert. Anschließend wurden die Themen und interessanten Aspekte kurz zusammengestellt.

  - Schritt 2: Die gleichen unbearbeiteten Transkripte wurden anschließend in QualiPilot mit unten stehendem Prompt eingespeist.
  - Schritt 3: Die KI generierte pro Interview eine Fließtextzusammenfassung und eine Liste der Hauptthemen in Bulletpoints (gespeichert in Projektdatei: 20250720_Ausgabe_QualiPilot-IC).
  - Schritt 4: Manueller Vergleich der eigenen Themen und Inhalte mit den KI-generierten Themen und Inhalten.
- **KI-Spezifika:**
  - **System-Prompt:** „You are an AI supporting qualitative content analysis. Summarize material in one paragraph and list the main topics in bullet points. Do not explain, comment, or analyze."
  - **User-Prompt:** „Summarize the interview as a continuous paragraph. Only summarize the content; do not explain, comment, or evaluate."
  - **Analyseparameter:** Max tokens per answer: 1024, Temperature: 0.9, Top-K: 50, Top-P: 0.95, Min-P: 0.05, Repeat Penalty: 1.0.
- **Reflexion:** Der manuelle Durchgang half, erste inhaltliche Schwerpunkte und auffällige Zitate zu identifizieren. Im Vergleich zeigte QualiPilot gute Überschneidungen bei allgemeinen Themen, ließ aber feine, subjektiv interessante Details aus. Themen glichen sich insgesamt stark.
- **Nächste Schritte:** Entwicklung eines kombinierten Kategorienschemas (KI + manuell) und weitere Sichtung der anderen Interviewtranskripte.

Diese Struktur gewährleistet, dass alle wesentlichen Aspekte erfasst werden, ohne zu starr zu sein. Die Flexibilität bleibt erhalten, da nicht alle Felder bei jedem Eintrag ausgefüllt werden müssen. Gleichzeitig kann es sich anbieten, immer in einer ähnlichen KI-Umgebung zu arbeiten. So können beispielsweise Informationen über die KI für das gesamte Projekt einmal berichtet und danach nur noch referenziert werden.

Die Frequenz der Einträge ins Forschungsjournal sollte an die Intensität der Forschungsaktivität angepasst werden. Tägliche Einträge während aktiver Forschungsphasen sind optimal, um alle relevanten Eindrücke, Beobachtungen und Ergebnisse zeitnah festzuhalten. In ruhigeren Phasen hingegen können zwei bis drei Einträge pro Woche ausreichen, ohne dass wichtige Informationen verloren gehen. Bei der Nutzung von KI sollten zudem weitere Punkte beachtet werden: Der gesamte Chatverlauf oder die gesamte Ausgabe der KI sollten gespeichert und im Forschungsjournal referenziert werden.

Auf wöchentlicher Basis bietet sich eine übergreifende Analyse an, bei der Muster und wiederkehrende Themen identifiziert werden. Bei Problemen oder unerwarteten Herausforderungen sollte die Dokumentation sofort erfolgen, um die Schwierigkeiten sowie die ergriffenen Lösungsansätze präzise festzuhalten.

Zusätzlich können Leitfragen helfen, die Dokumentation in den verschiedenen Phasen des Forschungsprozesses gezielt zu steuern und sicherzustellen, dass alle relevanten Aspekte berücksichtigt werden.

4.5.1 Grundlegende Orientierungsfragen zu Beginn der Forschung

1. **Forschungsziel und KI-Integration**
   - Warum verwende ich (keine) KI-Tools in dieser Studie?
   - Welche spezifischen Vorteile erwarte ich?
   - Welche Risiken und Limitationen sind mir für das konkrete Projekt bewusst?
2. **Systemauswahl und -konfiguration**
   - Welche KI-Systeme stehen für meinen Forschungszweck zur Verfügung?
   - Nach welchen Kriterien wähle ich das System aus?
   - Wie konfiguriere ich das System für meine Forschungsfrage?
   - Welche Möglichkeiten habe ich, KI lokal auf meinem PC zu nutzen?
3. **Ethische Überlegungen**
   - Wie informiere ich die Teilnehmenden über die mögliche KI-Verwendung?
   - Welche Datenschutzmaßnahmen sind erforderlich?
4. **Qualitätskontrolle**
   - Wie validiere ich die KI-Ausgabe?
   - Welche Fehler treten bei mir/bei der KI regelmäßig auf?
   - An welchen Stellen kann eine KI mich methodisch (nicht) sinnvoll unterstützen?

4.5.2 Reflexionsfragen bei der Inhaltsanalyse

1. **Kategorisierung und Kodierung**
   - Welche Kategorien schlägt die KI vor?
   - Wie sind diese im Vergleich zu meinen eigenen Kategorien?
   - Welche neuen Perspektiven eröffnet die KI-Analyse?
   - Wo sind Kategorien der KI zu oberflächlich oder zu detailliert?
   - Welche Kategorien fehlen in der KI-Ausgabe?
2. **Mustererkennung**
   - Welche Muster identifiziert die KI?
   - Sind diese Muster plausibel und theoretisch fundiert?
   - Welche Muster übersehe ich möglicherweise ohne KI?
   - Welche Muster übersieht die KI?
3. **Interpretationsunterstützung**
   - Wie unterstützt die KI meine Interpretation?
   - Wo stimmen KI-Interpretation und meine Interpretation (nicht) überein?
   - Welche alternativen Interpretationen bietet die KI?
   - Wo lasse ich mich von der KI auf neue Ideen bringen?
   - Wie beeinflusst die KI meinen Forschungsprozess?

4.5.3 Reflexionsfragen bei der Synthese und Kommunikation

1. **Ergebnissynthese**
   - Wie integriere ich KI-Ausgaben in meine Gesamtinterpretation?
   - Welche Rolle spielt die KI bei der Theoriebildung?
   - Wie mache ich die KI-Beteiligung transparent?
2. **Validierung und Überprüfung**
   - Wie validiere ich die finalen Ergebnisse?
   - Welche Checks führe ich durch, um Fehler zu vermeiden?
   - Wie dokumentiere ich die Grenzen der KI-Analyse?

4.6 Den eigenen Forschungsprozess mit einer Chat-KI reflektieren

Die Reflexion des eigenen Forschungsprozesses ist ein zentraler Bestandteil wissenschaftlicher Arbeit. Sie unterstützt dabei, Entscheidungen zu hinterfragen, Annahmen bewusst zu machen, Unsicherheiten zu erkennen und die eigene Rolle im Forschungsprozess besser zu verstehen. Ein LLM kann in diesem Zusammenhang als dialogisches Werkzeug genutzt werden: nicht, um Antworten zu liefern, sondern um als fragende Gesprächspartnerin zu agieren, die Rückmeldungen gibt und zur vertieften Auseinandersetzung anregt. Alle Ausgaben und eigene Eingaben können als „Reflexionsgespräch" in das Forschungsjournal integriert werden.

Zu Beginn des Prozesses wird einem chatbasierten KI-Tool mitgeteilt, dass der Forschungsprozess reflektiert werden und die KI diesen Prozess mit Fragen begleiten soll. Die KI stellt daraufhin eine erste offene Frage. Diese wird ausführlich und ehrlich vom Forschenden beantwortet, wobei es nicht um richtige oder falsche Antworten geht, sondern um die Förderung der Selbstreflexion. Anschließend reagiert die KI auf die gegebene Antwort, indem sie zentrale Punkte aufgreift, möglicherweise blinde Flecken sichtbar macht, kritische Rückfragen stellt oder alternative Perspektiven anbietet. Danach stellt die KI eine weitere Frage, die entweder an die vorherigen Inhalte anknüpft oder einen neuen Aspekt beleuchtet. So entsteht ein fortlaufender Reflexionsdialog. Die dabei gewonnenen Erkenntnisse, Gedanken und offenen Fragen sollten im Forschungsjournal festgehalten werden, um später nachvollzogen und genutzt werden zu können. Dabei kann entweder eine sprachbasierte KI genutzt werden oder die Reflexion wird schriftlich mit der KI geführt. Damit die KI in dieser Rolle arbeiten kann, bieten sich klare Anweisungen an. Die Prompts können zudem mit den Beispielfragen weiter unten im Text angereichert werden.

▶ Beispiel-Prompt

Bitte[1] *begleite mich durch eine Reflexion meines Forschungsprojekts. Stelle zunächst eine Frage, gib mir nach meiner Antwort eine Rückmeldung auf meine Antwort und stelle anschließend eine weiterführende Frage. Du kannst dich an folgenden Fragen orientieren: [Fragen einfügen]* ◀

1 Die höfliche Formulierung ist für die Funktionsweise von Sprachmodellen nicht erforderlich. Sie wird von den Autor:innen dennoch eingesetzt, da sie sich aus ihrer Perspektive stärker wie ein dialogischer Austausch anfühlt als eine rein technische Interaktion.

▶ Beispiel-Prompt

Bitte übernimm die Rolle einer Mentorin, stelle mir Fragen zu meinem Forschungsprojekt, reagiere auf meine Antworten und stelle weitere Nachfragen. Du kannst dich an folgenden Fragen orientieren: [Fragen einfügen]. ◀

Zur Orientierung können der KI einzelne Beispielfragen gegeben werden, die für verschiedene Reflexionsbereiche genutzt werden können:

4

- **Zum Starten**
  - Was war das ursprüngliche Ziel dieses Forschungsprojekts?
  - Wie wurde die Forschungsfrage entwickelt, und hat sich die Forschungsfrage verändert?
  - Welche persönlichen Annahmen fließen in das Projekt ein?

- **Methodische Reflexion**
  - Warum wurde diese Methode gewählt?
  - Welche Unsicherheiten gab es bei der Methodenwahl?
  - Welche Alternativen wurden verworfen und warum?

- **Ethische Reflexion**
  - Wo liegen mögliche ethische Herausforderungen?
  - Welche Verantwortung besteht gegenüber den Studienteilnehmenden?
  - Welche Folgen könnte die Forschung für andere haben?

- **Qualitäts- und Validitätsfragen**
  - Wo bestehen Unsicherheiten bei den bisherigen Ergebnissen?
  - Wie wurden Qualität und Validität der Daten überprüft?
  - Gibt es blinde Flecken in der Analyse?

- **Persönliche Reflexion**
  - Was hat in diesem Projekt am meisten überrascht?
  - Wo traten Unsicherheiten oder Überforderungen auf?
  - Was wurde aus diesem Prozess bisher gelernt?

- **Probleme und Herausforderungen**
  - Was war die größte bisherige Schwierigkeit?
  - Wie wurde damit umgegangen, und was hat funktioniert oder nicht?
  - Gibt es Aspekte, die rückblickend anders gemacht würden?

Damit diese Reflexion wirklich tiefgehend wird, ist es hilfreich, ehrlich zu antworten, auch wenn die Fragen möglicherweise unbequem sind. Es empfiehlt sich, die KI ausdrücklich um kritisches Nachfragen zu bitten, nach einem Perspektivwechsel zu fragen, und die Reflexion regelmäßig zu wiederholen, um einen kontinuierlichen Entwicklungsprozess zu fördern. Es können den Beispiel-Prompts beispielsweise folgende Ergänzungen hinzugefügt werden, je nachdem, welchen Stil man bevorzugt:

▶ **Beispiel-Prompts**

- *Bitte gib mir nicht nur Rückmeldungen, sondern auch kritische Einwände, und stelle infrage, was ich sage.*
- *Bitte antworte ohne Rücksicht auf meine Gefühle, sei schonungslos direkt und decke gnadenlos Schwächen, Widersprüche oder naive Stellen in meinen Antworten auf.*
- *Bitte antworte so offen und ehrlich wie möglich, auch wenn es unbequem ist, und teile mir alles mit, was dir auffällt – auch wenn es mich herausfordert.*
- *Bitte antworte in einem wissenschaftlichen Stil, nutze Konzepte, Theorien, Begriffe aus der Forschungsliteratur und argumentiere streng analytisch.* ◀

Die gespeicherten Reflexionschats im Forschungsjournal können auch im Rahmen des Forschungsprojektes immer wieder betrachtet werden, um die eigene Entwicklung und die Entwicklung des Projektes zu reflektieren. Hier können beispielsweise mithilfe von KI-Zusammenfassungen die einzelnen Reflexionsgespräche mit der KI über einen gewissen Zeitraum hinweg verglichen werden. Dabei kann es interessant sein, darauf zu achten, wie die Antworten sich über die Zeit hinweg unterscheiden. So entsteht eine Übersicht darüber, wie sich die eigene Reflexion des Forschungsprozesses oder einzelne methodische Überlegungen verändert haben. Auch hier sollte beachtet werden, dass diese Daten durchaus sensibel sein können und möglicherweise nicht freizügig in Cloud-Dienste hochgeladen werden sollten. Dies steht allerdings den Forschenden frei, da es sich um private und selbst erhobene Daten handelt.

4.7 Fazit

Das Forschungsjournal erweist sich als wichtiges Instrument für die qualitative Forschung im Zeitalter der KI. Es fungiert als Brücke zwischen traditioneller qualitativer Methodik und innovativen KI-Technologien und ermöglicht eine transparente, reflexive und ethisch verantwortliche Forschungspraxis.

Die systematische Dokumentation von KI-Prozessen, die kontinuierliche Reflexion über die Auswirkungen der Technologie und die kritische Auseinandersetzung mit ethischen Fragen werden zu zentralen Kompetenzen für Forschende. Das Forschungsjournal integriert diese Anforderungen in einen kohärenten methodischen Ansatz.

Die Zukunft der KI-gestützten qualitativen Forschung wird wesentlich davon abhängen, wie gut es gelingt, die Potenziale der Technologie zu nutzen, ohne die Grundprinzipien qualitativer Forschung zu gefährden. Das Forschungsjournal kann dabei möglicherweise eine Schlüsselrolle spielen.

Gleichzeitig kommt ein weiterer Aspekt auf, welcher die qualitative Forschung stark bereichern kann. Forschende und Studierende können sich mit einem „KI-Mentor" so oft sie wollen in einer selbst gewählten Intensität und ohne Befürchtungen von Sanktionen besprechen und Rückmeldung zum eigenen Forschungsprozess einholen. Besonders in einer Anfangsphase der Forschung, beim Start in ein neues Projekt, oder wenn wenig eigene Erfahrung im Bereich der qualitativen Forschung vorliegt, kann die KI dabei unterstützen, die eigene Kompetenz auszubauen, sich selbst kritisch zu hinterfragen und den eigenen Forschungsprozess zu reflektieren.

Literaturempfehlungen

Flick, U. (2010). Gütekriterien qualitativer Forschung. In: Mey, G., Mruck, K. (Hrsg.). Handbuch Qualitative Forschung in der Psychologie. VS Verlag für Sozialwissenschaften. ► https://doi.org/10.1007/978-3-531-92052-8_28

Ein essenzieller Text für das Verständnis der Qualitätskriterien qualitativer Forschung. Steinke erläutert die Bedeutung der intersubjektiven Nachvollziehbarkeit und der Dokumentation des Forschungsprozesses – zentrale Aspekte der Tagebuchführung

Kanter, H. (2020). Dem (eigenen) Lehren ‚auf die Spur' kommen: das Tagebuch als Erhebungsmethode im Rahmen einer praxeologischen Erforschung von Lehre. Zeitschrift für Qualitative Forschung, 21(1–2020), 121–138. ► https://doi.org/10.3224/zqf.v21i1.08

Ein Überblick zur Verwendung von Lehrtagebüchern, der zeigt, wie Tagebücher nicht nur der reflexiven Selbstdokumentation, sondern auch der systematischen Datengenerierung und Analyse in der praxeologischen Erforschung von Hochschullehre dienen können.

Literatur

Bano, M., Gunatilake, H., & Hoda, R. (2025). What does a software engineer look like? Exploring societal stereotypes in LLMs. In *2025 IEEE/ACM 47th International Conference on Software Engineering: Software Engineering in Society (ICSE-SEIS)* (S. 173–184). https://doi.org/10.1109/icse-seis66351.2025.00023

Fehring, L., Frings, J., Rust, P., Kempny, C., Thürmann, P., & Meister, S. (2025). *Reporting of qualitative research using large language models (COREQ+LLM): Protocol for an extension of the consolidated criteria for reporting qualitative research guideline (Preprint)*. JMIR Publications. https://doi.org/10.2196/preprints.78682

Flick, U. (2025). *Qualitative Sozialforschung: Eine Einführung* (11. Auflage, Originalausgabe). rowohlts enzyklopädie im Rowohlt Taschenbuch Verlag.

Gethmann, C. F., Buxmann, P., Distelrath, J., Humm, B. G., Lingner, S., Nitsch, V., Schmidt, J. C., & Spieker gen. Döhmann, I. (2022). *Künstliche Intelligenz in der Forschung: Neue Möglichkeiten und Herausforderungen für die Wissenschaft*. Springer. https://doi.org/10.1007/978-3-662-63449-3

Gütekriterien qualitativer Forschung (2010). In U. Flick (Hrsg.), *Handbuch Qualitative Forschung in der Psychologie* (S. 395–407). VS Verlag für Sozialwissenschaften. https://doi.org/10.1007/978-3--531-92052-8_28

Hecker, J., & Kalpokas, N. (o. J.). The ultimate guide to qualitative research – part 1: The basics. *ATLAS.ti*. https://atlasti.com/guides/qualitative-research-guide-part-1/reflexivity. Zugegriffen am 02.04.2026.

Kanter, H. (2020). Dem (eigenen) Lehren ‚auf die Spur' kommen: das Tagebuch als Erhebungsmethode im Rahmen einer praxeologischen Erforschung von Lehre. *Zeitschrift für Qualitative Forschung*, *21*(1–2020), 121–138. https://doi.org/10.3224/zqf.v21i1.08

Khandelwal, K., Tonneau, M., Bean, A. M., Kirk, H. R., & Hale, S. A. (2024). Indian-BhED: A Dataset for Measuring India-Centric Biases in Large Language Models. In *Proceedings of the 2024 International Conference on Information Technology for Social Good* (S. 231–239). https://doi.org/10.1145/3677525.3678666

Kohl, K. E. (2007). Forschungstagebücher. *Quasus – Methodenportal*. https://www.ph-freiburg.de/quasus/was-muss-ich-wissen/daten-erheben/forschungstagebuecher.html. Zugegriffen am 02.04.2026.

Kotek, H., Dockum, R., & Sun, D. (2023). Gender bias and stereotypes in large language models. *Proceedings of The ACM Collective Intelligence Conference* (S. 12–24). https://doi.org/10.1145/3582269.3615599

Lee, M. H. J., Montgomery, J. M., & Lai, C. K. (2024). Large language models portray socially subordinate groups as more homogeneous, consistent with a bias observed in humans. In *The 2024 ACM Conference on Fairness, Accountability, and Transparency* (S. 1321–1340). https://doi.org/10.1145/3630106.3658975

Lettau, A., & Breuer, F. (o. J.). *Kurze Einführung in den qualitativ-sozialwissenschaftlichen Forschungsstil*. https://www.uni-muenster.de/imperia/md/content/psyifp/aebreuer/alfb.pdf. Zugegriffen am 02.04.2026.

McCombie, C., Esponda, G. M., Schmidt, U., & Lawrence, V. (2024). Qualitative diary methods in mental health research: A scoping review and recommendations for research and reporting. *European Psychologist, 29*(1), 3–16. https://doi.org/10.1027/1016-9040/a000511

Mehta, D. (2023, 21. November). Erklärbare KI: Das Geheimnis der Blackbox lüften. *Fraunhofer BLOG*. https://blog.iao.fraunhofer.de/erklaerbare-ki-das-geheimnis-der-blackbox-lueften/. Zugegriffen am 02.04.2026.

Olmos-Vega, F. M., Stalmeijer, R. E., Varpio, L., & Kahlke, R. (2023). A practical guide to reflexivity in qualitative research: AMEE Guide No. 149. *Medical Teacher, 45*(3), 241–251. https://doi.org/10.1080/0142159x.2022.2057287

Ortlipp, M. (2015). Keeping and using reflective journals in the qualitative research process. *The Qualitative Report*. https://doi.org/10.46743/2160-3715/2008.1579

Radcliffe, L., & Spencer, L. (2025). *Qualitative diary methods: Systems, diversity, and change (New title)*. SAGE Publications.

Reich, K. (2008). *Tagebuchmethode*. Methodenpool Uni Köln. http://methodenpool.uni-koeln.de/download/tagebuchmethode.pdf. Zugegriffen am 02.04.2026.

Sherwood, G. (2024). Reflective practice and knowledge development: Transforming research for a practice-based discipline. *International Journal of Nursing Sciences, 11*(4), 399–404. https://doi.org/10.1016/j.ijnss.2024.08.002

Strübing, J., Hirschauer, S., Ayaß, R., Krähnke, U., & Scheffer, T. (2018). Gütekriterien qualitativer Sozialforschung. Ein Diskussionsanstoß. *Zeitschrift Für Soziologie, 47*(2), 83–100. https://doi.org/10.1515/zfsoz-2018-1006

Yasar, K., & Awati, R. (2024, 29. Oktober). Black-Box-KI. *ComputerWeekly.de*. https://www.computerweekly.com/de/definition/Black-Box-KI. Zugegriffen am 02.04.2026.

ZBW. (2022, 16. Dezember). Qualitative research can be reproduced. *Leibnitz-Informationszentrum Wirtschaft*. https://open-science-future.zbw.eu/en/qualitative-research-reproduced/. Zugegriffen am 02.04.2026.

Qualitative Forschungsfragen mit KI-Unterstützung entwickeln

Inhaltsverzeichnis

C. Kempny et al., *KI in der qualitativen Forschung*, https://doi.org/10.1007/978-3-662-73089-8_5

5.1 Lernziele

Lernziele

- Unterscheiden zwischen verschiedenen Arten qualitativer Forschungsfragen.
- Bewerten, welcher Fragentyp für spezifische qualitative Forschungsziele und -kontexte geeignet oder ungeeignet ist.
- Erkennen von Risiken schwach formulierter Forschungsfragen, insbesondere in Bezug auf Unklarheit, Voreingenommenheit und mangelnde Relevanz.
- Einschätzen, wie Forschungsfragen das Forschungsdesign, die Datenerhebung und die Analyse beeinflussen.
- Verstehen, wie KI die Entwicklung qualitativer Forschungsfragen unterstützen kann?

5.2 Theoretische Grundlagen für die Entwicklung der eigenen Forschungsfrage

Qualitative Forschungsfragen bilden die Grundlage eines Forschungsdesigns und bestimmen maßgeblich Ausrichtung und Tiefe einer Studie (Agee, 2009; Kross & Giust, 2019). Sie unterscheiden sich von quantitativen Fragen vor allem durch ihre Offenheit und Flexibilität (Korstjens & Moser, 2017; Mantzoukas, 2008). Statt eine Hypothese zu testen oder Häufigkeiten zu erheben, zielen qualitative Fragen darauf ab, soziale Phänomene umfassend zu erforschen, zu verstehen und zu interpretieren (Sargeant, 2012; Trafimow, 2014; Tuckerman et al., 2020). Eine klar formulierte Forschungsfrage grenzt ein breites Interessengebiet auf einen konkreten Untersuchungsfokus ein und gibt dem gesamten Forschungsprozess Orientierung (Agee, 2009; Mantzoukas, 2008; Tuckerman et al., 2020). Zugleich zeigt sie die Grenzen einer Studie auf, indem sie den Rahmen absteckt und darüber entscheidet, welche Art von Daten erhoben und analysiert werden (Mantzoukas, 2008; Tuckerman et al., 2020). In der qualitativen Forschung sind Forschungsfragen typischerweise offen formuliert, um vielfältige Perspektiven und tiefgehende Einsichten zu ermöglichen. Sie werden häufig mit W-Fragewörtern wie „wie" oder „was" eingeleitet, anstatt mit „ob" oder „wie viele" (Korstjens & Moser, 2017; Mantzoukas, 2008; Tuckerman et al., 2020), da es weniger um die Überprüfung vorgefasster Annahmen als um das Entdecken neuer Erkenntnisse geht.

Die zentrale Rolle der Forschungsfrage zeigt sich darin, dass sie alle weiteren Komponenten der Studie beeinflusst. So hat die Forschungsfrage einen Einfluss auf die Wahl der Samplingstrategie und die Art der Datenerhebung und -auswertung (Mantzoukas, 2008; Nassaji, 2020; Tuckerman et al., 2020). Gut durchdachte Fragen garantieren zwar noch keine exzellente Forschung, aber schlecht konzipierte Fragen führen zu Problemen in allen nachfolgenden Phasen einer Studie (Agee, 2009; Mantzoukas, 2008) und entsprechend zur Ablehnung bei einer Publikation der Ergebnisse (Staller, 2022).

Unklare oder zu vage formulierte Forschungsfragen können zu einem zerstreuten, wenig fokussierten Forschungsprozess führen. Forschende sollten daher von Beginn an bemüht sein, die Frage präzise, verständlich und fokussiert zu formulieren (Agee, 2009; Mantzoukas, 2008; Tuckerman et al., 2020). Insgesamt gilt: Eine qualitative Forschungsfrage formuliert, was man verstehen will, ohne bereits vorwegzunehmen, welche Antwort man erwartet. Sie ist damit adaptiv und kann im Verlauf der Untersuchung verfeinert oder angepasst werden, falls neue Einsichten aus Daten oder Theorien dies nahelegen (Denny & Weckesser, 2022). Diese iterative Weiterentwicklung der Fragestellung ist charakteristisch für ein sich entwickelndes qualitatives Forschungsdesign und ermöglicht es, auf neue Erkenntnisse flexibel zu reagieren (Agee, 2009; Korstjens & Moser, 2017).

Ein weiterer Unterschied zur quantitativen Forschung liegt im Umgang mit Hypothesen. In qualitativen Studien werden Forschungsfragen meist anstelle von Hypothesen eingesetzt. Während Hypothesen in der quantitativen Forschung eine erwartete Antwort oder Wirkung vorwegnehmen, formuliert die qualitative Forschungsfrage offen, was erforscht oder verstanden werden soll (Agee, 2009; Denny & Weckesser, 2022; Korstjens & Moser, 2017). Forschungsfragen können ausdrücken, was man lernen will, während Hypothesen bereits vorab eine vermutete Erklärung liefern. Deshalb wird in der qualitativen Forschung oft darauf verzichtet, zu Beginn einer Studie Hypothesen festzulegen, um den Blick nicht einzuengen. Stattdessen „dürfen" Forschende in qualitativen Projekten das Datenmaterial offen explorieren, solange sie ihre vorläufigen Antworten im Verlauf der Analyse immer wieder kritisch prüfen (Denny & Weckesser, 2022; Korstjens & Moser, 2017). Insgesamt erfüllen qualitative Forschungsfragen somit eine doppelte Rolle: Sie geben einer Studie eine Richtung, lassen zugleich aber genug Spielraum für neue Einsichten, indem sie nicht strikt vorzeichnen, was gefunden werden muss.

5.2.1 Arten qualitativer Forschungsfragen

Qualitative Forschungsfragen lassen sich nach ihrer Zielsetzung und Ausrichtung in verschiedene Typen unterteilen. Anders als in der quantitativen Forschung, wo Fragen oft in standardisierte Kategorien wie „beschreibend", „vergleichend" oder „hypothesenprüfend" fallen, ist die Bandbreite in der qualitativen Forschung größer. Im Folgenden werden wichtige Arten qualitativer Forschungsfragen und ihre Unterschiede erläutert (Hecker & Kalpokas, 2025; Mantzoukas, 2008; Stecker & Tausendpfund, 2022):

Deskriptive Fragen zielen darauf ab, ein Phänomen in all seinen Facetten gründlich zu beschreiben. Typische Formulierungen beginnen mit „was", „wie" oder „welche" und fokussieren auf das Wesen, die Eigenschaften oder Abläufe des Untersuchungsgegenstands.

> ***Beispiel-Forschungsfrage*** *„Welche Erfahrungen machen Forschende mit der Nutzung von KI-gestützten Analysetools in der qualitativen Forschung?"*

Diese Frage würde darauf abzielen, detailliert zu erfassen, wie Forschende KI-gestützte Methoden wahrnehmen und welche Vorteile und Herausforderungen sie erleben, ohne bereits Ursachen oder Vergleiche einzuführen. Deskriptive Fragen geben einen tiefen Einblick in den Gegenstand und bilden häufig die Grundlage für weiterführende Analysen.

Explorative Fragen sind besonders offen gestellt und dienen der Erkundung neuer oder wenig erforschter Bereiche. Explorative Fragen werden gewählt, wenn zu einem Thema noch kaum Vorwissen vorhanden ist oder wenn innovative Perspektiven gesucht werden. Sie fragen oft „wie" in einem sehr offenen Sinn.

Beispiel-Forschungsfrage *„Wie beeinflusst der Einsatz von KI die Arbeit von qualitativ Forschenden?"*

Hier gibt es noch keine konkreten Vermutungen. Die Forschungsfrage soll vielmehr erste Ansatzpunkte liefern und Muster oder Themen aufdecken, die in weiterer Forschung vertieft werden können. Explorative Fragestellungen sind ideal, um unbekanntes Terrain zu sondieren und neue Hypothesen oder Theorien anzuregen.

Explanative bzw. erklärende Fragen suchen nach Gründen, Ursachen oder Prozessen, die einem Phänomen zugrunde liegen. Sie beginnen häufig mit „warum" oder „wie" (im Sinne von „auf welche Weise"). Mit explanativen Fragen möchten Forschende Zusammenhänge verstehen.

Beispiel-Forschungsfrage *„Warum reagieren qualitativ Forschende unterschiedlich auf den Einsatz von KI in der qualitativen Inhaltsanalyse?"*

Hier wird ein erklärungsbedürftiges Phänomen (unterschiedliche Reaktionen auf KI) benannt und nach den dahinterliegenden Motiven oder Mechanismen gefragt. Mit solchen Fragen gehen Forschende über das rein Beschreibende hinaus und zielen auf Erklärung oder Verstehen ab. Sie wollen die tiefer liegenden Faktoren oder Abläufe sichtbar machen, die das beobachtete Geschehen beeinflussen.

Vergleichende Fragen zielen darauf, Ähnlichkeiten oder Unterschiede zwischen zwei oder mehreren Fällen, Gruppen oder Kontexten herauszuarbeiten. Sie enthalten oft Formulierungen wie „Unterschiede/Gemeinsamkeiten" oder „im Vergleich zu".

Beispiel-Forschungsfrage *„Inwiefern unterscheiden sich qualitative Forschungsmethoden mit und ohne KI-Unterstützung hinsichtlich der erzielten Erkenntnistiefe?"*

Solche Fragen sind wertvoll, um Kontraste herauszustellen und zu verstehen, wie verschiedene Bedingungen ein Phänomen unterschiedlich prägen. Obwohl der Vergleich in der quantitativen Forschung geläufiger ist, kann auch qualitativ vergleichend geforscht werden. Anwendungsfälle ergeben sich etwa in sogenannten

„Multi-Case-Studies" oder sozialen Vergleichen, wo nicht statistische Unterschiede, sondern vertieftes Verständnis der Vergleichsdimension im Vordergrund stehen.

Qualitative Evaluationsfragen untersuchen die Wirksamkeit oder Auswirkungen einer Maßnahme, eines Programms oder Phänomens, jedoch in offener Weise. Sie fragen nicht nach messbaren Effektgrößen wie in der quantitativen Evaluation, sondern wollen verstehen, wie und warum etwas wirkt oder welche Bedeutung es für die Zielgruppe hat.

***Beispiel-Forschungsfrage** „Wie wird der Einsatz von KI-gestützten Kodierungsprogrammen in der qualitativen Forschung von Forschenden erlebt?"*

Hier würde qualitativ z. B. in Erfahrung gebracht, welche subjektiven Veränderungen die Beteiligten wahrnehmen, welche Aspekte sie als hilfreich empfinden oder welche Schwierigkeiten auftreten. Mit evaluativen Fragen verbinden Forschende beschreibende und erklärende Elemente, um einen ganzheitlichen Eindruck von Erfolg, Herausforderungen oder Verbesserungsbedarf einer Innovation zu gewinnen.

Interpretative Fragen zielen darauf ab, zu ergründen, welche Bedeutung Personen ihren Erfahrungen oder sozialen Prozessen zumessen. Im Zentrum steht also die Sinngebung: Wie interpretieren Individuen oder Gruppen das, was sie erlebt haben? Solche Fragen treten häufig in hermeneutischen oder phänomenologischen Studien auf.

***Beispiel-Forschungsfrage** „Wie deuten qualitativ Forschende die Rolle von KI als Forschungspartnerin im Forschungsprozess?"*

Hier steht das Verständnis innerer Bedeutungen und Perspektiven im Vordergrund, oft durch Analyse von Sprache, Symbolen oder Erzählungen. Interpretative Fragen sind für die Forschung essenziell, um die subjektive Wirklichkeitskonstruktion der Beteiligten nachzuvollziehen.

Qualitative Forschungsfragen können vielfältige Formen annehmen und von der reinen Beschreibung über Erkundung und Erklärung bis hin zu Vergleich, Bewertung und Interpretation reichen. Allen gemeinsam ist, dass sie offen gestellt sind und tiefgehendes Verständnis anstreben, anstatt oberflächliche Ja/Nein-Antworten zu suchen (Agee, 2009). Bei der Formulierung sollten Forschende sich überlegen, welchem Zweck die Frage dient (z. B. zunächst Überblick gewinnen vs. gezielt Gründe ermitteln) und sie entsprechend ausrichten. Oft werden im Rahmen von qualitativen Studien auch eine zentrale Frage sowie Unterfragen entwickelt. Die zentrale Frage umreißt das übergeordnete Erkenntnisinteresse in möglichst allgemeiner Form, während Unterfragen bestimmte Aspekte weiter präzisieren.

5.2.2 Theoretische Grundlagen und Modelle zur Entwicklung der Forschungsfrage

Die Entwicklung einer guten qualitativen Forschungsfrage ist ein prozesshafter und reflexiver Vorgang (Agee, 2009; Denny & Weckesser, 2022; Korstjens & Moser, 2017). Es gibt verschiedene theoretische Ansätze und Modelle, die Forschenden dabei als Orientierung dienen können. Ein zentraler Ausgangspunkt ist die Überlegung, wie die Forschungsfrage entstanden ist. Forschungsfragen entstehen beispielsweise aus Lücken in der Literatur, aus praktischen Problemen oder aus eigenen Erfahrungen.

Viele Forschungsfragen entstehen aus einer *Übersichtsarbeit* (Literature Review) heraus (Hecker & Kalpokas, 2025; Korstjens & Moser, 2017). Indem man den aktuellen Wissensstand und frühere Studien systematisch analysiert, lassen sich Forschungslücken oder Widersprüche identifizieren. Eine Forschungsfrage kann dann genau an solchen ungeklärten Punkten ansetzen. Ein solides theoretisches Modell ist dabei die Vorstellung des konzeptionellen Rahmens. Vorläufige Fragen können so bereits von existierenden Theorien und Befunden beeinflusst sein und in engem Austausch mit dem Konzeptgerüst der Studie stehen. Die Frage sollte also in einen theoretischen Kontext eingebettet sein. Hier können Forschende Begriffe und Befunde aufgreifen, die in der Literatur diskutiert werden, und zeigen, wie und wo sie einen Beitrag zum Diskurs leisten wollen (Hecker & Kalpokas, 2025).

▶ Beispiel zur Entwicklung einer Forschungsfrage

Beispielsweise könnte die Theorie der technologischen Akzeptanz genutzt werden, um eine Frage zu den Erfahrungen von Forschenden mit KI-gestützten Analysetools zu formulieren:

„Welche Rolle spielt die Akzeptanz von KI-Forschungstools durch Forschende bei der Integration in den Forschungsprozess?"

Hier wird klar ein theoretisches Konstrukt (technologische Akzeptanz) (Bandow & Holzmüller, 2009*) als Linse für die Entwicklung der Frage verwendet.* ◀

Alternativ oder ergänzend kann die Frage durch *explorative Vorarbeiten* geschärft werden. Eine Möglichkeit ist das Durchführen von Pilotstudien oder Voruntersuchungen, um ein besseres Verständnis für das Phänomen zu erhalten (Hecker & Kalpokas, 2025; Jain, 2021; Mason et al., 2010). Solche Pilotstudien sind kleine, vorgeschaltete Studien, die helfen, offene Themen zu identifizieren, die eine eingehendere Untersuchung rechtfertigen. Die Ergebnisse können dazu dienen, die Forschungsfrage zu präzisieren und eventuelle Unsicherheiten auszuräumen.

In der qualitativen Forschung kann für die Formulierung von Recherche- oder Forschungsfragen das SPIDER-Modell verwendet werden (Cooke et al., 2012; Doody & Bailey, 2016; Korstjens & Moser, 2017). SPIDER steht für *Sample, Phenomenon of Interest, Design, Evaluation, Research Type*. Dieses Modell impliziert, dass eine qualitative Forschungsfrage idealerweise diese Elemente adressiert: Sample (Welche Personen oder Fälle? Z. B. Frauen über 50 Jahre mit Diagnose X), Phänomen von Interesse (Was wird erlebt/untersucht? Z. B. Erfahrungen mit Behandlung Y), Design (Welche Methodologie? Z. B. narrative Interviews), Evaluation (Welcher Aspekt? Z. B. subjektive Wahrnehmung von Erfolg) und Research Type (Welche Art von Studie? Z. B. qualitative Fallstudie). Zwar muss nicht jede qualitative Frage explizit all diese Teile enthalten, aber das SPIDER-Modell kann helfen, an die zentralen Bausteine zu denken und sicherzustellen, dass die Frage zielgerichtet ist.

Ein anderes Kriterienschema, das auch für die Entwicklung qualitativer Fragen relevant sein kann, sind die sogenannten FINER-Kriterien (Hulley et al., 2013) aus der allgemeinen Forschungsplanung. Demnach sollte eine Forschungsfrage *Feasible, Interesting, Novel, Ethical, und Relevant* sein (Mohanan & Parameswaran, 2022). Diese Kriterien zielen zwar ursprünglich auf klinische/quantitative Fragestellungen ab, lassen sich aber sinngemäß auf qualitative Forschung übertragen: Eine qualitative Forschungsfrage sollte realisierbar sein (hinsichtlich Zugang zum Feld, Zeitrahmen, Fähigkeiten), die beteiligten Forschenden und die Fachgemeinschaft interessieren, einen Erkenntnisgewinn bieten, ethisch vertretbar sein (insbesondere im Umgang mit den Studienteilnehmenden) und einen wissenschaftlichen oder praktischen Mehrwert haben (Mohanan & Parameswaran, 2022).

Letztlich ist die Entwicklung einer qualitativen Forschungsfrage oft ein Abwägungsprozess. Theorien und Modelle bieten Leitplanken, aber die kreative Leistung der Forschenden besteht darin, eine Frage zu formulieren, die präzise genug ist, um beantwortbar zu sein, und gleichzeitig offen genug, um Neues entdecken zu können. Dieser Prozess erfordert Reflexion, Kenntnisse des Forschungsstands und oft auch Gespräche mit Kolleg:innen oder Betreuer:innen. Nicht selten werden anfänglich vage Ideen durch theoretische Eingrenzung oder durch empirische Vorarbeit Schritt für Schritt in eine scharf umrissene Forschungsfrage überführt. Verschiedene Autor:innen weisen darauf hin, dass gut fokussierte Fragen meist Ergebnis eines iterativen Designprozesses und nicht der Ausgangspunkt sind (Denny & Weckesser, 2022; Maxwell, 2009; Korstjens & Moser, 2017). Dies unterstreicht die Bedeutung dieser Entwicklungsarbeit. Erst wenn die Forschungsfrage festgelegt ist, kann das restliche Forschungsdesign final ausgestaltet werden. Die Entwicklungsarbeit der qualitativen Forschungsfrage ist daher ein wesentlicher Teil des forschungspraktischen Denkprozesses.

5.2.3 Beispiele qualitativer Forschungsfragen aus verschiedenen Disziplinen

Qualitative Forschungsfragen finden sich in nahezu allen wissenschaftlichen Disziplinen, angepasst an die jeweiligen Erkenntnisinteressen. Im Folgenden sind einige Beispiele angeführt, um die Vielfalt zu veranschaulichen:

- **Soziologie:** „Wie erleben geflüchtete Menschen den Prozess der Identitätsfindung in Deutschland?“ – Diese Frage zielt darauf ab, die subjektiven Erfahrungen und Sinnkonstruktionen einer bestimmten sozialen Gruppe (hier: geflüchtete Menschen) im Kontext Migration und Identität zu verstehen. Sie ist explorativ und interpretativ angelegt und würde vermutlich durch narrative Interviews untersucht.

- **Pädagogik/Bildungswissenschaft:** „Welche Bedeutung messen Lehrkräfte den informellen Lernprozessen außerhalb des Klassenzimmers bei?" – Eine solche Frage möchte ergründen, wie Lehrpersonen über informelles Lernen denken und welche Rolle sie ihm in ihrem pädagogischen Alltag zuschreiben. Hier stünden die Deutung und Praxis der Lehrkräfte im Vordergrund (Interpretation ihrer Erfahrungen). Alternativ ein eher explanatives Beispiel: „Warum nehmen manche Schüler:innen trotz Förderangebots kaum am Unterricht teil?" – Dies würde die Sicht der Schüler:innen auf Barrieren und Motive qualitativ etwa durch Interviews oder Gruppendiskussionen erfassen.
- **Psychologie:** „Wie bewältigen Überlebende einer Naturkatastrophe das Erlebte im Alltag?" – Diese Frage ist deskriptiv-explorativ ausgerichtet und will Strategien und Mechanismen verstehen, mit denen Betroffene ein Trauma verarbeiten. In der Psychologie sind qualitative Fragen häufig phänomenologisch orientiert, z. B.: „Wie erleben Eltern die Diagnose Autismus ihres Kindes und welche Unterstützungsbedürfnisse ergeben sich daraus?". Solche Fragen beleuchten Erlebenswelten und Gefühlslagen intensiv und bilden oft die Grundlage, um Interventionen oder Beratungsangebote zu verbessern.
- **Medizin/Gesundheitswissenschaften:** „Welche Erfahrungen machen Pflegekräfte im Krankenhaus mit interkultureller Kommunikation im Team?" – Hier würde eine qualitative Studie (etwa mit Fokusgruppen) die Erfahrungen und Sichtweisen von Pflegenden untersuchen, wenn unterschiedliche Kulturen im Arbeitsumfeld aufeinandertreffen. Eine andere Frage aus der Patient:innenperspektive könnte lauten: „Wie nehmen Patient:innen mit chronischen Schmerzen die Betreuung in einer Schmerzklinik wahr und welche Aspekte empfinden sie als hilfreich oder hinderlich?". In der Medizin werden qualitative Fragen oft eingesetzt, um Patient:innenerfahrungen, Ärzt:innen-Patient:innen-Interaktionen oder die Implementation von Therapien aus subjektiver Sicht zu verstehen, jenseits von reinen Outcome-Parametern.
- **Kulturwissenschaften/Ethnologie:** „Welche Rolle spielen alltägliche Rituale bei der Konstruktion von Gemeinschaftsgefühl in ländlichen Regionen?" – Diese Frage ist interpretativ und explorativ: Sie will Bedeutungen von Ritualen im Kontext Gemeinschaft untersuchen, vermutlich durch teilnehmende Beobachtung und Interviews. Kultur- und Sozialanthropologie nutzen qualitative Fragen, um tief in kulturelle Praktiken, Symbole und Bedeutungen einzutauchen.
- **Wirtschaftswissenschaften:** Auch in Fächern wie Betriebs- oder Volkswirtschaftslehre gibt es qualitative Ansätze, etwa: „Wie definieren Führungskräfte ‚Unternehmenskultur' und wie beeinflusst dieses Verständnis ihr Führungsverhalten?". Diese Frage würde sich in Interviews ergründen lassen und qualitativ beleuchten, welche unterschiedlichen Auffassungen von Kultur existieren und wie sie Handlungen prägen. Oder im Kontext Entrepreneurship: „Welche Erfahrungen machen Gründerinnen im Tech-Sektor mit der Investorenakquise?". Hier läge der Fokus auf prozessualen Erfahrungen, anstatt quantitativ Erfolgskriterien zu messen.

Diese Beispiele machen deutlich, dass qualitative Forschungsfragen inhaltlich sehr unterschiedlich sein können. Gemeinsam ist ihnen jedoch, dass sie keine einfachen Fakten abfragen, sondern komplexe Sinnzusammenhänge erforschen. Jede Frage ist eng mit dem Kontext und der Disziplin verbunden. So wird in der Ethnologie zum Beispiel eher nach kultureller Bedeutung gefragt, in der Psychologie nach individuellen Erlebensprozessen, in der Soziologie nach sozialen Interaktionen oder Strukturen oder in der Medizin nach Erfahrungswerten im Gesundheitskontext. Ein gut gewähltes Beispiel kann als Vorlage dienen, um die eigene Frage zu formulieren. Wichtig ist jedoch, nicht einfach ein Beispiel zu kopieren, sondern die spezifische Forschungsfrage auf den eigenen Forschungsgegenstand und die bestehende Studienlage zuzuschneiden.

5.2.4 Kriterien für eine gute qualitative Forschungsfrage

Nicht jede offene Frage ist automatisch eine gute Forschungsfrage. Es gibt einige Kriterien, anhand derer die Qualität einer qualitativen Forschungsfrage bewertet werden kann.

Die Frage soll *eindeutig formuliert* sein und keine interpretativen Unklarheiten lassen (Agee, 2009; Johnson et al., 2020). Schon beim Lesen muss verständlich werden, was genau erfragt wird. Unpräzise oder mehrdeutige Formulierungen führen leicht zu Verwirrung und einem unfokussierten Vorgehen. In einer qualitativen Arbeit mag der Gegenstand komplex sein. Dennoch sollte die leitende Frage so konkret wie möglich benannt werden.

Eine gute Forschungsfrage *fokussiert auf einen spezifischen Aspekt* und begrenzt den Untersuchungsgegenstand sinnvoll (Agee, 2009; Korstjens & Moser, 2017). Sie ist weder zu breit noch zu eng: Zu weite Fragen („Was ist der Sinn des Lebens?“) sind in einer Studie nicht zu bewältigen, zu enge Fragen liefern unter Umständen triviale Ergebnisse. Die Frage sollte einen klar umrissenen Untersuchungsbereich definieren (Zielgruppe, Setting, Phänomen). Dadurch werden auch die Grenzen der Studie sichtbar: Was gehört dazu und was nicht? Diese Abgrenzung ist wichtig, um innerhalb des verfügbaren Zeit- und Ressourcenrahmens in die Tiefe gehen zu können.

Die Forschungsfrage muss einen *inhaltlichen Mehrwert* versprechen (Cohen & Crabtree, 2008; Tracy, 2010). Sie sollte an ein aktuelles Problem oder eine Wissenslücke anknüpfen und für das Fachgebiet oder die Praxis bedeutungsvoll sein. Eine Frage gilt als relevant, wenn ihre Beantwortung dazu beiträgt, ein Phänomen besser zu verstehen, Theorien weiterzuentwickeln oder praktische Herausforderungen zu adressieren. Forschende sollten sich fragen: Wen interessiert die Antwort? Und welchen Beitrag leistet sie? Ist die Frage lediglich von persönlichem Interesse, aber ohne Mehrwert für andere, wäre ihre wissenschaftliche Relevanz fraglich.

Gerade bei qualitativen Forschungsfragen ist die *empirische Zugangsmöglichkeit* entscheidend. Das heißt, es muss zugängliche Datenquellen geben, z. B. Menschen, die bereit sind, über ihre Erfahrungen zu berichten, Situationen, die beobachtet werden können, Dokumente oder Texte, die analysiert werden können und dürfen (Korstjens & Moser, 2017). Ist die Frage so gestellt, dass man praktisch gar keine Informationen dazu gewinnen kann, eignet sie sich nicht für eine Forschungsarbeit. Beispiel: Bei „Wie erleben Patienten X?" ist klar, dass man Patient:innen befragen oder beobachten muss. Die Machbarkeit spielt hinein: Die Frage sollte im Rahmen der gegebenen Zeit, Fähigkeiten und Mittel beantwortbar sein. Dazu gehört etwa, dass das Sample erreichbar ist und die Datenerhebung realistisch durchgeführt werden kann.

Qualitative Fragen sollten *ergebnisoffen formuliert* sein, d. h., keine vorgefassten Antworten enthalten oder die Interviewten in eine bestimmte Richtung drängen (Korstjens & Moser, 2017; Levitt et al., 2017; Parker, 2004). Eine suggestive Frage wie „Warum sind Lehrer überfordert, wenn XY eintritt?" impliziert bereits, dass Überforderung vorliegt. Eine neutralere Formulierung der Forschungsfrage wäre: „Wie gehen Lehrkräfte mit XY um?". Die Sprache der Frage muss so unvoreingenommen wie möglich bleiben, um den tatsächlichen Meinungen und Erlebnissen Raum zu geben. Offene Formulierungen (z. B. „Was" oder „Wie") statt Dichotomie (z. B. „Ja/Nein" oder „Gut/Schlecht") fördern authentische, vielfältige Antworten (Agee, 2009).

Erfüllt die Forschungsfrage diese Kriterien, bildet sie ein solides Fundament für die qualitative Studie. In der Praxis empfiehlt es sich, die entworfene Frage kritisch zu prüfen und so lange zu überarbeiten, bis sie klar, wichtig und untersuchbar ist. Ist die Frage gut entwickelt und ausformuliert, kann sie den roten Faden der gesamten Arbeit bilden und sicherstellen, dass alle weiteren Schritte zielgerichtet und kohärent erfolgen. Eine gute qualitative Forschungsfrage ist somit der erste Schritt zu neuen wissenschaftlichen Erkenntnissen und bildet den theoretischen Grundstein, auf dem die Forschung aufbaut.

5.3 Übung mit Unterstützung von KI: Entwicklung der eigenen Forschungsfrage

Die Formulierung einer klaren und fokussierten qualitativen Forschungsfrage ist ein zentraler Schritt im Forschungsprozess. Dabei ist sie meist das Ergebnis eines iterativen Design- und Entwicklungsprozesses. Eine Absprache mit Expert:innen aus dem eigenen Fach ist allerdings nicht für alle Personengruppen ohne Weiteres möglich. Vielleicht möchten gerade junge Forschende auch erst mit einer „anderen Instanz" über die eigene Forschungsfrage diskutieren, bevor ein:e Expert:in kontaktiert wird. In dieser Übung können Forschende KI als Unterstützung nutzen, um die eigene Forschungsfrage zu entwickeln, zu verfeinern und zu reflektieren. Der Einsatz von LLMs kann dabei helfen, neue Perspektiven einzunehmen, alternative Formulierungen zu testen und theoretische Anknüpfungspunkte zu identifizieren.

Ziel der Übung mittels KI ist es, das eigene Forschungsinteresse zu reflektieren und erste Ansätze für die Formulierung einer Forschungsfrage zu entwickeln.

Dabei steht zunächst die Identifikation von Schlüsselbegriffen und zentralen Konzepten im Vordergrund, die das Forschungsthema strukturieren und präzisieren. In einem weiteren Schritt geht es darum, eine erste Forschungsfrage zu formulieren, die den Kern des Untersuchungsinteresses klar benennt. Durch eine kritische Reflexion dieser Frage sowie durch die Nutzung von KI-gestützten Anregungen wird die Fragestellung weiter verfeinert und geschärft, um eine fundierte und tragfähige Forschungsbasis zu schaffen. Folgend werden die einzelnen Schritte zur Entwicklung einer eigenen Forschungsfrage mit KI-Unterstützung dargestellt.

- **Schritt 1: Erste Exploration des Forschungsinteresses**

Beginnen Sie mit einer offenen Reflexion ohne eine KI:
- Welches Thema interessiert Sie besonders?
- Welche spezifischen Aspekte dieses Themas erscheinen Ihnen besonders relevant oder ungelöst?
- Gibt es bereits bestehende Forschungslücken oder aktuelle Debatten?

Nutzen Sie anschließend eine KI, um eine weitere Brainstorming-Runde durchzuführen.

> ***Beispiel-Prompt*** *Ich möchte eine qualitative Forschungsfrage zur Nutzung von KI in der Forschung entwickeln. Welche Aspekte könnte ich untersuchen?*

Anschließend können Sie die von der KI generierten Fragestellungen mit den eigenen ersten Fragestellungen vergleichen. Gibt es Themen, die Sie bisher nicht beachtet haben? Gibt es einzelne Themenbereiche, die sich ähneln? Notieren Sie die Vorschläge und markieren Sie jene, die Sie besonders ansprechen.

- **Um eine fundierte qualitative Forschungsfrage**

Um eine fundierte qualitative Forschungsfrage zu entwickeln, kann es sinnvoll sein, den aktuellen Forschungsstand systematisch zu erfassen. Je nach Umfang der zu erstellenden Forschungsarbeit (Hausarbeit vs. Dissertation) muss abgewogen werden, wie systematisch und umfänglich eine Literaturrecherche sein soll. Eine Möglichkeit zur Entwicklung einer fundierten Forschungsfrage besteht darin, aktuelle Übersichtsarbeiten (z. B. systematische Reviews, Scoping Reviews oder Metaanalysen) gezielt zu nutzen. Diese Arbeiten fassen den aktuellen Forschungsstand zusammen und benennen oft explizit bestehende Forschungslücken. Finden Sie eine Übersichtsarbeit, die genau Ihre Forschungslücke als Problem darstellt, kann dies eine große Erleichterung im Zugang zum Forschungsfeld darstellen. In diesem Fall können Sie diese Forschungarbeit als Ausgangspunkt für die Formulierung Ihrer eigenen Forschungsfrage nutzen. Wenn Sie keine passende Übersichtsarbeit finden oder an der Vollständigkeit oder der Qualität der Arbeit zweifeln, können Sie einen Literaturüberblick sowohl manuell als auch mit Unterstützung durch KI-Tools selbst erstellen. Es folgt ein kurzer Überblick über beide Methoden. Eine Vertiefung der Methode findet an dieser Stelle allerdings nicht statt. Im Abschnitt zur weiterführenden Literatur sind relevante Quellen genannt, die die Thematik vertiefen:

Manueller Literaturüberblick (z. B. Scoping Review (Tricco et al., 2018))

- Fragestellung klären: Was möchte ich mit der Recherche herausfinden? (Z. B. „Wie wird KI in der qualitativen Forschung eingesetzt?")
- Suchstrategie entwickeln:
  - Wählen Sie Datenbanken wie PubMed, Web of Science, Scopus, PsycINFO oder Google Scholar.
  - Definieren Sie Suchbegriffe (z. B. „Artificial Intelligence", „Qualitative Research") und Schlagwörter (z. B. MeSH Terms).
  - Nutzen Sie logische Verknüpfungen (AND, OR, NOT) und setzen Sie bei Bedarf Filter (z. B. Veröffentlichungsjahr, Sprache).
- Studienauswahl:
  - Sichten Sie alle gefundenen Abstracts der Artikel und wählen Sie die für die Fragestellung relevanten Studien aus.
  - Dokumentieren Sie die Auswahlkriterien (z. B. Relevanz, Qualität).
  - Sichten Sie anschließend alle relevanten Volltexte auf tatsächliche Passung zur Forschungsfrage.
- Datenextraktion:
  - Notieren Sie zentrale Aussagen, Methodiken und Ergebnisse der Studien.
  - Erstellen Sie eine Tabelle mit den wichtigsten Informationen (Autor, Jahr, Methodik, zentrale Ergebnisse).
- Zusammenfassung und Synthese:
  - Identifizieren Sie wiederkehrende Themen und Forschungslücken.
  - Erstellen Sie eine narrative Zusammenfassung der Erkenntnisse.

5

KI-gestützter Literaturüberblick

Moderne KI-Tools können die Literaturrecherche (vermeintlich) erheblich beschleunigen und die Strukturierung der Ergebnisse unterstützen. Allerdings ist aktuell bei der Ergebnisinterpretation der KI Vorsicht geboten, da regelmäßig Studien fehlerhaft zusammengefasst werden. Dennoch bietet sich dieses Vorgehen für kleinere Arbeiten an, die umfänglich geprüft werden können. Die Studien, welche daraufhin in die Analyse einbezogen werden, sollten durch die Forschenden selbst gelesen und ausgewertet werden.

1. Recherche mit der Funktion „DeepResearch" (z. B. von ChatGPT, Perplexity etc.) oder Recherche mit spezialisierten Plattformen (z. B. Elicit oder Consensus)
   - Starten Sie eine Anfrage mit einer gezielten Frage, z. B.: „Welche Ergebnisse liefern wissenschaftliche Studien in Bezug auf den Einsatz von künstlicher Intelligenz in der qualitativen Forschung?"
   - Ergänzen Sie bei Bedarf Kriterien, wie die Zeiträume der Veröffentlichung, die Literaturqualität (Zeitung, Buch, Jounal, Impact Factor), regionale Eingrenzungen etc.
   - KI-Tools mit DeepResearch-Funktionen (z. B. ChatGPT oder Perplexity) und spezialisierte Plattformen (z.B. Elicit oder Consensus) durchsuchen (wissenschaftliche) Datenbanken und erstellen daraus eine thematische Übersicht.

2. Nutzung von KI mit Internetzugang oder PDF-Funktion für thematische Zusammenfassungen:
   - Verwenden Sie KI, um die Ergebnisse aus DeepResearch zusammenzufassen: „Fasse die wichtigsten Erkenntnisse aus den folgenden Studien zusammen: [Liste der Studien oder Dateien im Anhang]"
   - Alternativ können Sie KI-Tools bitten, die Ergebnisse zu clustern: „Erstelle eine thematische Übersicht basierend auf diesen Studien." Einzelne Tools wie Elicit haben Funktionen, die eine thematische Übersicht aus den gefundenen Studien automatisch erstellen.

Laden Sie keine PDF-Dateien in eine cloudbasierte KI hoch, bei denen Sie keine entsprechenden Rechte haben, oder überprüfen Sie, ob die cloudbasierte KI hierzu gesonderte Regelungen (z. B. universitätsinterne KI-Systeme) erfüllt! Der Grund dafür ist, dass bei cloudbasierten Lösungen die Daten oft auf externen Servern verarbeitet werden und dadurch Urheberrechte oder Datenschutz verletzt werden können. Zudem behalten sich viele Anbieter vor, hochgeladene Inhalte zum Training oder zur Analyse zu nutzen, sofern keine besonderen Schutzmechanismen bestehen.

Integration von KI und manueller Recherche

Es kann sinnvoll sein, sowohl einen manuellen Literaturüberblick als auch einen KI-gestützten Literaturüberblick durchzuführen. Von Vorteil kann es beispielsweise sein, die manuelle Suche mit KI-generierten Vorschlägen zu kombinieren, um sicherzustellen, dass keine relevanten Themen übersehen werden. Sollten Sie nur einen KI-gestützten Literaturüberblick durchführen wollen, achten Sie darauf, die durch KI gewonnenen Ergebnisse stets durch eine zusätzliche manuelle Recherche zu ergänzen, um die inhaltliche Tiefe und Qualität zu gewährleisten. So stellen Sie sicher, dass die von Ihnen genutzte KI-Plattform nicht selektiv auf einzelne wenige Datenbanken zurückgreift.

- **Schritt 2: Eingrenzung des Forschungsfokus**

Nachdem Sie mehrere Ideen gesammelt haben (und vielleicht sogar die Forschungslücke aus der Forschungsliteratur begründen können), sollten Sie die Fragestellung zunächst ohne Unterstützung einer KI weiter eingrenzen. Dazu können Sie beispielsweise folgende Reflektionsfragen nutzen:

- Ist Ihre Frage zu weit gefasst? (z. B. „Wie beeinflusst KI die Forschung?")
- Ist sie zu eng, sodass sie sich nur auf einen sehr spezifischen Einzelfall bezieht?
- Enthält die Frage bereits eine Annahme, die kritisch reflektiert werden sollte?

Mit Ihrer eigenen Ideensammlung können Sie nun auch die KI um Ideen für eine Fokussierung bitten.

Beispiel-Prompt *Ich möchte eine qualitative Forschungsfrage zur Rolle von KI-gestützten Tools in der qualitativen Forschung entwickeln. Welchen Forschungsfokus könnte es geben? Nenne zehn verschiedene Themenbereiche.*

Vergleichen Sie anschließend Ihre eigenen Ideen mit den Ideen der KI. Dabei kann es sein, dass ein Thema auftaucht, welches Sie genauer betrachten wollen. Vielleicht stellen Sie aber auch fest, dass Ihre eigenen Ideen bereits besser passen. Gehen Sie in die Reflexion der einzelnen Forschungsthemen und überlegen Sie sich, welches Thema geeignet erscheint. Vielleicht bietet es sich auch an, Themenbereiche aus einzelnen Fragen miteinander zu verknüpfen.

- **Schritt 3: Arten qualitativer Forschungsfragen nutzen**

Wenn Sie nun eine stärkere Fokussierung auf ein Forschungsthema umgesetzt haben, können Sie sich in Bezug auf das angestrebte Ziel der Forschung überlegen, welche Arten qualitativer Forschungsfragen für Ihre Forschungsidee am besten geeignet erscheint:

- Deskriptiv: „Welche Erfahrungen machen qualitative Forschende mit KI-gestützten Analysetools?"
- Explorativ: „Wie beeinflusst KI die Reflexionsprozesse in der qualitativen Datenanalyse?"
- Explanativ: „Warum nutzen manche Forschende KI-Unterstützung intensiver als andere?"
- Vergleichend: „Welche Unterschiede bestehen zwischen manueller und KI-gestützter Kodierung in der qualitativen Forschung?"
- Evaluativ: „Wie wird der Nutzen von KI-gestützten Textanalysen in qualitativen Forschungsprojekten wahrgenommen?"
- Interpretativ: „Welche Bedeutung messen qualitative Forschende der Zusammenarbeit mit KI-gestützten Analysetools bei?"

Formulieren Sie ggf. dahingehend Ihre Forschungsfrage um und lassen Sie die KI die Frage in verschiedenen Arten umformulieren, um weitere Ideen für die konkrete Formulierung zu gewinnen:

> ***Beispiel-Prompt*** *Kannst du meine Forschungsfrage in eine explorative und eine evaluative Frageart umformulieren?*

Dadurch erhalten Sie alternative Perspektiven und können die am ehesten geeignete Formulierung für Ihre Fragestellung ausdifferenzieren.

- **Schritt 4: Rückmeldung**

Lassen Sie sich jetzt von einer KI eine ausführliche Rückmeldung geben. Nutzen Sie die Möglichkeit, Ihre Forschungsfrage gezielt durch eine simulierte Expert:innenmeinung prüfen zu lassen. Dabei ist es hilfreich, die Rolle der KI bewusst zu gestalten, indem Sie sie auffordern, als erfahrene:r Forscher:in oder Dozent:in zu agieren.

Beispiel-Prompt

Beispiel-Prompt *Du bist eine erfahrene Forscherin [oder Dozentin] und gibst mir eine ausführliche, kritische Rückmeldung zu meiner Forschungsfrage. Prüfe die Forschungsfrage anhand folgender Kriterien:*

- *Klarheit: Ist die Frage eindeutig formuliert?*
- *Fokus: Ist sie weder zu weit noch zu eng gefasst?*
- *Offenheit: Lässt sie unterschiedliche Antworten zu oder setzt sie bereits eine bestimmte Antwort voraus?*
- *Relevanz: Trägt sie zur wissenschaftlichen Diskussion bei?*
- *Durchführbarkeit: Ist sie mit den vorhandenen Ressourcen umsetzbar?*

Gib konkrete Verbesserungsvorschläge und Hinweise zur Optimierung.

Diese Vorgehensweise ermöglicht Ihnen eine fundierte Einschätzung Ihrer Forschungsfrage und bietet gezielte Verbesserungsvorschläge aus einer simulierten Fachperspektive. Mit dieser Einschätzung können Sie im nächsten Kapitel anhand der vorgegebenen Reflexionsfragen weiter an Ihrer Forschungsfrage arbeiten.

5.4 Reflexion: Leitfragen zur Bewertung der eigenen Forschungsfrage

Nachdem Sie Ihre Forschungsfrage mit Unterstützung durch die KI entwickelt und verfeinert haben, ist es wichtig, sie einer kritischen Überprüfung zu unterziehen. Die folgenden Reflexionsfragen helfen Ihnen, Stärken und mögliche Schwächen Ihrer Fragestellung zu identifizieren und gezielt Verbesserungen vorzunehmen. Nutzen Sie zusätzlich das KI-gestützte Feedback aus der Übung zuvor und lassen Sie sich dieses Feedback regelmäßig neu ausgeben. Achten Sie dabei aber auf Folgendes: Nur weil die KI Ihnen etwas vorschlägt, ist dies nicht zwingend sinnvoll. Überlegen Sie selbst, ob etwa eine weitere Eingrenzung sinnvoll ist oder nicht. Nutzen Sie dafür auch die folgenden Fragen:

- **Klarheit und Verständlichkeit**
- **Ist die Forschungsfrage präzise und verständlich formuliert?**
  - *Beispiel:* Die Frage „Welche Auswirkungen hat der Einsatz von KI in der qualitativen Forschung?“ ist zu unspezifisch, da nicht klar ist, welche konkreten Aspekte betrachtet werden.
- **Enthält sie vage oder mehrdeutige Begriffe, die genauer definiert werden sollten?**
  - *Beispiel:* Die Frage „Wie verändert KI die qualitative Forschung?“ lässt offen, was genau mit „verändern“ gemeint ist – methodisch, ethisch oder praktisch? Eine präzisere Version wäre: „Welche Herausforderungen und Chancen sehen qualitativ Forschende in der Interpretation von KI-generierten Kodes in der qualitativen Analyse?“.

- **Fokus und Abgrenzung**
  - **Ist die Frage weder zu weit noch zu eng gefasst?**
    Beispiel: Die Frage „Welche Auswirkungen hat KI auf die Forschung?" ist zu weit gefasst, weil sie keine spezifische Methodik oder Anwendung benennt. Eine engere Formulierung könnte sein: „Wie verändert der Einsatz von KI-gestützter Kodierung die qualitative Inhaltsanalyse?".
  - **Erlaubt die Forschungsfrage eine fundierte, aber nicht übermäßig komplexe Untersuchung?**
    Beispiel: Eine zu enge Frage wäre: „Welche Auswirkungen hat das KI-Tool X auf die Analyse von Interviews mit Personen über 65 Jahre in der Pflegeforschung?". Hier ist der Fokus so eng, dass es herausfordernd sein könnte, genug Daten zu sammeln. Eine erweiterte Version könnte lauten: „Wie beeinflussen KI-gestützte Tools die subjektive Wahrnehmung der Forschenden in der qualitativen Datenanalyse?".
  - **Ist der Forschungsgegenstand klar eingegrenzt (z. B. Zielgruppe, Anwendungskontext, Methodik)?**
    Beispiel: Anstatt zu fragen „Wie verändert KI die qualitative Forschung?", könnte die Frage auf eine bestimmte Zielgruppe fokussiert werden: „Wie nutzen qualitative Sozialwissenschaftler:innen KI-gestützte Tools in der Kodierung von Interviews?".

5

- **Forschungslogik und Kohärenz**
  - **Passt die Frage zu Ihrem theoretischen Rahmen oder Forschungsansatz?**
    Beispiel: Falls Sie sich an der Grounded Theory orientieren, wäre eine offene, prozessorientierte Frage wie „Wie entwickeln Forschende Vertrauen oder Misstrauen in KI-generierte qualitative Analysemethoden?" passender als eine rein deskriptive Frage wie „Welche KI-Tools gibt es für qualitative Forschung?".
  - **Ist die Forschungsfrage in eine bestehende wissenschaftliche Debatte eingebettet?**
    Beispiel: Eine Frage wie „Wie bewerten qualitativ Forschende die Genauigkeit von KI-gestützten Kodierungen?" passt gut in aktuelle Debatten über den Mehrwert und die Herausforderungen von KI in der qualitativen Analyse.
  - **Zeigt sich eine logische Verbindung zwischen dem Forschungsinteresse und der gewählten Fragestellung?**
    Beispiel: Wer sich für die ethischen Aspekte von KI interessiert, könnte eine Frage wie „Welche ethischen Bedenken äußern Forschende beim Einsatz von KI zur Analyse sensibler qualitativer Daten?" formulieren, anstatt eine rein technische Frage nach der Funktionalität von KI-Tools zu stellen.

- **Offenheit und Neutralität**
  - **Ist die Frage offen genug formuliert, um verschiedene Perspektiven zu ermöglichen?**
    Beispiel: Die Frage „Welche Probleme entstehen durch den Einsatz von KI in der qualitativen Forschung?" ist voreingenommen, da sie bereits annimmt, dass

KI problematisch ist. Eine neutralere Formulierung wäre: „Welche Herausforderungen und Potenziale sehen qualitativ Forschende im Einsatz von KI-gestützten Analysetools?“.

- **Vermeidet sie suggestive oder wertende Formulierungen, die eine bestimmte Antwort nahelegen könnten?**
  Beispiel: Statt „Wie verbessert KI die Effizienz qualitativer Forschung?“ könnte man fragen: „Wie bewerten Forschende den Einfluss von KI auf den Zeitaufwand und die Qualität qualitativer Analysen?“.
- **Lässt sie unterschiedliche, möglicherweise unerwartete Ergebnisse zu?**
  Beispiel: Die Frage „Wie hilft KI Forschenden bei der qualitativen Analyse?“ suggeriert bereits einen positiven Effekt. Eine offenere Version wäre: „Wie erleben Forschende den Einfluss von KI auf ihre qualitative Analysearbeit?“.

- **Relevanz und wissenschaftlicher Beitrag**
- **Warum ist diese Frage wichtig?**
  Beispiel: Falls es bereits viele Arbeiten zur Nutzung von KI für die Transkription gibt, wäre eine bessere Frage: „Wie beeinflusst der Einsatz von KI-generierten Zusammenfassungen die Interpretationsprozesse qualitativ Forschender?“, da dieses spezifische Feld noch nicht umfassend erforscht ist.
- **Welchen Beitrag kann die Beantwortung der Frage zur wissenschaftlichen Diskussion oder zur praktischen Anwendung leisten?**
  Beispiel: Eine praxisnahe Frage wäre: „Wie nutzen qualitativ Forschende KI-gestützte Textanalysen, um mit großen Datenmengen umzugehen?“.
- **Ist die Fragestellung originell oder schließt sie eine erkennbare Forschungslücke?**
  Beispiel: Falls frühere Arbeiten KI vor allem als Werkzeug betrachtet haben, könnte eine originelle Frage lauten: „Inwiefern wird KI als eigenständige Forschungspartnerin in der qualitativen Forschung wahrgenommen?“.

- **Durchführbarkeit und Datenzugang**
- **Ist die Forschungsfrage realistisch innerhalb des gegebenen Zeit- und Ressourcenrahmens zu beantworten?**
  Beispiel: Die Frage „Wie beeinflusst KI die qualitative Forschung weltweit?“ wäre schwer zu beantworten. Eine realistischere Variante wäre: „Wie nutzen Forschende an deutschsprachigen Universitäten KI-gestützte Analysewerkzeuge in qualitativen Studien?“.
- **Welche methodischen Herausforderungen könnten auftreten, und sind diese bewältigbar?**
  Beispiel: Falls die Frage erfordert, dass Teilnehmende KI-Tools praktisch testen, müsste sichergestellt sein, dass dies technisch und zeitlich umsetzbar ist.

- **Anwendung der Reflexionsfragen**

Nutzen Sie diese Fragen, um Ihre Forschungsfrage systematisch zu bewerten. Eine praktische Methode ist es, die Forschungsfrage schriftlich im Forschungsjournal niederzulegen und dann jede Reflexionsfrage einzeln darauf anzuwenden. Falls

Unsicherheiten bestehen, kann eine erneute Interaktion mit KI-Tools helfen, alternative Formulierungen oder gezielte Optimierungsmöglichkeiten aufzuzeigen.

Falls Sie feststellen, dass Ihre Frage nicht alle Kriterien erfüllt, bedeutet dies nicht zwangsläufig, dass sie verworfen werden muss. Vielmehr ist dies ein normaler Prozess der Weiterentwicklung. Auch erfahrene Forschende überarbeiten ihre Fragestellungen mehrmals, bevor sie finalisiert werden.

5.5 Grenzen und Potenziale von KI bei der Entwicklung der Forschungsfrage

Der Einsatz von KI kann Forschenden wertvolle Unterstützung bei der Entwicklung qualitativer Forschungsfragen bieten. So könnte KI zur Anregung neuer Perspektiven, sprachlicher Präzisierung oder zur Strukturierung von Fragen genutzt werden. Dennoch gibt es wesentliche Grenzen, die bei der Nutzung dieser KI-gestützten Werkzeuge berücksichtigt werden sollten.

KI-Modelle basieren auf umfangreichen Textkorpora, die große Mengen wissenschaftlicher und populärer Inhalte umfassen. Dennoch fehlt ihnen ein eigenes kritisches Urteilsvermögen. Während ein KI-gestütztes Modell Formulierungen vorschlagen kann, reflektiert es nicht darüber, ob eine Forschungsfrage theoretisch fundiert, methodologisch angemessen oder wissenschaftlich innovativ ist.

▶ Beispiel

Eine KI könnte eine Frage wie „Wie verbessert KI die qualitative Forschung?“ vorschlagen, ohne kritisch zu hinterfragen, dass diese Formulierung bereits eine positive Wirkung impliziert und daher nicht ergebnisoffen ist. ◀

KI-Tools können keine eigenen theoretischen Überlegungen anstellen oder neue Forschungslücken identifizieren. Sie generieren zwar Fragen auf Basis bereits vorhandener Inhalte, können aber nicht eigenständig wissenschaftliche Lücken entdecken oder eine forschungsethische Bewertung vornehmen.

▶ Beispiel

Ein KI-Modell könnte auf die Anfrage „Gib mir eine Forschungsfrage zur Nutzung von KI in der qualitativen Forschung“ eine deskriptive Frage wie „Wie nutzen Forschende KI in der qualitativen Analyse?“ ausgeben, ohne zu prüfen, ob dieses Thema bereits umfassend erforscht wurde. ◀

Obwohl KI-Tools neue Kombinationen von Wörtern und Konzepten generieren, fehlt ihnen echte Kreativität. Sie können Muster aus bestehenden Arbeiten übernehmen, aber keine radikal neuen Denkansätze oder kreative Hypothesen formulieren. Die besten qualitativen Forschungsfragen entstehen oft aus persönlichen Erfahrungen, interdisziplinären Perspektiven oder kritischen Diskussionen. Diese Aspekte kann eine KI nicht eigenständig leisten.

▶ **Beispiel**

Forschende, die sich mit den sozialen Auswirkungen von KI in der qualitativen Forschung beschäftigen, könnten eine innovative Frage wie „Welche ethischen Dilemmata entstehen, wenn KI in der qualitativen Forschung als Co-Forscherin betrachtet wird?" entwickeln. Diese Überlegung würde ein KI-Tool alleine eher nicht anstoßen. ◀

Da KI-Modelle auf bestehenden Daten trainiert wurden, können Verzerrungen in den generierten Forschungsfragen enthalten sein. Dies betrifft insbesondere Themen mit gesellschaftspolitischer Relevanz oder Fragen zu marginalisierten Gruppen.

▶ **Beispiel**

Wenn eine KI auf eine Anfrage zur Rolle von KI in der Forschung vorschlägt „Wie können KI-Modelle qualitative Forschung objektiver machen?", spiegelt dies eine vorgeprägte Annahme wider, dass KI objektiver als menschliche Forschende sei. Diese Sichtweise sollte kritisch hinterfragt werden. ◀

Ein KI-Tool kann keine methodischen Herausforderungen antizipieren, die in einer realen Forschungsumgebung auftreten könnten. Es kann zwar Vorschläge für Forschungsfragen liefern, aber nicht abschätzen, ob die Datenerhebung machbar ist oder ob ethische Hürden bestehen.

▶ **Beispiel**

Eine von KI generierte Frage wie „Wie beeinflusst KI-gestützte Kodierung die Interpretation qualitativer Daten?" berücksichtigt nicht, dass viele Forschende möglicherweise noch keine Erfahrung mit solchen Tools haben, was die Datenerhebung erschweren könnte. ◀

KI kann keine eigenständigen ethischen Urteile treffen oder Aspekte der Forschungsethik berücksichtigen. Sie schlägt möglicherweise Forschungsfragen vor, die problematische oder unzulässige Methoden beinhalten könnten, ohne sich dessen bewusst zu sein.

▶ **Beispiel**

Eine generierte Frage wie „Wie können KI-Modelle in der qualitativen Forschung genutzt werden, um automatisch persönliche Erzählungen zu interpretieren?" könnte übersehen, dass dies erhebliche Datenschutz- und Ethikprobleme aufwirft, insbesondere, wenn es um sensible Daten geht. ◀

KI-Tools können ein hilfreiches Werkzeug sein, um Inspiration für Forschungsfragen zu gewinnen, alternative Formulierungen zu testen und strukturelle Hinweise zur Präzisierung einer Frage zu erhalten. Dennoch sind sie kein Ersatz für wissenschaftliche Reflexion, kritische Theoriearbeit oder methodische Planung.

Letztlich bleibt die Verantwortung für eine gute Forschungsfrage beim Forschenden selbst. KI-Tools können dabei eine Unterstützung sein. Die wissenschaftliche Qualität hängt allerdings von der reflektierten Anwendung und Bewertung durch Menschen ab.

5.6 Fazit

Die Entwicklung qualitativer Forschungsfragen ist ein systematischer, iterativer Prozess, in dem theoretische Bezüge, Forschungsstand und empirischer Kontext fortlaufend aufeinander bezogen werden. Gute Fragen kombinieren inhaltliche Fokussierung mit hinreichender Offenheit: Sie definieren den Untersuchungsgegenstand und die analytische Richtung, ohne Ergebnisse vorwegzunehmen. Orientierungsrahmen wie SPIDER und FINER können die Strukturierung unterstützen, ersetzen jedoch nicht die eigenständige, reflektierte Ausarbeitung durch Forschende. Pilotierungen, Vorarbeiten und wiederholte Präzisierungen tragen dazu bei, Relevanz, Machbarkeit und Anschlussfähigkeit an den Diskurs sicherzustellen.

LLMs können in diesem Stadium als unterstützendes Werkzeug eingesetzt werden, etwa zur Generierung alternativer Formulierungen, zur sprachlichen Präzisierung oder als kritische Rückmeldeinstanz zu Klarheit, Fokus und Neutralität der Frage. Ihr Einsatz erfordert jedoch eine klare methodische Rahmung. Insbesondere verfügen LLMs über kein eigenes Theorie- oder Kontextverständnis; sie können Verzerrungen aus Trainingsdaten reproduzieren und identifizieren keine Forschungslücken aus eigenem Erkenntnisinteresse. Daher müssen KI-generierte Vorschläge konsequent am Forschungsstand, an den Gütekriterien qualitativer Forschung und am geplanten Design überprüft werden. Transparenz ist dabei zwingend. Ort, Zweck und Umfang des KI-Einsatzes sowie dessen Einfluss auf die Formulierung der Forschungsfrage sind nachvollziehbar zu dokumentieren.

Die Qualität der nachfolgenden Forschungsschritte hängt maßgeblich von der Güte der Forschungsfrage ab. Eine klar begründete, theoretisch verortete und empirisch realisierbare Frage stellt die zentrale Voraussetzung für einen kohärenten Forschungsprozess dar. LLMs können diesen Prozess punktuell unterstützen und strukturieren, ersetzen aber nicht die verantwortliche, theoriegeleitete Entscheidungs- und Reflexionsarbeit der Forschenden.

Literaturempfehlungen

Flick, U. (2022). Qualitative Sozialforschung. Eine Einführung (9. Aufl.). Rowohlt Verlag.

Ein Klassiker der qualitativen Forschung, sehr verständlich geschrieben. Besonders relevant ist das Kapitel zur Formulierung und Entwicklung von Forschungsfragen, das eine klare Orientierung für Studierende und Forschende bietet.

Lamnek, S., & Krell, C. (2016). Qualitative Sozialforschung (6. Aufl.). Beltz Juventa.

Ein umfassendes Standardwerk, das die Logik qualitativer Forschungsfragen detailliert erläutert und ihre Rolle im qualitativen Paradigma verdeutlicht. Besonders hilfreich für ein tieferes theoretisches Verständnis und die Einordnung der eigenen Fragestellung.

Kuckartz, U. (2014). Qualitative Inhaltsanalyse. Methoden, Praxis, Computerunterstützung (2. Aufl.). Beltz Juventa.

Zwar primär auf Inhaltsanalyse fokussiert, enthält das Werk dennoch zentrale Hinweise zur Entwicklung und Bedeutung von Forschungsfragen. Es betont, wie die Forschungsfrage den Rahmen für die Wahl der Methode vorgibt und die Auswertung strukturiert.

Literatur

Agee, J. (2009). Developing qualitative research questions: A reflective process. *International Journal of Qualitative Studies in Education, 22*(4), 431–447. https://doi.org/10.1080/09518390902736512

Bandow, G., & Holzmüller, H. H. (Hrsg.). (2009). *„Das ist gar kein Modell!"*. Gabler. https://doi.org/10.1007/978-3-8349-8484-5

Cohen, D. J., & Crabtree, B. F. (2008). Evaluative criteria for qualitative research in health care: Controversies and recommendations. *The Annals of Family Medicine, 6*(4), 331–339. https://doi.org/10.1370/afm.818

Cooke, A., Smith, D., & Booth, A. (2012). Beyond PICO: The SPIDER tool for qualitative evidence synthesis. *Qualitative Health Research, 22*(10), 1435–1443. https://doi.org/10.1177/1049732312452938

Denny, E., & Weckesser, A. (2022). How to do qualitative research?: Qualitative research methods. *BJOG: An International Journal of Obstetrics & Gynaecology, 129*(7), 1166–1167. https://doi.org/10.1111/1471-0528.17150

Doody, O., & Bailey, M. E. (2016). Setting a research question, aim and objective. *Nurse Researcher, 23*(4), 19–23. https://doi.org/10.7748/nr.23.4.19.s5

Hecker, J., & Kalpokas, N. (2025). *Der ultimative Leitfaden zur qualitativen Forschung – Teil 1: Die Grundlagen.* https://atlasti.com/de/guides/der-leitfaden-zur-qualitativen-forschung-teil-1/forschungsfragen. Zugegriffen am 02.04.2026.

Hulley, S. B., Cummings, S. R., & Browner, W. S. (2013). *Designing clinical research* (4. Aufl.). Lippincott Williams and Wilkins.

Jain, N. (2021). Survey versus interviews: Comparing data collection tools for exploratory research. *The Qualitative Report*. https://doi.org/10.46743/2160-3715/2021.4492

Johnson, J. L., Adkins, D., & Chauvin, S. (2020). A review of the quality indicators of rigor in qualitative research. *American Journal of Pharmaceutical Education, 84*(1), 7120. https://doi.org/10.5688/ajpe7120

Maxwell, J. A. (2009). Designing a qualitative study. In *The SAGE Handbook of Applied Social Research Methods* (S. 214–253). SAGE Publications.

Korstjens, I., & Moser, A. (2017). Series: Practical guidance to qualitative research. Part 2: Context, research questions and designs. *European Journal of General Practice, 23*(1), 274–279. https://doi.org/10.1080/13814788.2017.1375090

Kross, J., & Giust, A. (2019). Elements of research questions in relation to qualitative inquiry. *The Qualitative Report*. https://doi.org/10.46743/2160-3715/2019.3426

Levitt, H. M., Motulsky, S. L., Wertz, F. J., Morrow, S. L., & Ponterotto, J. G. (2017). Recommendations for designing and reviewing qualitative research in psychology: Promoting methodological integrity. *Qualitative Psychology, 4*(1), 2–22. https://doi.org/10.1037/qup0000082

Mantzoukas, S. (2008). Facilitating research students in formulating qualitative research questions. *Nurse Education Today, 28*(3), 371–377. https://doi.org/10.1016/j.nedt.2007.06.012

Mason, P., Augustyn, M., & Seakhoa-King, A. (2010). Exploratory study in tourism: Designing an initial, qualitative phase of sequenced, mixed methods research. *International Journal of Tourism Research, 12*(5), 432–448. https://doi.org/10.1002/jtr.763

Mohanan, S., & Parameswaran, N. (2022). FINER criteria – What does it mean? *Cosmoderma, 2*, 115. https://doi.org/10.25259/CSDM_123_2022

5

Nassaji, H. (2020). Good qualitative research. *Language Teaching Research, 24*(4), 427–431. https://doi.org/10.1177/1362168820941288

Parker, I. (2004). Criteria for qualitative research in psychology. *Qualitative Research in Psychology, 1*(2), 95–106. https://doi.org/10.1191/1478088704qp010oa

Sargeant, J. (2012). Qualitative research part II: Participants, analysis, and quality assurance. *Journal of Graduate Medical Education, 4*(1), 1–3. https://doi.org/10.4300/JGME-D-11-00307.1

Staller, K. M. (2022). Confusing questions in qualitative inquiry: Research, interview, and analysis. *Qualitative Social Work, 21*(2), 227–234. https://doi.org/10.1177/14733250221080533

Stecker, C., & Tausendpfund, M. (2022). Forschungsthema und Forschungsfrage. In M. Tausendpfund (Hrsg.), *Forschungsstrategien in den Sozialwissenschaften* (S. 105–124). Springer Fachmedien Wiesbaden. https://doi.org/10.1007/978-3-658-36972-9_5

Tracy, S. J. (2010). Qualitative quality: Eight "big-tent" criteria for excellent qualitative research. *Qualitative Inquiry, 16*(10), 837–851. https://doi.org/10.1177/1077800410383121

Trafimow, D. (2014). Considering quantitative and qualitative issues together. *Qualitative Research in Psychology, 11*(1), 15–24. https://doi.org/10.1080/14780887.2012.743202

Tricco, A. C., Lillie, E., Zarin, W., O'Brien, K. K., Colquhoun, H., Levac, D., Moher, D., Peters, M. D. J., Horsley, T., Weeks, L., Hempel, S., Akl, E. A., Chang, C., McGowan, J., Stewart, L., Hartling, L., Aldcroft, A., Wilson, M. G., Garritty, C., et al. (2018). PRISMA extension for scoping reviews (PRISMA-ScR): Checklist and explanation. *Annals of Internal Medicine, 169*(7), 467–473. https://doi.org/10.7326/M18-0850

Tuckerman, J., Kaufman, J., & Danchin, M. (2020). How to use qualitative methods for health and health services research. *Journal of Paediatrics and Child Health, 56*(5), 818–820. https://doi.org/10.1111/jpc.14849

Teilstrukturierte Interviewleitfäden mit KI entwickeln und überarbeiten

Inhaltsverzeichnis

C. Kempny et al., *KI in der qualitativen Forschung*, https://doi.org/10.1007/978-3-662-73089-8_6

6.1 Lernziele

- Unterscheiden zwischen verschiedenen Interviewformen und ihren Einsatzmöglichkeiten in der qualitativen Forschung.
- Bewerten, welche Interviewform für unterschiedliche Forschungsfragen und Zielsetzungen geeignet oder ungeeignet ist.
- Entwickeln eines eigenen Interviewleitfadens, der klar strukturiert, forschungsrelevant und flexibel anpassbar ist.
- Erkennen potenzieller Risiken von KI-generierten Fragen, insbesondere in Bezug auf methodische Qualität, Kontextsensitivität und ethische Aspekte.
- Reflektieren, wie dynamische Gesprächsführung und situatives Nachfragen die Qualität qualitativer Interviews verbessern können.

6.2 Theoretische Grundlagen der Interviewleitfäden

Interviews gehören zu den wichtigsten Methoden der qualitativen Forschung, denn sie ermöglichen tiefe Einblicke in die Erfahrungen und Sichtweisen von Menschen. Aber wie stellt man sicher, dass aus einem Interview kein planloses Plaudern wird, sondern es zielgerichtet wertvolle Erkenntnisse liefert? Hier kommt der Interviewleitfaden ins Spiel. Der Interviewleitfaden bildet den roten Faden, an dem sich Interviewende orientieren können (Helfferich, 2011). Ein guter Leitfaden strukturiert das Gespräch, ohne die Offenheit des Gesprächs zu sehr einzuschränken.

Interviews lassen sich auf ganz unterschiedliche Arten gestalten. Je nach Forschungsfrage und Zielsetzung kommen verschiedene Interviewformen infrage. Übliche Formen sind etwa das halbstrukturierte Interview, das Expert:inneninterview, das narrative Interview, das problemzentrierte Interview und das Gruppeninterview. Jede dieser Varianten erfüllt einen speziellen Zweck.

In einem halbstrukturierten Interview gibt der Leitfaden bestimmte Themen und Fragen vor, es bleibt aber genügend Raum für spontane Nachfragen und einen individuellen Gesprächsverlauf. Ein Expert:inneninterview richtet sich an Fachleute zu einem bestimmten Thema, um gezielt von deren Wissen und Erfahrungen zu profitieren. Ein narratives Interview hingegen ermutigt die Interviewten dazu, frei aus ihrem Leben oder zu einem bestimmten Thema zu erzählen, sodass unerwartete Perspektiven und tiefe Einblicke erfasst werden können. Das problemzentrierte Interview konzentriert sich auf ein klar umrissenes Problemfeld und leitet das Gespräch systematisch entlang dieses Themas. Beim Gruppeninterview schließlich werden mehrere Personen gleichzeitig befragt, wodurch die Interaktionen in der Gruppe, die Dynamik des Gesprächverlaufs und unterschiedliche Perspektiven sichtbar werden.

Genauso vielfältig wie die Interviewformen sind auch die Settings, in denen Interviews stattfinden können. Das klassische Face-to-Face-Interview vor Ort, also ein persönliches Gespräch von Angesicht zu Angesicht, bietet in der Regel einen unmittelbaren persönlichen Kontakt und erlaubt es, nonverbale Signale wie Mimik und Gestik einzubeziehen. Telefoninterviews bieten den Vorteil, dass sie kostengünstig, ortsunabhängig und flexibel einsetzbar sind, was die Erreichbarkeit von Teilnehmenden erleichtert. Gleichzeitig fehlen jedoch nonverbale Hinweise. Die Gesprächsatmosphäre ist oft weniger persönlich, und technische Störungen können die Qualität beeinträchtigen. Interviews per Videokonferenz verbinden Vorteile von Telefon- und Face-to-Face-Interviews: Sie sind ortsunabhängig, kostengünstig und ermöglichen den Einbezug nonverbaler Signale wie Mimik und Gestik. Allerdings können technische Probleme, instabile Verbindungen oder Datenschutzbedenken die Interviewqualität beeinträchtigen und die persönliche Nähe bleibt im Vergleich zu Präsenzinterviews eingeschränkt. Interviews per Chat oder E-Mail laufen zeitversetzt und schriftlich ab, wodurch die Interviewten mehr Zeit haben, ihre Antworten zu formulieren. Allerdings fehlen dabei spontane Reaktionen und nonverbale Signale. Darüber hinaus experimentiert die Forschung mit hybriden oder innovativen digitalen Formaten, die Elemente von Präsenz- und Onlinegesprächen kombinieren oder ganz neue Wege der Kommunikation beschreiten (marktforschung.de, 2020; Ullrich, 2024).

Ob man ein Interview vor Ort, telefonisch oder per Videokonferenz führt – in allen Fällen bildet ein gut durchdachter Leitfaden die Grundlage für ein erfolgreiches Interview. Er hilft, das Gespräch auf Kurs zu halten, und gibt den Interviewten zugleich genügend Raum für ihre Perspektiven. Wichtig ist dabei, dass der Leitfaden an die zugrunde liegende Forschungsfrage angepasst wird, damit jedes Interview einen Beitrag zur Beantwortung dieser Frage leisten kann. Im Folgenden werden sowohl die verschiedenen Interviewformen als auch die möglichen Interviewsettings und ihre Besonderheiten genauer betrachtet. Dabei wird jeweils aufgezeigt, wie ein Leitfaden optimal gestaltet und eingesetzt werden kann.

Ein zentraler Aspekt ist der Aufbau des Leitfadens, der meist einer klaren Struktur folgt. Am Beginn stehen einleitende Fragen, die den Interviewten helfen, in das Gespräch hineinzufinden, und welche nach Möglichkeit einfach zu beantworten sind. Solche Fragen beziehen sich oft auf den persönlichen Hintergrund oder auf bisherige Erfahrungen mit dem Forschungsthema. Sie schaffen eine vertrauensvolle Gesprächsatmosphäre und ermöglichen es, erste Anknüpfungspunkte zu entwickeln.

Im Hauptteil folgen die eigentlichen Kernfragen, die unmittelbar an die Forschungsfrage gebunden sind. Hier werden die zentralen methodischen, ethischen oder praktischen Dimensionen des Themas vertieft. Dieser Abschnitt ist das Herzstück des Leitfadens und verlangt eine Balance zwischen klarer Fokussierung und Offenheit: Einerseits müssen die Fragen so gestellt sein, dass die relevanten Themenbereiche systematisch abgedeckt werden. Andererseits sollte der Gesprächsfluss nicht durch zu starre Vorgaben eingeschränkt werden, damit Interviewte ihre Sichtweisen frei entfalten können.

Den Abschluss bilden offene Fragen, die den Interviewten Gelegenheit geben, zentrale Aspekte zu reflektieren oder bislang nicht angesprochene Punkte einzubringen. Oft wird hier auch nach zukünftigen Entwicklungen oder persönlichen Einschätzungen gefragt. Solche Abschlussfragen sind wertvoll, da sie neue und unerwartete Perspektiven eröffnen, die im Hauptteil möglicherweise nicht zur Sprache gekommen wären, da sie im Leitfaden nicht berücksichtigt wurden.

6.2.1 Interviewformen

Ein **halbstrukturiertes Interview** ist eine qualitative Forschungsmethode, die sowohl offene als auch vorstrukturierte Elemente kombiniert. Es basiert auf einem Leitfaden mit zentralen Themen oder Leitfragen, lässt jedoch Spielraum für flexible Anpassungen und vertiefende Nachfragen (Helfferich, 2014). Dadurch können Interviewende auf individuelle Antworten der Interviewten eingehen und spontane, relevante Aspekte weiter explorieren. Diese Methode eignet sich zum Beispiel für explorative Studien, da sie eine Balance zwischen Vergleichbarkeit der Interviews und Offenheit für unerwartete Einsichten ermöglicht.

Ein **Expert:inneninterview** ist eine spezielle Form des Interviews, bei der Personen mit spezifischem Fachwissen oder Erfahrung zu einem bestimmten Thema befragt werden (Helfferich, 2014; Mey & Mruck, 2011). Das Ziel ist es, vertiefte Einblicke in Expert:innenwissen, Einschätzungen oder Branchentrends zu erhalten. Expert:inneninterviews sind oft halbstrukturiert, da sie einerseits auf einem Leitfaden basieren, andererseits aber genügend Raum für individuelle Perspektiven und Fachwissen lassen. Sie werden beispielsweise in der Sozialforschung, Politikberatung oder Marktanalyse eingesetzt, um fundierte Informationen von Fachpersonen zu erhalten.

Ein **narratives Interview** ist eine qualitative Erhebungsmethode, bei der die Interviewten ermutigt werden, frei und ausführlich über ihre Erfahrungen, Erlebnisse oder Perspektiven zu einem bestimmten Thema zu erzählen (Mey & Mruck, 2011). Die Interviewenden geben lediglich einen initialen Impuls, beispielsweise durch eine offene Frage oder eine thematische Einführung, und greifen dann nur minimal steuernd ein. Ziel ist es, eine möglichst authentische, subjektive Erzählung zu erhalten, die tiefe Einblicke in persönliche Bedeutungszusammenhänge und individuelle Deutungsmuster ermöglicht. Diese Methode wird zum Beispiel in der Biografieforschung und der sozialwissenschaftlichen Forschung eingesetzt.

Ein **problemzentriertes Interview** kombiniert strukturierte und offene Elemente, um spezifische Probleme oder Fragestellungen gezielt zu untersuchen. Das Interview folgt einem Leitfaden mit vorgegebenen Leitfragen, bietet jedoch auch Raum für spontane Erzählungen und flexible Nachfragen (Mey & Mruck, 2011). Die Interviewten werden ermutigt, ihre Erfahrungen oder Einschätzungen zu einem bestimmten Problemfeld darzulegen, während Interviewende durch gezielte Nachfragen vertiefende Informationen gewinnen. Diese Methode eignet sich für anwendungsorientierte Forschung, beispielsweise in der Gesundheits-, Bildungs- oder Technikforschung, da sie praxisrelevante Probleme aus der Perspektive der Interviewten erfasst.

Ein **Gruppeninterview** ist eine Interviewform, bei der mehrere Teilnehmende gleichzeitig befragt werden. Der Fokus liegt auf dem Austausch innerhalb der Gruppe, wodurch nicht nur individuelle Meinungen, sondern auch Interaktionen, Dynamiken und kollektive Perspektiven sichtbar werden (Mey & Mruck, 2011). Die Moderation kann strukturiert (z. B. durch einen festen Fragenkatalog) oder offener erfolgen, um die natürliche Diskussion innerhalb der Gruppe zu fördern. Gruppeninterviews eignen sich zur Untersuchung gemeinsamer Erfahrungen, sozialer Normen oder Meinungsbildungsprozesse in einer bestimmten Zielgruppe, beispielsweise in der Markt- und Sozialforschung oder zur Evaluierung von Bildungs- und Gesundheitsprojekten.

6.2.2 Setting der Interviews

Ein **Interview vor Ort** mit der Person ist die klassische Methode der qualitativen Forschung (Mey & Mruck, 2011). Dabei treffen sich die Interviewenden und die Interviewten persönlich an einem vereinbarten Ort. Der direkte Kontakt ermöglicht eine reichhaltige Interaktion, bei der nicht nur sprachliche, sondern auch nonverbale Signale wie Mimik, Gestik und Tonfall interpretiert werden können. Dies kann helfen, unausgesprochene Emotionen oder Zögern zu erkennen und gezielt nachzufragen. Zudem ermöglicht das Setting eine natürliche Gesprächsdynamik, da Nachfragen direkt gestellt und Antworten vertieft werden können. Face-to-Face-Interviews ermöglichen eine besonders intensive Gesprächsatmosphäre, da Interviewende und Interviewte direkten persönlichen Kontakt haben und dadurch leichter Vertrauen entstehen kann. Allerdings erfordert diese Methode organisatorischen Aufwand, beispielsweise für die Terminplanung, Anreise oder die Bereitstellung eines ruhigen Interviewraums. Ein weiteres potenzielles Hindernis ist, dass Interviewte sich in einem persönlichen Gespräch eventuell gehemmt fühlen, ungefiltert Aussagen zu treffen, besonders wenn es um sensible Themen geht. Genauso kann es aber auch andersherum der Fall sein und die interviewte Person fühlt sich nur in einem persönlichen Gespräch sicher (Götzenbrucker et al., 2022). Hier müssen die Forschenden genau auf die Bedürfnisse der Interviewten achten und nach Möglichkeit berücksichtigen. Die Entscheidung für ein Face-to-Face-Interview sollte daher in Abhängigkeit von der Verfügbarkeit der Teilnehmenden, der Thematik und der Forschungsziele getroffen werden.

Telefoninterviews sind in der qualitativen Forschung ein flexibles und ressourcenschonendes Erhebungsinstrument. Sie ermöglichen eine schnelle Organisation, ortsunabhängige Durchführung und eine kostengünstige Erreichung von Teilnehmenden, auch über größere Distanzen hinweg. Gleichzeitig bleibt der Nachteil, dass nonverbale Signale wie Gestik oder Mimik nicht erfasst werden können und die Gesprächsatmosphäre weniger persönlich wirkt, was die Tiefe der Daten beeinflussen kann. Dennoch eignen sich Telefoninterviews insbesondere für explorative Fragestellungen oder wenn Anonymität und Zugänglichkeit im Vordergrund stehen (Götzenbrucker et al., 2022).

Videointerviews, etwa über Plattformen wie Zoom oder Teams, haben sich in der qualitativen Forschung zunehmend etabliert. Sie kombinieren die Vorteile telefonischer Interviews (zum Beispiel ortsunabhängige Durchführung und geringere Kosten) mit der Möglichkeit, nonverbale Signale wie Mimik und Gestik zu berücksichtigen. Gleichzeitig können technische Störungen, eine weniger stabile Gesprächsatmosphäre sowie Datenschutzfragen Herausforderungen darstellen. Insgesamt bieten Videokonferenzinterviews eine praktikable Alternative zum persönlichen Gespräch, insbesondere wenn räumliche Distanzen oder äußere Umstände (z. B. Pandemien) die Präsenz beider Personen an einem Ort erschweren (Archibald et al., 2019).

Ein **Interview per Chat oder E-Mail** ist eine textbasierte Interviewform, die entweder in Echtzeit (Chat) oder asynchron (E-Mail) stattfinden kann (Mey & Mruck, 2011; Ullrich, 2024). Diese Methode eignet sich insbesondere für Personen, die schriftliche Kommunikation bevorzugen oder für die ein mündliches Gespräch aus verschiedenen Gründen nicht praktikabel ist (z. B. Sprachbarrieren, Zeitmangel, soziale Hemmungen). Ein Vorteil dieser Methode kann darin liegen, dass Interviewte mehr Zeit haben, über ihre Antworten nachzudenken und diese strukturiert zu formulieren. Dadurch können tiefere Reflexionen angeregt werden, die in mündlichen Interviews möglicherweise nicht in dieser Form entstehen würden. Gleichzeitig geht jedoch die spontane Gesprächsdynamik verloren, und es besteht die Gefahr, dass Antworten kürzer oder formaler ausfallen als in einem mündlichen Interview. Die Möglichkeit, Nachfragen zu stellen, ist ebenfalls eingeschränkt, insbesondere bei E-Mail-Interviews, wo eine lange Verzögerung zwischen den Antworten auftreten kann. Zudem gehen hier nonverbale Signale vollständig verloren, was die Interpretation der Aussagen erschweren kann. Diese Methode eignet sich daher vor allem für explorative Studien oder für Themen, die eine detaillierte, schriftliche Reflexion erfordern.

Es gibt viele weitere denkbare Möglichkeiten für Interviews im digitalen Raum. Beispielsweise könnten **hybride Formate** genutzt werden, in denen Interviewte zwischen verschiedenen Methoden wählen können. Das könnte zum Beispiel in Form einer Kombination aus Videointerview und schriftlichem Follow-up stattfinden. Auch Plattformen wie Foren oder Sprachnachrichtengruppen könnten genutzt werden, um interaktive Diskussionen mit mehreren Teilnehmenden zu führen (Thunberg & Arnell, 2022). Inwiefern solche Formate für eine Forschungsfrage geeignet sind, hängt von der Zielgruppe, dem Forschungsziel und den methodischen Anforderungen ab. Gleichzeitig kommen hier weitere Herausforderungen ins Spiel, insbesondere in Bezug auf Datenschutz und Anonymität. Damit Interviewte Sprachnachrichten oder Textinterviews durchführen können, müssen sie oft auf Plattformen geführt werden, die nicht zwingend den Datenschutzanforderungen entsprechen (z. B. WhatsApp, Signal, Threema). Forschende müssen daher vorab klären, welche Kommunikationswege sicher und ethisch vertretbar sind, und dies auch transparent mit den Teilnehmenden kommunizieren.

KI kann Forschenden dabei helfen, das geeignete Interviewformat und Setting direkt in Bezug auf die Forschungsfrage und das Forschungsziel zu wählen. Sie kann analysieren, welche Formate in vergleichbaren Studien die detailliertesten, relevantesten oder tiefgründigsten Antworten zu einem bestimmten Thema liefern. Auf dieser Basis lassen sich gezielt Empfehlungen ableiten, ob beispielsweise ein Face-to-Face-, Video-, Telefon- oder textbasiertes Interview am besten geeignet ist, um die Forschungsfrage zu beantworten. Darüber hinaus kann KI Vorschläge machen, wie das Setting gestaltet werden sollte (z. B. etwa Gruppengröße, Dauer oder hybride Kombinationen), um das Erreichen der Forschungsziele unter Berücksichtigung verschiedener Aspekte zu maximieren.

6.3 Übung mit Unterstützung von KI: Entwicklung eines eigenen Interviewleitfadens

Die Entwicklung des eigenen Interviewleitfadens hängt von verschiedenen Faktoren ab. Zunächst einmal stellt sich die Frage des Zugangs. Je nach gewählter Erhebungsmethode in einer Interviewstudie können die Elemente eines Leitfadens stark variieren. Dabei reicht die Bandbreite von völlig offenen Leitfäden ohne feste Vorgaben bis hin zu streng strukturierten Leitfäden mit festgelegten Fragen und Antwortformaten. Begründet sollte die Ausgestaltung im Rahmen der eigenen Forschungsfrage und des damit einhergehenden Forschungsdesigns sein.

Im Rahmen dieses Kapitels soll besonders auf das halbstrukturierte Interview eingegangen werden. Vorbereitungen auf andere Formen des Interviews lassen sich aber ebenfalls in dem vorgeschlagenen Muster durchführen, wobei die Anforderungen an den Interviewleitfaden natürlich unterschiedlich sein können.

Ein strukturierter Interviewleitfaden erfordert eine präzise Planung, um sicherzustellen, dass alle relevanten Aspekte der Forschungsfrage abgedeckt werden und die Interviewten konsistente Antworten liefern können. Die folgenden Leitfragen in ◘ Tab. 6.1 können dabei helfen, den Interviewleitfaden gezielt zu strukturieren und zu optimieren.

Dabei kann es hilfreich sein, diese Leitfragen auch einer KI mit den entsprechenden Interviewleitfragen zu stellen und so eine zweite Meinung zum Interviewleitfaden einzuholen. Denkbar ist auch, dass ergänzende Interviewfragen mithilfe einer KI erstellt werden. Hier sollte allerdings die Qualität der entwickelten Leitfragen anschließend kritisch unter Berücksichtigung verschiedener Kriterien evaluiert werden.

Beispiel-Prompt

Ich möchte einen halbstrukturierten Interviewleitfaden für eine qualitative Studie erstellen. Die Forschungsfrage lautet: [Hier die Forschungsfrage einfügen]. Das Ziel des Interviews ist es, [kurze Beschreibung des Forschungsziels, z. B. „Erfahrungen von Forschenden mit KI-gestützten Methoden zu untersuchen"].

Bitte erstelle einen strukturierten Interviewleitfaden mit 8 Hauptfragen, die in einer sinnvollen Reihenfolge stehen (vom Allgemeinen zum Spezifischen). Jede Hauptfrage sollte klar, offen und neutral formuliert sein, um ausführliche Antworten zu ermöglichen.

Zusätzlich soll jede Hauptfrage 2–3 Unterfragen enthalten, die als Vertiefung oder zur Klärung dienen können. Die Fragen sollten verschiedene Perspektiven auf das Thema erfassen und sowohl persönliche Erfahrungen als auch Einschätzungen zu übergeordneten Aspekten ermöglichen.

Die Struktur des Leitfadens sollte folgendermaßen sein:

- *Einleitungsfragen (z. B. Hintergrund der Interviewten, bisherige Erfahrungen mit dem Thema)*
- *Hauptfragen (Kernaspekte der Forschungsfrage, methodische, ethische, praktische Dimensionen)*
- *Abschlussfragen (z. B. Reflexion, offene Punkte, zukünftige Entwicklungen)*

Tab. 6.1 Mögliche Leitfragen zur Erstellung eines Interviewleitfadens

1. Definition des Untersuchungsziels	• Was ist die zentrale Forschungsfrage (bzw. was sind die zentralen Forschungsfragen), die das Interview beantworten soll? • Welche spezifischen Aspekte sollen untersucht werden? • Welche Zielgruppe wird befragt, und welche Perspektiven sollen berücksichtigt werden?
2. Themenbereiche und inhaltliche Struktur	• Welche Hauptthemen oder inhaltlichen Kategorien sind für das Interview relevant? • Sind diese Themen in einer logischen Reihenfolge angeordnet (vom Allgemeinen zum Spezifischen)? • Gibt es bestimmte Konzepte oder Modelle, die die Struktur des Interviews leiten sollten?
3. Entwicklung präziser Fragen	• Sind die Fragen klar und verständlich formuliert? (Keine Fachbegriffe oder mehrdeutigen Begriffe verwenden) • Sind die Fragen offen genug, um detaillierte Antworten zu ermöglichen? (z. B. „Wie?“ statt „Ja/Nein“-Fragen) • Sind die Fragen neutral formuliert und vermeiden sie Suggestionen? (z. B. „Wie bewerten Sie …?“ statt „Finden Sie nicht auch, dass …?“) • Gibt es eine Balance zwischen explorativen (offenen) und gezielten (geschlossenen) Fragen?
4. Differenzierung und Anpassung der Fragen	• Sind die Fragen an die jeweilige Zielgruppe angepasst (z. B. Fachsprache für Expert:innen, einfache Formulierungen für Laien)? • Werden unterschiedliche Perspektiven erfasst (z. B. persönliche Erfahrungen vs. allgemeine Einschätzungen)? • Gibt es Folgefragen oder vertiefende Fragen für besonders relevante Themen?
5. Reihenfolge und Interviewfluss	• Beginnt das Interview mit einfachen, einleitenden Fragen, um in das Thema einzuleiten und Vertrauen aufzubauen? • Sind die Fragen so angeordnet, dass sie eine logische Erzählstruktur fördern? • Wie flexibel kann der Leitfaden angepasst werden, falls neue relevante Themen im Gesprächsverlauf auftauchen?
6. Berücksichtigung von Sensibilität und Ethik	• Gibt es Fragen, die für die Interviewten unangenehm oder sensibel sein könnten? Falls ja, wie können diese behutsam formuliert werden? • Sind die Fragen so gestaltet, dass sie keine unbeabsichtigten negativen Reaktionen auslösen? • Werden ethische Grundsätze beachtet (z. B. Anonymität, Datenschutz, informierte Einwilligung)?
7. Abschluss und Reflexion	• Gibt es eine Abschlussfrage, die den Interviewten die Möglichkeit gibt, offene Punkte zu ergänzen? (z. B. „Gibt es noch etwas, das Sie hinzufügen möchten?“) • Wie wird sichergestellt, dass alle Themen aus dem Leitfaden behandelt wurden? • Gibt es eine Nachbereitungsstrategie, um Erkenntnisse aus den ersten Interviews oder im Rahmen eines Pretests zur Anpassung des Leitfadens zu nutzen?

Bitte achte darauf, dass die Fragen gut verständlich sind, keine Suggestionen enthalten und sich für verschiedene Interviewpersonen eignen. Falls relevant, können auch Fragen zu Herausforderungen, Chancen oder zukünftigen Entwicklungen aufgenommen werden.

Mithilfe eines solchen Prompts kann so ein Interviewleitfaden entwickelt werden, welcher mit den eigenen Fragen verglichen und damit als Korrektur, Optimierung oder Ergänzung eingesetzt wird. Alternativ könnte auch der ausgegebene Interviewleitfaden weiter ausgebaut werden. Die Autor:innen empfehlen, den Interviewleitfaden durch den Einsatz von KI nach einer eigenen, selbstständigen Entwicklung zu ergänzen und nicht den KI-generierten Interviewleitfaden als Basis zu nutzen, da so relevante Aspekte fehlen oder nicht ausreichend berücksichtigt würden.

6.4 Reflexion: Leitfragen zur Bewertung des Interviewleitfadens

Sie haben nun einen Interviewleitfaden erstellt oder möchten einen bestehenden Leitfaden überprüfen? Dann können Sie mithilfe der nächsten Reflexionsfragen Ihren Interviewleitfaden evaluieren. Zusätzlich können Sie Ihren Leitfaden im nächsten Kapitel im Rahmen eines kognitiven Pretests testen (Kap. 7). Es folgen nun zunächst einzelne Reflexionsfragen, die Sie zur ersten Reflexion anwenden können.

1. **Sind die Fragen offen genug formuliert, um vielfältige Antworten zu ermöglichen?**
   Beispiel: Angenommen, Sie fragen: „Nutzen Sie KI in Ihrer Forschung?". Eine geschlossene Antwort („Ja" oder „Nein") liefert wenig Einblick in individuelle Erfahrungen. Stattdessen könnte eine offenere Frage wie „Welche Erfahrungen haben Sie mit dem Einsatz von KI in Ihrer Forschung gemacht?" detailliertere und reichhaltigere Antworten ermöglichen.
2. **Sind die Fragen klar und eindeutig formuliert? Könnten Begriffe unterschiedlich interpretiert werden?**
   Beispiel: Eine Frage wie „Wie beeinflusst KI Ihre Arbeit?" könnte unklar sein, da „Arbeit" je nach Person unterschiedliche Bedeutungen haben kann (methodische Anwendung, Datenanalyse, ethische Reflexion). Eine präzisere Formulierung wäre: „Wie hat der Einsatz von KI Ihre Forschungsprozesse verändert?".
3. **Gibt es Fragen, die mehrere Aspekte gleichzeitig abdecken und dadurch verwirrend sein könnten?**
   Beispiel: „Welche Herausforderungen und Chancen sehen Sie im Einsatz von KI?". Diese Frage kombiniert zwei Themen in einer Frage, was dazu führen kann, dass Interviewte sich auf nur ein Thema konzentrieren oder keine zielgerichtete Antwort geben. Stattdessen könnten zwei separate Fragen zu jeweils einem Thema gestellt werden: „Welche Herausforderungen sehen Sie im Einsatz von KI in Ihrer Forschung?" und „Welche Chancen ergeben sich durch den Einsatz von KI in Ihrer Forschung?".

4. **Werden alle relevanten Perspektiven erfasst oder fehlt eine wichtige Sichtweise?**
   Beispiel: Sie interviewen Forschende über KI in der qualitativen Forschung, berücksichtigen aber nur technikaffine Personen. Würde es die Ergebnisse bereichern, auch skeptische oder wenig erfahrene Forschende zu befragen? Falls ja, sollten Sie gezielt Fragen einfügen, um auch diese Perspektiven zu erfassen.
5. **Sind die Fragen neutral formuliert oder könnten sie suggestiv wirken?**
   Beispiel: „Wie sehr hat KI Ihre Forschungsarbeit verbessert?" impliziert eine positive Wirkung. Eine neutralere Formulierung wäre: „Welche Auswirkungen hatte KI auf Ihre Forschungsarbeit?".
6. **Bietet der Leitfaden genügend Flexibilität für unvorhergesehene Themen, die während des Interviews entstehen können?**
   Beispiel: Falls Interviewte ein unerwartetes Thema ansprechen (z. B. Datenschutzbedenken, die nicht im Leitfaden vorgesehen sind), gibt es Raum für vertiefende Nachfragen? Sollte eine offene Abschlussfrage wie „Gibt es noch etwas, das Sie zu diesem Thema ergänzen möchten?" eingefügt werden?
7. **Sind die Fragen in einer logischen Reihenfolge angeordnet, sodass sie das Gespräch fließend gestalten?**
   Beispiel: Beginnt der Leitfaden mit einfachen, allgemeinen Fragen, bevor spezifische und komplexe Fragen folgen? Eine ungeordnete Reihenfolge könnte dazu führen, dass Interviewte abschweifen, sich wiederholen oder sich überfordert fühlen.
8. **Gibt es Fragen, die sich inhaltlich überschneiden oder redundant sind?**
   Beispiel: Falls eine Frage nach den bisherigen Erfahrungen mit KI und eine andere nach den Herausforderungen im Umgang mit KI fragt, könnten ähnliche Antworten entstehen. Diese Wiederholungen könnten den Gesprächsfluss stören. Könnte in dem Fall eine Zusammenführung oder Umformulierung sinnvoll sein?
9. **Sind die Fragen an die Zielgruppe angepasst (z. B. sprachlich verständlich, relevante Begriffe, angemessenes Niveau)?**
   Beispiel: Wenn Ihre Zielgruppe Forschende mit wenig technischer Erfahrung sind, könnte eine Frage wie „Wie nutzen Sie neuronale Netze mittels API-Zugang in Ihrer Datenanalyse?" unpassend sein. Eine klarere Alternative wäre: „Haben Sie bereits KI-gestützte Tools in Ihrer Forschung genutzt? Wenn ja, welche?".
10. **Haben Sie eine Strategie, um unklare oder ausweichende Antworten zu klären?**
    Beispiel: Falls Interviewte auf eine offene Frage nur sehr kurz antworten („Ja, ich nutze KI manchmal."), haben Sie eine Möglichkeit, das Gespräch weiterzuführen? Nachfragen wie „Könnten Sie ein Beispiel für eine Anwendung nennen?" oder „Wie hat sich Ihre Arbeit dadurch verändert?" können helfen, detailliertere Antworten zu erhalten.

6.5 Chancen und Grenzen von KI bei der Entwicklung eines Interviewleifadens

Der Einsatz von KI in der qualitativen Forschung und insbesondere bei der Entwicklung von Interviewleitfäden eröffnet zahlreiche Chancen, bringt aber auch gewisse Grenzen mit sich. Während KI-gestützte Systeme helfen können, effiziente, gut strukturierte und theoretisch fundierte Leitfäden zu erstellen, gibt es zugleich Herausforderungen im Hinblick auf methodische Qualität, ethische Überlegungen und die Notwendigkeit menschlicher Reflexion.

Ein zentraler Vorteil von KI liegt in der Effizienzsteigerung. KI-Modelle können innerhalb kürzester Zeit eine Vielzahl an Fragen generieren und somit den Prozess der Leitfadenerstellung erheblich beschleunigen. Forschende müssen nicht bei null beginnen, sondern können sich Vorschläge machen lassen, die sie weiter verfeinern. Zudem sind die generierten Fragen oft gut strukturiert, da LLMs auf große Mengen wissenschaftlicher Texte und qualitative Forschungsmethoden trainiert sind. Darüber hinaus kann die KI durch ihre Fähigkeit, Sprache flexibel zu generieren, Forschende dabei unterstützen, präzise und neutrale Fragen zu formulieren, um Suggestionen zu vermeiden. Die Vielfalt der generierten Fragen kann auch neue Perspektiven eröffnen, die Forschenden vielleicht nicht sofort in den Sinn gekommen wären. KI kann beispielsweise alternative Fragestellungen oder Themenbereiche vorschlagen, die in den ursprünglichen Überlegungen nicht enthalten waren, was dabei helfen kann, blinde Flecken in der Planung zu identifizieren. Ebenso kann die KI Fragen an verschiedene Zielgruppen anpassen, indem sie je nach Bedarf wissenschaftliche Fachsprache oder alltagstaugliche Formulierungen verwendet.

Ein weiterer großer Vorteil ist die Unterstützung bei der Reflexion des Leitfadens vor der eigentlichen Interviewdurchführung. KI kann helfen, die Verständlichkeit, Klarheit und Neutralität der Fragen zu überprüfen, indem sie alternative Formulierungen vorschlägt oder sogar typische Antworten eines Interviewten simuliert. Forschende können so erkennen, ob die Fragen zielführend sind oder möglicherweise angepasst werden sollten. Auch für das kognitive Pretesting kann KI genutzt werden, indem sie simulierte Antworten aus unterschiedlichen Perspektiven generiert und somit dabei hilft, mögliche Missverständnisse oder Unklarheiten in den Fragen aufzudecken.

Dennoch gibt es klare Grenzen in der Anwendung von KI für die Entwicklung von Interviewleitfäden. Eine der größten Herausforderungen ist die mangelnde inhaltliche Tiefe und Kontextsensitivität. Während KI beeindruckend vielfältige Fragen generieren kann, fehlt der KI ein echtes Verständnis für den spezifischen Forschungskontext. Die Fragen basieren auf Mustern aus Trainingsdaten, ohne dass die KI den theoretischen Rahmen oder die Zielsetzung der Forschung vollständig durchdringen kann. Forschende müssen daher die Vorschläge kritisch prüfen und womöglich anpassen. Zudem fehlt der KI die Fähigkeit zur methodischen Reflexion. Während KI eine strukturierte Liste von Fragen erstellen kann, kann sie keine Feinabstimmung vornehmen, die notwendig ist, um qualitative Interviews methodisch sauber zu gestalten. Aspekte wie Gesprächsdynamik, die Notwendigkeit spontaner Anpassungen oder ethische Überlegungen können von der KI nicht eigenständig antizipiert werden.

Ein weiteres Problem ist das Risiko von Bias und Stereotypen in den generierten Fragen. KI-Modelle sind auf großen Datenmengen aus dem Internet trainiert, die auch Verzerrungen enthalten können. Dadurch kann es passieren, dass die KI bestimmte Annahmen oder kulturelle Stereotypen in ihre Fragen übernimmt, was die Neutralität des Leitfadens beeinträchtigen könnte. Forschende müssen daher besonders darauf achten, dass die Fragen keine unbeabsichtigten Voreingenommenheiten enthalten. Hinzu kommt, dass qualitative Interviews dynamisch verlaufen. Gute Interviewende passen ihre Fragen situativ an und reagieren flexibel auf Antworten. LLMs können zwar eine Liste von Fragen erstellen, aber sie können nicht vorhersagen, welche spontanen Gesprächsentwicklungen sich ergeben. Dies bedeutet, dass Forschende den Leitfaden so gestalten müssen, dass er ausreichend Spielraum für flexible Nachfragen zulässt und nicht zu starr strukturiert ist.

Ein weiterer kritischer Punkt sind ethische und datenschutzrechtliche Herausforderungen. Wenn KI für die Erstellung von Interviewleitfäden genutzt wird, müssen Forschende sicherstellen, dass keine sensiblen oder personenbezogenen Daten in den Prompt eingegeben werden. Dies betrifft insbesondere Themen, die ethische oder rechtliche Sensibilität erfordern, wie Gesundheitsdaten oder personenbezogene Informationen. Außerdem stellt sich die Frage, inwiefern KI-generierte Inhalte mit wissenschaftlichen Ethikrichtlinien vereinbar sind. Besonders in sensiblen Forschungsfeldern wie der Gesundheits- oder Sozialwissenschaft ist eine sorgfältige Überprüfung der Interviewfragen notwendig, um sicherzustellen, dass die Fragen nicht unbeabsichtigt problematische oder irreführende Formulierungen enthalten.

Insgesamt kann KI ein wertvolles Werkzeug zur Unterstützung der Interviewleitfadenerstellung sein. Sie kann Effizienz, Struktur und neue Perspektiven bieten, ersetzt aber nicht die wissenschaftliche Reflexion und methodische Expertise der Forschenden. Die sinnvollste Nutzung liegt daher in einer hybriden Vorgehensweise: Forschende entwickeln eigene Fragen und nutzen die generierten Fragen als Abgleich und passen den Leitfaden dann gezielt mit den weiteren Ideen und Informationen an ihre spezifische Forschungsfrage, ihren theoretischen Rahmen und ihre Zielgruppe an. Auf diese Weise kann KI als kreative Unterstützung dienen, bleibt aber stets nur ein Werkzeug und nicht die Instanz der wissenschaftlichen Reflexion und Entwicklung.

6.6 Fazit

Interviewleitfäden sind ein zentrales Werkzeug der qualitativen Forschung. Sie gewährleisten, dass Interviews einer klaren Struktur folgen, ohne dabei die notwendige Offenheit und Flexibilität zu verlieren. Ein gut konzipierter Leitfaden unterstützt Forschende darin, die Forschungsfrage systematisch zu bearbeiten und zugleich den Interviewten ausreichend Raum für eigene Perspektiven zu geben. Die in diesem Kapitel dargestellten Interviewformen und -settings verdeutlichen, dass Leitfäden je nach methodischem Ansatz, thematischem Schwerpunkt und Kontext variieren müssen, um verlässliche und aussagekräftige Daten zu generieren.

Besonderes Augenmerk wurde auf den Aufbau von Leitfäden gelegt, die sich typischerweise in Einleitungs-, Haupt- und Abschlussfragen gliedern. Diese Struktur erleichtert es, Vertrauen aufzubauen, zentrale Aspekte der Forschungsfrage zu vertiefen und abschließend zusätzliche Sichtweisen einzubeziehen. Zugleich ist deutlich geworden, dass der Leitfaden nicht als starres Gerüst verstanden werden darf, sondern als flexible Orientierung, die situatives Nachfragen und Anpassungen ermöglicht.

Der Einsatz von KI kann in diesem Prozess zusätzliche Unterstützung leisten. KI-gestützte Systeme können dabei helfen, Fragen vorzustrukturieren, alternative Formulierungen vorzuschlagen und die Verständlichkeit oder Neutralität einzelner Fragen zu überprüfen. Auch im kognitiven Pretesting können KI-Simulationen (vgl. ▶ Kap. 7) wertvolle Hinweise auf mögliche Missverständnisse oder Optimierungspotenziale geben. Dennoch bleibt die wissenschaftliche Verantwortung bei den Forschenden, die Qualität, Relevanz und ethische Angemessenheit der Fragen sicherzustellen.

Insgesamt zeigt sich, dass der Interviewleitfaden einen methodischen Kern darstellt, der maßgeblich die Qualität qualitativer Daten bestimmt. Forschende sind gefordert, diesen Leitfaden sorgfältig zu entwickeln, kritisch zu reflektieren und den Einsatz von KI sinnvoll und transparent in diesen Prozess einzubinden. Nur so kann gewährleistet werden, dass Interviews fundierte und belastbare Erkenntnisse hervorbringen, die den Ansprüchen wissenschaftlicher Forschung genügen.

Literaturempfehlungen

Helfferich, C. (2011). Die Qualität qualitativer Daten. Manual für die Durchführung qualitativer Interviews (4. überarb. Aufl.). Wiesbaden: VS Verlag für Sozialwissenschaften.

Dieses Standardwerk ist eines der praxisnahesten Manuals für qualitative Interviews. Helfferich zeigt, wie durch methodisches Vorgehen Fragen präzisiert werden können, sodass Interviews sowohl offen als auch zielgerichtet verlaufen. Für die Interviewleitfadenentwicklung bietet das Werk konkrete Techniken und Beispiele, die unmittelbar in die Praxis übertragen werden können.

Flick, U. (2022). Qualitative Sozialforschung. Eine Einführung (10. überarb. Aufl.). Reinbek bei Hamburg: Rowohlt.

Flick liefert eine umfassende Einführung in qualitative Methoden und deren Logik. Für die Entwicklung von Interviewleitfäden ist insbesondere der Teil zur Konstruktion von Forschungsfragen und zur methodischen Umsetzung relevant. Er verdeutlicht, wie Forschungsziele in konkrete Interviewfragen überführt werden können, ohne die Offenheit qualitativer Forschung aufzugeben. Damit dient das Werk als theoretische Grundlage, um die eigenen Leitfäden methodisch sauber zu verankern.

Kallio, K., Pietilä, A.-M., Johnson, M., & Kangasniemi, M. (2016). Systematic Methodological Review: Developing a Framework for a Qualitative Semi-Structured Interview Guide. Journal of Advanced Nursing, 72(12), 2954–2965.

Dieser international anerkannte Übersichtsartikel stellt ein systematisches Rahmenmodell für die Entwicklung halbstrukturierter Interviewleitfäden vor. Besonders nützlich ist, dass die Autor:innen die Entwicklungsschritte von der Literaturrecherche über die Operationalisierung bis zur Pilotierung klar strukturieren. Für Forschende bietet dieser Beitrag eine wissenschaftlich fundierte Vorlage, um Leitfäden nachvollziehbar und methodisch abgesichert zu entwickeln.

Mey, G., & Mruck, K. (Hrsg.). (2010). Handbuch Qualitative Forschung in der Psychologie. Weinheim: Beltz.

Dieses Handbuch bündelt eine Vielzahl methodischer Beiträge und enthält explizit Kapitel zur Formulierung von Fragen und zum Aufbau qualitativer Leitfäden. Besonders für psychologische Forschung wird dargestellt, wie Fragen so gestaltet werden, dass sie sowohl theoriebasiert als auch offen für unerwartete Antworten bleiben. Das Werk ist hilfreich, um die Entwicklung von Interviewleitfäden in einen breiteren methodischen Kontext einzuordnen.

Literatur

Archibald, M. M., Ambagtsheer, R. C., Casey, M. G., & Lawless, M. (2019). Using Zoom videoconferencing for qualitative data collection: Perceptions and experiences of researchers and participants. *International Journal of Qualitative Methods, 18*, 1609406919874596. https://doi.org/10.1177/1609406919874596

Götzenbrucker, G., Griesbeck, M., & Preibisch, K. (2022). Qualitative Interviewforschung mit vulnerablen Gruppen: Methodologische Reflexionen zum Einsatz von Präsenz-, Telefon- und Videotelefonie-Interviews in einem Forschungsprojekt zu Angst und Mobilität. *Forum Qualitative Sozialforschung/Forum: Qualitative Social Research, 23*(3). https://doi.org/10.17169/FQS-23.3.3934

Helfferich, C. (2011). *Die Qualität qualitativer Daten: Manual für die Durchführung qualitativer Interviews* (4. Aufl.). VS, Verl. für Sozialwiss.

Helfferich, C. (2014). Leitfaden- und Experteninterviews. In N. Baur & J. Blasius (Hrsg.), *Handbuch Methoden der empirischen Sozialforschung* (S. 559–574). Springer Fachmedien Wiesbaden. https://doi.org/10.1007/978-3-531-18939-0_39

marktforschung.de. (2020, Oktober 1). Digital Qualitativ – Fokusgruppen und Interviews kreativ einsetzen und erweitern. *marktforschung.de*. https://www.marktforschung.de/marktforschung/a/digital-qualitativ-fokusgruppen-und-interviews-kreativ-einsetzen-und-erweitern-1/. Zugegriffen am 02.04.2026.

Mey, G., & Mruck, K. (Hrsg.). (2011). *Grounded Theory Reader*. VS Verlag für Sozialwissenschaften. https://doi.org/10.1007/978-3-531-93318-4

Thunberg, S., & Arnell, L. (2022). Pioneering the use of technologies in qualitative research – A research review of the use of digital interviews. *International Journal of Social Research Methodology, 25*(6), 757–768. https://doi.org/10.1080/13645579.2021.1935565

Ullrich, C. G. (2024). Qualitative Online-Interviews. Methodische und methodologische Untersuchung asynchron-schriftlicher Leitfadeninterviews. *ZQF – Zeitschrift für Qualitative Forschung, 25*(2–2024), 289–304. https://doi.org/10.3224/zqf.v25i2.08

KI-gestütztes kognitives Pretesting zur Interviewvorbereitung

Inhaltsverzeichnis

C. Kempny et al., *KI in der qualitativen Forschung*, https://doi.org/10.1007/978-3-662-73089-8_7

7.1 Lernziele

- Verstehen, was kognitive Pretests sind und warum sie in der qualitativen Forschung wichtig sind.
- Anwenden von KI-gestützten Leitfragen, um Interviewleitfäden systematisch zu prüfen und zu verbessern.
- Erkennen, wie Personas entwickelt und genutzt werden können, um Interviewsituationen realistisch mittels KI zu simulieren.
- Reflexion der eigenen Fragen und Interviewtechniken anhand der Ergebnisse aus dem kognitiven Pretesting.
- Entwickeln von Strategien, um KI-gestützte Pretests sinnvoll mit klassischen Pretestmethoden zu kombinieren.

7.2 Theoretische Grundlagen des kognitiven Pretesting

Bei der Entwicklung qualitativer Interviewleitfäden ist es wichtig, die Verständlichkeit und Eindeutigkeit der Fragen sicherzustellen. In großen Forschungsprojekten mit mehreren Forschenden können sich die einzelnen Personen untereinander absprechen und gemeinsam und iterativ einen Interviewleitfaden generieren. Besonders in kleinen Projekten oder bei wissenschaftlichen Arbeiten, wo Studierende oder Forschende wenig Erfahrung im Entwickeln von Interviewleitfäden haben, fehlt häufig diese weitere Instanz des Austauschs. Daher wird im Folgenden eine Methode, die klassisch aus der quantitativen Forschung kommt, genutzt, um einen Interviewleitfaden weiter zu überarbeiten und auf Verständlichkeit für die Stichprobe zu verfeinern (Helfferich, 2011). Im Folgenden wird zunächst der kognitive Pretest als Methode der quantitativen Forschung beschrieben und anschließend auf die Unterstützung bei der Interviewleitfadenerstellung übertragen. Wenn Forschende in einem Projekt arbeiten, in dem entweder die zeitlichen oder die personellen Ressourcen fehlen oder wenn Forschende eine weitere Meinung zu ihrem Leitfaden einbinden wollen, besteht die Möglichkeit, ein kognitives Pretesting mit einer Persona mithilfe von KI durchzuführen. Genauso denkbar ist es aber auch, dass eine reale Person die Persona spielt oder Forschende eine echte Person aus dem Feld für ein Pretesting einsetzen.

Kognitive Pretests kommen ursprünglich aus der quantitativen Fragebogenentwicklung. Unter kognitiven Pretests versteht man Testinterviews, in denen Fragen vorab in einer kleinen Stichprobe erprobt werden, um potenzielle Probleme bei der quantitativen Skalenentwicklung frühzeitig aufzudecken (Drennan, 2003). Kognitive Pretests (häufig in Form kognitiver Interviews) gehören zu wichtigen Verfahren der quantitativen Fragebogenentwicklung (Bethmann et al., 2019). Verschiedene Techniken wie etwa Lautes Denken (Think-Aloud) oder gezieltes Nachfragen (Probing) prüfen, ob Fragen für die Interviewten verständlich sind und wie sie interpretiert bzw. tatsächlich verstanden werden. Auf diese Weise lassen sich Schwierigkeiten der Interviewten bei der Beantwortung feststellen und die zugrunde liegenden Ursachen aufdecken (Bethmann et al., 2019; Drennan, 2003).

Der Zweck kognitiver Pretests besteht also darin, die Qualität von quantitativen Fragen zu verbessern, bevor die eigentliche Studie durchgeführt wird. Nur wenn die Teilnehmenden die Fragen so verstehen, wie die Forschenden es beabsichtigt haben, können valide und zuverlässige Antworten zum Beispiel mit psychometrischen Skalen erhoben werden. Selbst erfahrene Forschende können nicht immer vorab perfekte Fragen formulieren, und Formulierungsprobleme oder Mehrdeutigkeiten fallen ohne kognitives Pretesting oft erst im Praxistest auf. Entsprechend sind kognitive Pretests ein wesentlicher Bestandteil der Qualitätssicherung in der quantitativen Forschung (Erkinger, 2012).

Kognitive Pretests haben ihre Wurzeln in einer Verbindung von Kognitionspsychologie und Umfrageforschung, die Anfang der 1980er-Jahre entstand (Erkinger, 2012). Ziel war es, mit neuen Pretestmethoden die Qualität von Befragungsdaten zu erhöhen (Erkinger, 2012). Theoretisch basieren kognitive Interviews auf dem Verständnis, dass Interviewte beim Beantworten von Fragen einen mehrstufigen kognitiven Prozess durchlaufen (Tourangeau et al., 2000). Probleme können auf jeder dieser Stufen auftreten. Diese Stufen umfassen 1. das Verstehen der Frage, 2. das Erinnern benötigter Informationen, 3. das Bewerten der passenden Antwort oder 4. das eigentliche Antworten. Ohne ein kognitives Pretesting bleiben solche möglichen Probleme unsichtbar und können die Antwort in einer realen Befragung später verfälschen oder unvollständig machen. Sie machen also den mentalen Frage-Antwort-Prozess transparent, um mögliche Fehlerquellen im Verständnis und in der Beantwortung von Fragen aufzudecken (Tourangeau et al., 2000).

Auf Basis dieses Vier-Phasen-Modells lässt sich verstehen, warum kognitive Pretests so wertvoll sind. Die in Pretestinterviews eingesetzten Techniken (Lautes Denken, Nachfragen etc.) zielen darauf ab, herauszufinden, in welcher Phase des kognitiven Prozesses eventuelle Verständnishürden oder Fehler auftreten (Tourangeau et al., 2000). Wird z. B. eine Frage falsch interpretiert (Phase 1) oder können benötigte Details nicht erinnert werden (Phase 2), kann die Frageformulierung entsprechend überarbeitet werden. Indem Forschende die Denkprozesse der Interviewten analysieren, können sie nicht nur erkennen, dass ein Problem auftritt, sondern auch warum. Dies ermöglicht es, Fragen gezielt zu verbessern. Am Ende des Pretests steht idealerweise ein optimierter Fragenkatalog, der klare und eindeutige Fragen enthält. Dadurch steigt die Wahrscheinlichkeit, in der eigentlichen Erhebung valide Daten zu erhalten (Erkinger, 2012). Ein weiterer Vorteil dieser qualitativ-interpretativen Methode ist ihre Effizienz: Oft genügt bereits eine geringe Zahl an Testinterviews, um die gravierendsten Probleme eines Fragebogens oder Leitfadens aufzudecken (Erkinger, 2012). Auf diese Weise können kognitive Pretests mit relativ geringem Aufwand große Verbesserungen in der Datenqualität bewirken. Auch wenn kognitive Pretests ursprünglich in der quantitativen Forschung beheimatet waren, können sie auch bei der Leitfadenentwicklung in qualitativen Forschungsprojekten helfen, gute und verständliche Interviewleitfäden zu erstellen.

7.3 Methoden kognitiver Pretests

In kognitiven Pretests können verschiedene methodische Techniken zum Einsatz kommen. Zentral sind vor allem zwei Ansätze: das Laute Denken (Think-Aloud) und das verbale Nachfragen (Probing). Beide dienen dazu, Einblick in die Gedanken der Interviewten zu erhalten, unterscheiden sich jedoch in ihrer Vorgehensweise.

7.3.1 Lautes Denken (Think-Aloud)

Definition

Die ***„Think-Aloud"-Methode*** *(auf Deutsch: Lautes Denken) ist eine Befragungsmethode, bei der Personen während der Bearbeitung einer Aufgabe ihre Gedanken, Überlegungen und Entscheidungsprozesse laut aussprechen, um Einblicke in ihr kognitives Vorgehen zu erhalten.*

Bei der Think-Aloud-Technik wird die Testperson gebeten, während des Beantwortens einer Frage alle ihre Gedanken laut auszusprechen. Das heißt, die interviewte Person soll in Echtzeit verbalisieren, was ihr durch den Kopf geht, sobald sie die Frage liest und über die Antwort nachdenkt (Eccles & Arsal, 2017; Erkinger, 2012; Wolcott & Lobczowski, 2021). Die Interviewenden nehmen hierbei eine zurückhaltende Rolle ein und unterbrechen nicht. Sie hören hauptsächlich zu und protokollieren die Äußerungen. Durch dieses laute Denken wird der normalerweise unsichtbare kognitive Antwortprozess für die Forschenden beobachtbar.

▶ Beispiel

Angenommen, die Frage lautet: „Wie häufig haben Sie in Ihren Forschungsprojekten KI-gestützte Analysetools eingesetzt?". In einem Think-Aloud-Pretest würde die Interviewte beispielsweise laut überlegen: „Hm, was zählt alles als KI-gestütztes Tool? Ich nutze regelmäßig automatische Transkriptionssoftware für Interviews, aber auch die MAXQDA-KI-Funktion zur Kodierung. Zählt das beides als KI-Einsatz? Vielleicht müsste ich auch Chatbots zur Artikelsuche mit einbeziehen..." ◀

Dieses laute Mitdenken gibt den Interviewenden Einblick, wie die Person die Begriffe „KI-gestützte Analysetools" und „Forschungsprojekte" versteht und welche Strategie sie nutzt, um ihre Antwort zu ermitteln. Etwaige Unklarheiten (z. B. ob bestimmte Anwendungen als KI-Tools gelten) werden sofort deutlich.

Das laute Denken hat den Vorteil, dass spontan und ungefiltert ersichtlich wird, wie die Frage verstanden wird und wo Denkprobleme auftreten. Die Methode ist so offen und explorativ, dass die Interviewten sie gewissermaßen selbst durchführen, ohne dass die Interviewenden gezielt eingreifen. So können unvorhergesehene Verständnisprobleme zutage treten.

Allerdings erfordert diese Technik einige Übung von den Teilnehmenden: Nicht allen fällt es leicht, ihre Gedanken frei zu verbalisieren. Manche könnten bestimmte Gedanken auslassen oder zögern, alles mitzuteilen. Zudem besteht ein gewisses Risiko, dass das laute Aussprechen die natürlichen Denkprozesse beeinflusst. Daher erhalten Testpersonen meist eine Einführung und Übung im Lauten Denken, bevor das eigentliche Pretestinterview beginnt, damit sie sich an die Situation gewöhnen. Während des Think-Aloud-Pretests greift die interviewende Person also nur minimal ein. Typischerweise ist es lediglich notwendig, die Interviewteilnehmenden mit Aufforderungen wie „Bitte denken Sie weiter laut." an die Methode zu erinnern.

7.3.2 Verbales Nachfragen (Probing)

Definition

Probing *bezeichnet das gezielte, unterstützende Nachfragen durch die Forschenden im Rahmen eines kognitiven Pretestings, um unklare, knappe oder implizite Aussagen zu vertiefen.*

Die zweite zentrale Technik im kognitiven Pretest ist das verbale Nachfragen, auch Probing genannt. Hierbei stellt die interviewende Person gezielte Zusatzfragen an die Testperson, um ihr Verständnis und ihre Gedankengänge aktiv zu ergründen (Robinson, 2023). Im Unterschied zum Lauten Denken, bei dem die Information ungefragt von der Testperson kommt, werden beim Probing bestimmte Aspekte oder Begriffe von den Interviewenden hinterfragt (Priede & Farrall, 2011).

Probing kann während des Pretests auf zwei Weisen eingesetzt werden: sofort nach jeder einzelnen Frage (Concurrent Probing) oder erst nach Abschluss des ganzen Frageblocks (Retrospective Probing). In der Praxis ist es üblich, nach der Beantwortung einer Interviewfrage direkt einige Nachfragen zu stellen, solange der Gedankengang noch präsent ist.

Typische Probing-Fragen sind zum Beispiel:

▶ Beispiel

Verständnis-Probe: „Können Sie mir mit eigenen Worten erklären, was Sie unter dieser Frage verstehen?“ ◀

Diese Frage prüft, ob die Interviewten die Formulierung so aufgefasst haben wie von den Interviewenden beabsichtigt. Sie entspricht dem Paraphrasieren: Die Testperson beschreibt mit eigenen Worten, was sie denkt, was die ursprüngliche Interviewfrage von ihr wissen wollte.

▶ Beispiel

Begriffs-Probe: „Was verstehen Sie unter dem Begriff X in der Frage?“ ◀

Hiermit werden gezielt ein möglicherweise mehrdeutiger Begriff und das Verständnis der Frageninhalte überprüft.

▶ Beispiel

Recall-Probe (Erinnerung): „Wie sind Sie zu Ihrer Antwort gekommen? Können Sie sich erinnern, welche Überlegungen Sie angestellt haben?“ ◀

Damit wird ergründet, welche Erinnerungsstrategie genutzt wurde, z. B. ob die Person geschätzt hat oder im Kopf einzelne Ereignisse zusammengetragen hat.

▶ Beispiel

Bewertungs-Probe: „Wie sicher sind Sie sich bei Ihrer Antwort?“ ◀

Diese Nachfrage (auch Confidence Rating genannt) deckt auf, ob die Person eher geraten hat oder ihre Antwort mit Unsicherheit verbunden ist.

Die Probing-Methode bietet den Vorteil, dass die Interviewenden sehr gezielt bestimmte Verständnisaspekte überprüfen können. Sie erhalten direkte Antworten auf potenzielle Unklarheiten. Dadurch lassen sich konkrete Problemstellen identifizieren, die beim bloßen Lauten Denken eventuell vergessen worden wären. So fallen beim Probing etwa Verständnisprobleme bei Teilnehmenden auf, welche sonst nicht laut ausgesprochen worden wären (Erkinger, 2012). Zudem ist Probing für die Teilnehmenden oft einfacher, da sie nur auf die gestellten Nachfragen reagieren und nicht von sich aus alle Gedanken formulieren müssen. Auf der anderen Seite erfordert diese Technik von den Interviewenden einiges an Fingerspitzengefühl: Die Fragen müssen neutral formuliert sein, um die Testperson nicht in eine bestimmte Richtung zu lenken. Außerdem darf man nicht zu viele Fragen auf einmal stellen, damit die Interviewten nicht überfordert werden. In der Praxis werden deshalb in einem kognitiven Interview ausgewählte „Probes" eingesetzt, die zuvor konzipiert oder in der Literatur empfohlen wurden. Trotz dieser Struktur bleibt ein kognitiver Pretest flexibel. Das bedeutet, dass die Interviewenden spontan je nach Antwort weitere Nachfragen stellen können, wenn etwas Unklares auftaucht.

Definition

***Probes** sind gezielte Nachfragen im Rahmen kognitiver Pretests, die dazu dienen, das Verständnis, die Verarbeitung und die Beantwortung qualitativer Fragen durch Interviewte zu überprüfen. Sie liefern keine inhaltlichen Daten, sondern helfen, potenzielle Missverständnisse, Unklarheiten oder kognitive Schwierigkeiten der Fragestellung aufzudecken. Ein Beispiel ist die Nachfrage „Können Sie mir bitte in eigenen Worten sagen, was Sie mit dieser Frage verbinden?", mit der überprüft wird, ob die Frage so verstanden wird wie von den Interviewenden beabsichtigt.*

Es gibt kein Entweder-oder zwischen beiden Techniken. Beide Techniken können einzeln oder gemeinsam angewendet werden. So kann man beispielsweise die Testpersonen zunächst laut denken lassen und im Anschluss zusätzlich Nachfragen zu bestimmten beobachteten Unklarheiten stellen. Wichtig ist, das richtige Gleichgewicht zu finden: Zu viel Eingreifen kann die spontanen Reaktionen hemmen, zu wenig Eingreifen birgt das Risiko, dass bestimmte Problemlagen unerkannt bleiben. Unerfahrenen Forschenden wird empfohlen, zunächst einen Leitfaden für mögliche Probing-Fragen zu erstellen und das Laute Denken vorab mit einer Person zu üben, um ein Gefühl für den Ablauf zu bekommen. Solche Übungen lassen sich auch mit einer KI durchführen, indem das Modell die Rolle eines Testbefragten simuliert. So können Forschende erste Eindrücke sammeln, wie Fragen verstanden werden könnten, bevor sie mit realen Interviewpersonen arbeiten.

7.4 Übung mit Unterstützung von KI: Einsatz von Personas

Bei der Durchführung von kognitiven Pretests, z. B. in Form von Ansätzen wie Lautes Denken oder Probing, und an verschiedenen weiteren Stellen in der qualitativen Interviewforschung, kann es sich anbieten, einzelne Interviews mit Unterstützung von KI zu simulieren. So kann die Interviewdurchführung in einer KI-Umgebung trainiert werden. Damit diese Simulationen gut funktionieren und die Personengruppen repräsentieren, welche auch später befragt werden sollen, bietet sich die Entwicklung von eigenen Testpersonas an. Im Folgenden wird beschrieben, wie einzelne Personas erstellt werden können, damit sie in den KI-gestützten Simulationen von Interviews (z. B. im Rahmen von kognitiven Pretests) genutzt werden können.

Definition

Eine ***Persona*** *ist eine fiktive, aber realitätsnahe Charakterbeschreibung, die typische Merkmale, Bedürfnisse und Verhaltensweisen einer bestimmten Zielgruppe oder Personengruppe repräsentiert. Sie wird auf Basis von Daten, Annahmen oder Beobachtungen erstellt.*

Die Erstellung von Personas kann in den vorgeschlagenen Fällen (z. B. kognitives Pretesting oder Interviewsimulationen) eine hilfreiche Methode sein, um sich gezielt auf Interviews vorzubereiten. Sie ermöglicht es, verschiedene Perspektiven einzunehmen und die Vielfalt möglicher Befragungssituationen zu berücksichtigen. Auch können Interviewverläufe mit verschiedenen Personas geübt werden, wenn bisher wenig Erfahrung in der Durchführung von Interviews vorliegt. Das Ziel der Interviewsimulation mit Personas ist es, eine möglichst breite Variation an Interviewpersonen zu simulieren, um den Interviewleitfaden in unterschiedlichen Kontexten zu testen.

Durch die Entwicklung unterschiedlicher Personas können Forschende überprüfen, ob ihr Interviewleitfaden alle relevanten Themen abdeckt. Jede Persona bringt eine eigene Perspektive, Biografie und Einstellung mit, was dazu führt, dass Fragen unterschiedlich verstanden oder beantwortet werden. Dies kann helfen, mögliche Lücken oder Unklarheiten im Leitfaden frühzeitig zu identifizieren und zu verbessern. Darüber hinaus fördern Personas die Reflexion darüber, wie bestimmte Fragen oder Themen auf verschiedene Interviewte wirken könnten. Ein Interviewleitfaden sollte je nach Forschungsgegenstand und Forschungsfrage auch für unterschiedliche soziale, kulturelle oder berufliche Hintergründe verständlich und anschlussfähig sein. Indem man simuliert, wie verschiedene Personas auf bestimmte Fragen reagieren, lässt sich herausfinden, ob bestimmte Formulierungen angepasst oder zusätzliche Fragen ergänzt werden sollten.

Die Erstellung einer Persona erfolgt in mehreren Schritten: Zunächst werden grundlegende für die eigene Forschung relevante Merkmale wie Alter, Geschlecht, Herkunft, Beruf oder soziale Hintergründe definiert. Es sollte eine Bandbreite an Personas erstellt werden, um verschiedene Perspektiven einzubeziehen. Danach werden die Lebenssituation und Erfahrungen der Persona beschrieben, einschließlich z. B. Bildung, familiärer Situation, Interessen und möglicher Herausforderungen. Dies gibt einen realistischeren Einblick in die Welt der Persona. Anschließend können die entwickelten Personas in einer simulierten Interviewsituation mit der KI befragt werden.

Die Entwicklung einer Persona kann einige Zeit in Anspruch nehmen. Wenn Personas händisch erstellt werden, müssen kreativ und differenziert verschiedene Merkmale und Hintergründe zu passenden Persona-Biografien erstellt werden. Hier stellt sich die Frage, ob der Aufwand für das Erstellen einer Persona im Verhältnis mit dem späteren Erkenntnisgewinn steht. Ein hilfreicher Ansatz ist daher die Nutzung von KI-gestützten Systemen, um die Erstellung von Personas zu erleichtern und auch die Interviewsimulation durchzuführen. Forschende können mithilfe der KI einzelne wenige konkrete Informationen vorgeben, beispielsweise Alter, Herkunft, Beruf und einige für das Forschungsfeld relevante Merkmale. Anschließend wird von der KI eine vollständige Beschreibung generiert, welche je nach Vorgabe eine ganze Lebensgeschichte für die Persona erstellt, ohne dass Forschende viel Zeit in die Entwicklung von Personas für eine Simulation investieren müssen. Darüber hinaus kann die KI genutzt werden, um weitere Personas zu entwickeln, die für die Forschungsfrage relevant sein könnten, aber möglicherweise nicht direkt in Betracht gezogen wurden. Durch gezielte Prompts können Vorschläge für verschiedene soziale Hintergründe, Berufsgruppen oder spezifische Herausforderungen generiert werden, die neue Perspektiven für die Interviews eröffnen können. So kann die Vielfalt der Interviewpersonen erweitert werden, und es kann sichergestellt werden, dass möglichst unterschiedliche Erfahrungswelten in der Leitfadenerstellung und der Interviewdurchführung berücksichtigt werden.

7

▶ Beispiel Personaentwicklung

Angenommen, es werden für eine Befragung zum Einsatz von KI in der Forschung verschiedene Personengruppen benötigt. Hier könnten bei der Personaentwicklung besonders die Merkmale „Berufs-/Personengruppe“ in Form von Studierenden, Dozent:innen oder Forschenden unterschieden werden. Auch Alter, Berufserfahrung, Fachrichtung oder Forschungsgebiet könnten wichtige Merkmale in einer Persona darstellen. ◀

Ausgehend von dem Beispiel könnten so ganz verschiedene Personas entstehen. Eine Tabelle kann dabei helfen, die einzelnen Eigenschaften sinnvoll auf verschiedene Personas zu verteilen (siehe ◘ Tab. 7.1) Auch wenn nicht sämtliche Merkmalskombinationen abgebildet werden, sollte die Anzahl der Personas überschaubar bleiben, da sie primär für Simulations- oder Testzwecke eingesetzt werden.

Denkbar wäre auch, sich bewusst für außergewöhnliche Personas zu entscheiden oder maximale Kontraste zwischen den einzelnen Personas vorzugeben. Danach kann anhand der erstellten Tabelle mit den Persona-Merkmalen eine schriftliche Ausarbeitung der Personas erfolgen.

Beispiel-Prompt

Erstelle eine detaillierte Persona für eine qualitative Interviewstudie zum Thema „Einsatz von KI in der Forschung“. Verwende die folgenden Merkmale als Grundlage und ergänze realistische Details zu ihrer beruflichen Laufbahn, ihrer Motivation, ihren Herausforderungen und Einstellungen zur Technologie:

[Hier die vorgegebenen Merkmale eingeben]
Es sollen realistische Namen, persönliche Hintergründe, Forschungsinteressen und eine nachvollziehbare Lebensrealität generiert werden. Die Persona sollte so detailliert sein, dass sie als Grundlage für ein simuliertes Interview verwendet werden kann.

Wird ein solcher Prompt genutzt, kann er auch durch spezifische Anforderungen ergänzt werden, etwa hinsichtlich der Länge der Beschreibung, der inhaltlichen Tiefe der Persona oder des Kreativitätsgrads bei der Generierung von Informationen. Folgend soll eine Beispielpersona, welche mit ChatGPT-4o erstellt wurde, als Beispiel dienen:

- **Aylin Demir**

- Alter: 23 Jahre
- Berufs-/Personengruppe: Studierende (Master Psychologie)
- Berufserfahrung: 1 Jahr (Praktika und studentische Tätigkeiten)
- Fachrichtung: Psychologie
- Forschungsgebiet: Psychische Gesundheit, insbesondere der Einsatz von KI zur Unterstützung psychologischer Diagnostik und Therapie

- **Hintergrund und Lebensrealität**

Aylin Demir ist 23 Jahre alt und studiert im Masterstudiengang Psychologie an einer großen deutschen Universität. Sie lebt in einer Wohngemeinschaft mit zwei weiteren Studierenden in einer mittelgroßen Stadt. Ihr Studium hat sie mit besonderem Interesse an klinischer Psychologie und digitaler Gesundheitsversorgung begonnen. Neben dem Studium arbeitet sie als studentische Hilfskraft in einem Forschungsprojekt, das sich mit der digitalen Unterstützung psychotherapeutischer Angebote befasst. Sie hat bereits ein Praktikum in einer psychiatrischen Klinik absolviert und dort erste Erfahrungen mit digitalen Therapieansätzen gesammelt.

Tab. 7.1 Beispielmerkmale der entwickelten Personas

Personengruppe	Alter in Jahren	Fachliche Erfahrung in Jahren	Fachrichtung	Forschungsgebiet
Studierende	23	1	Psychologie	Psychische Gesundheit
Postdoc	35	7	Gesundheit	Wundversorgung
Professorin	52	25	Ethik	Ethik in Erhebungsmethoden
Studierende	27	3	IT	Kognitive Neurowissenschaften
Forscher	40	15	Soziologie	Soziale Strukturen in der Politik
Professor	58	30	Geschichte	Unternehmensführung

Aylin stammt aus einer Akademikerfamilie, ihre Eltern sind Lehrkräfte. Sie ist technologieaffin, aber auch kritisch gegenüber neuen Entwicklungen. Während sie digitale Anwendungen für den Alltag selbstverständlich nutzt, hinterfragt sie deren Einsatz in sensiblen Bereichen wie der psychischen Gesundheitsversorgung. Sie ist sehr wissbegierig und bildet sich über Podcasts und Fachartikel kontinuierlich weiter.

▪ Forschungsinteresse und Bezug zu KI

Aylin interessiert sich besonders für den Einsatz von KI in der psychologischen Diagnostik und Therapie. Sie hat bereits an Seminaren teilgenommen, in denen KI-gestützte Methoden zur Sprachanalyse und Mustererkennung in Patient:innendaten behandelt wurden. In ihrer Masterarbeit möchte sie untersuchen, inwiefern KI-gestützte Tools Psycholog:innen bei der frühzeitigen Erkennung von Depressionen unterstützen können, ohne dabei die therapeutische Beziehung zu gefährden.

Sie sieht großes Potenzial in KI-basierten Chatbots und Entscheidungsunterstützungssystemen für Therapeut:innen, ist jedoch skeptisch, wenn es um ethische Fragen geht – insbesondere Datenschutz, Bias in Algorithmen und die Gefahr, dass KI menschliche Fachkräfte ersetzen könnte.

▪ Herausforderungen und Einstellungen zur Technologie

Aylin steht KI grundsätzlich offen gegenüber, allerdings mit einer abwägenden Haltung. Ihre größten Bedenken liegen in der fehlenden Transparenz vieler Algorithmen sowie der Gefahr, dass KI als alleinige Entscheidungsgrundlage für Diagnosen herangezogen wird. Sie hinterfragt, ob KI-Systeme in der Lage sind, komplexe psychische Erkrankungen wirklich angemessen zu erfassen, oder ob sie lediglich Symptome kategorisieren, ohne den individuellen Kontext der Patient:innen zu berücksichtigen.

Eine weitere Herausforderung sieht sie in der Akzeptanz neuer Technologien unter Psycholog:innen und Patient:innen. Während einige Kolleg:innen KI als wertvolle Unterstützung betrachten, lehnen andere sie strikt ab. Sie selbst ist sich unsicher, ob sie sich in ihrer späteren Praxis auf KI-gestützte Diagnosesysteme verlassen würde.

Trotz dieser Unsicherheiten nimmt Aylin aktiv an Diskussionsrunden und Workshops zu KI in der Psychologie teil. Sie möchte verstehen, wie KI-Technologien in der Praxis funktionieren, um fundierte Entscheidungen über ihren Einsatz treffen zu können.

> *Die Personaentwicklung durch KI kann stereotypisch und vorurteilsbehaftet sein. Bei der Entwicklung der Persona aus dem Beispiel wurde ein „typisch deutscher" Name (Lisa Neumann) genutzt und anschließend manuell durch den Namen Aylin Demir ausgetauscht. Bei dem Prompt „Ändere in der Persona bitte den Namen zu Aylin Demir." wurde die Persona und ihre Charakteristika neu formuliert. Dadurch wurde aus den Akademikereltern bei Lisa Neumann durch die KI ein bildungsferner Haushalt bei Aylin Demir. Hier werden also Stereotype aus der realen Welt abgebildet, welche das Risiko von Bias in den Sprachmodellen offenlegt. Das Beispiel oben ist das generierte Beispiel für Lisa, aber mit nachträglich manuell ersetztem Namen. Daher dürfen KI-generierte Personas nie ohne Reflexion und manuelle Prüfung übernommen werden!*

Mithilfe der entwickelten Persona können anschließend eine Interviewführung simuliert und der Interviewleitfaden und die eigene Fragetechnik überprüft werden. Im Folgenden wird die Methode mit einer KI-Simulation beschrieben, da diese die ressourcenschonendste und kostengünstigste Form der Testung darstellt.

7.5 Übung mit Unterstützung von KI: Kognitives Pretesting

Je nachdem, womit sich die Interviewstudie beschäftigt und wie unterschiedlich die Teilnehmenden sein werden, können jetzt mehrere kognitive Pretests mit unterschiedlichsten Personas durchgeführt werden. Hier zeigt sich der große Vorteil des Einsatzes von KI: In einem realen Forschungsprojekt werden nur selten Teilnehmende durch ein kognitives Pretesting geschickt, da diese Personen anschließend für die reale Interviewstudie nicht mehr angefragt werden können. Mit Unterstützung der KI können die verschiedensten Personengruppen in einer Simulation an einem kognitiven Pretesting teilnehmen, ohne dass die Forschenden dadurch auch nur eine einzige reale Person für die eigene Interviewstudie „verlieren".

▶ Beispiel

Für eine Interviewstudie zum Thema „KI in Forschungsprozessen" soll ein finalisierter Interviewleitfaden in einem kognitiven Pretest auf Verständlichkeit und das Antwortverhalten verschiedener Teilnehmender analysiert werden. Daher werden verschiedene Personas erstellt, welche dann für die Simulation der kognitiven Pretests eingesetzt werden können. Dabei wird darauf geachtet, dass sich die Personas maximal unterscheiden und dass sie aus verschiedensten Fachrichtungen, Berufen, Altersklassen und Forschungsbereichen kommen, um unterschiedliche Perspektiven einzubinden. ◀

7.5.1 Kognitives Pretesting in Interaktion

Es gibt verschiedene Möglichkeiten ein kognitives Pretesting mit einer KI zu simulieren. Entweder können Forschende mit der KI in eine Interaktion treten und das kognitive Pretesting durchführen oder von einer KI das kognitive Interview vollständig simulieren lassen. Die erste Möglichkeit des kognitiven Pretestings besteht darin, direkt mit der KI zu interagieren, indem Forschende die Fragen selbst stellen und gezielt Nachfragen formulieren. Die KI simuliert in dem Fall nur die interviewte Person, nicht auch die interviewende Person. Diese Methode ist zwar zeitaufwendiger als eine vollautomatisierte Durchführung, bietet jedoch den Vorteil, dass die Befragung individuell auf das jeweilige Forschungsprojekt abgestimmt werden kann. Durch die direkte Interaktion lassen sich Verständnisprobleme präziser identifizieren und Anpassungen flexibler vornehmen.

Um ein kognitives Pretesting mithilfe einer KI durchzuführen, wird die KI zunächst mittels einer Persona in die Testsituation eingeführt. Diese Persona repräsentiert eine typische Zielgruppenperson, deren demografische Merkmale, fachlicher Hintergrund und potenzielle Herausforderungen im Verständnis von Themen oder Fragen berücksichtigt werden. Auch emotionale oder kognitive Aspekte wie Unsicherheiten im Umgang mit Technologie oder sprachliche Barrieren können in die Simulation einfließen. Anschließend beginnt der eigentliche Pretest, in dem Forschende ihre Fragen direkt an die KI richten, ähnlich wie in einem realen kognitiven Interview. Man kann die Antworten der Testpersonen oder KI-basierten Personas analysieren, indem man Methoden wie Think-Aloud oder gezieltes Nachfragen (Probing) anwendet, um nachvollziehen zu können, wie die Fragen verstanden werden und wo Unklarheiten bestehen. Beispielsweise können Forschende erfragen, was unter bestimmten Begriffen verstanden wurde oder ob die Frage möglicherweise mehrdeutig interpretiert werden kann.

Ein zentraler Vorteil dieses Ansatzes ist die Möglichkeit, Fragen in Echtzeit anzupassen und die überarbeiteten Versionen sofort erneut zu testen. Falls sich herausstellt, dass bestimmte Begriffe missverständlich sind oder unterschiedliche Interpretationen zulassen, können alternative Formulierungen ausprobiert und iterativ optimiert werden. Dies führt zu einer gezielteren Frageformulierung, die stärker auf die Zielgruppe abgestimmt ist.

Die Durchführung dieses Pretestings kann sowohl textbasiert als auch sprachbasiert erfolgen. In der textbasierten Variante kommunizieren Forschende über einen Chat mit der KI, wodurch die Antworten automatisch dokumentiert und für eine spätere Analyse gespeichert werden können. Alternativ bietet sich eine sprachbasierte Interaktion an. Hier kann direkt mit der KI gesprochen werden, was eine natürlichere Gesprächsführung ermöglicht und spontane Reaktionen der simulierten Befragungsperson sichtbar macht. Besonders praktisch ist dabei die automatische Transkription, die eine nachträgliche Analyse und systematische Auswertung der kognitiven Interviews erleichtert.

Die teilautomatisierte Methode des kognitiven Pretestings bietet zahlreiche Vorteile. Sie erlaubt eine flexible und individuelle Anpassung der Fragen an das spezifische Forschungsprojekt, ermöglicht eine tiefer gehende Analyse von Verständnisproblemen und fördert eine iterative Optimierung der Fragestellungen. Zudem kann durch den Einsatz moderner KI-Technologie eine realistische Simulation von Interviewverläufen erreicht werden. Gleichzeitig sind auch einige Herausforderungen zu berücksichtigen. Die Methode erfordert einen höheren Zeitaufwand als vollautomatisierte Verfahren, da jede Interaktion individuell durchgeführt und analysiert werden muss. Zudem sollten Forschende kritisch hinterfragen, inwieweit die KI tatsächlich die Perspektive der Zielgruppe realistisch wiedergibt. Es kann erforderlich sein, mehrere Durchläufe durchzuführen, um die optimale Frageformulierung zu finden.

7.5.2 Automatisiertes kognitives Pretesting

Eine weitere Möglichkeit besteht darin, die kognitiven Pretestings automatisiert von einer KI durchführen zu lassen. Hierbei wird ein ausführlicher Prompt eingesetzt, welcher der KI genaue Vorgaben für die Durchführung eines kognitiven Pretestings gibt. Die KI tritt anschließend mit sich selbst in Form der Persona und eines Interviewenden in Interaktion. Ausgegeben wird immer ein Chatverlauf für jede einzelne Frage. Zusätzlich kann man sich auch eine Analyse der Interaktion ausgeben lassen, mit welcher dann die Fragen für den Interviewleitfaden analysiert werden können.

Beispiel-Prompt

Du bist eine

- *KI-Interviewer:in, der:die die Fragen aus dem Leitfaden stellt und ggf. Nachfragen formuliert und eine*
- *KI-Persona, die auf die Fragen antwortet und dabei laut denkt, sodass die Überlegungen, Unklarheiten und Interpretationen sichtbar werden. Verwende dazu die folgende Persona: [Hier Persona einfügen].*

Ziel des Pretestings ist es, die Verständlichkeit, Eindeutigkeit und Relevanz der Fragen zu prüfen.

Vorgehen:

Stelle die Fragen aus dem Interviewleitfaden: [Hier Interviewleitfaden einfügen].

Lass die Persona darauf antworten, indem sie zuerst beschreibt, wie sie die Frage versteht, welche Gedanken ihr dabei kommen, und erst dann eine eigentliche Antwort gibt.

Führe dieses Vorgehen nacheinander für jede Frage des Leitfadens durch.

Notiere den gesamten Gesprächsverlauf in einem Chat-Format („Interviewer: …/ Name der Persona: …“).

Nachdem alle Fragen durchlaufen wurden, erstelle eine Analyse:

- *Wo gab es Verständnisprobleme?*
- *Welche Begriffe waren unklar?*
- *Welche Fragen führten zu oberflächlichen Antworten?*
- *Welche Fragen lösten hilfreiche Reflexionen aus?*
- *Welche Verbesserungen werden empfohlen?*

[Es kann helfen, hier auch konkrete Beispiele einzutragen, um eine bessere Analyse oder bessere Testung zu bekommen.]

► Gekürzte Ausgabe aus ChatGPT-4o

Interviewer: „Die erste Frage lautet: Wie häufig nutzen Sie KI? Können Sie mir in Ihren eigenen Worten wiedergeben, worum es in dieser Frage geht?“

Aylin: „Ich denke, die Frage bezieht sich darauf, ob und wie oft ich KI-gestützte Systeme verwende. […]“

Interviewer: „Was ging Ihnen durch den Kopf, als Sie die Frage gehört haben?“

Aylin: „Ich habe zuerst an Alltags-KI gedacht, also an […]“

Interviewer: „Wie würden Sie die Frage für sich beantworten?“

Aylin: „Wenn es um den Alltag geht, dann nutze ich KI täglich, oft ohne es bewusst zu merken. In meiner Forschung hingegen nutze ich sie eher gelegentlich […]“

Interviewer: „Gab es irgendetwas an der Frage, was Sie verwirrend fanden oder worüber Sie unsicher waren?“

Aylin: „Ja, ich weiß nicht […]“

Interviewer: „Welche zusätzlichen Informationen hätten Ihnen geholfen, die Frage leichter zu beantworten?“

Aylin: „Vielleicht eine kurze Erklärung oder Beispiele […]“ ◄

In dem Beispiel befragt eine simulierte Interviewerin eine simulierte Persona „Aylin". Der Prozess wird für eine vorgegebene Interviewfrage simuliert. Anschließend gibt ChatGPT-4o entsprechend der Prompt-Anweisung eine Übersicht über mögliche Erkenntnisse aus, welche aus dem kognitiven Pretest der Frage gezogen werden konnten.

▶ Erkenntnisse aus dem kognitiven Pretesting

Verständnisproblem: Aylin ist unsicher, ob die Frage sich auf Alltag oder Forschung bezieht.
Begriffsproblem: Der Begriff „KI" ist zu breit gefasst – sie fragt sich, was genau damit gemeint ist.
Mögliche Lösung: Die Frage präzisieren, zum Beispiel: „Wie häufig nutzen Sie KI-gestützte Systeme in Ihrer Forschung, z. B. zur Sprachanalyse oder Diagnostik?" ◀

7

So können nach und nach die einzelnen Interviewfragen mit verschiedenen Personas reflektiert werden. Nach einer Überarbeitung kann problemlos erneut die gleiche oder eine andere Persona „interviewt" werden. Es muss überprüft werden, ob sich das verwendete KI-Tool an die erste Durchführung „erinnert" oder ob „unvoreingenommen" ein erneutes Pretesting gestartet werden kann. Ein erneutes Interview mit derselben Persona sollte nur dann durchgeführt werden, wenn das KI-Tool auf keine vorherigen Informationen zugreifen kann. Eine wiederholte, „unvoreingenommene" Durchführung eines Interviews ist mit realen Personen undenkbar und würde wertvolle Ressourcen (im Sinne von Zeit und potenziellen Interviewpersonen) vergeuden.

Mithilfe der Ergebnisse des Pretests (vgl. ◘ Tab. 7.2) kann die Interviewfrage gegebenenfalls angepasst werden. Entweder, indem der:die Forschende die Frage

◘ **Tab. 7.2** Ergebnisse der Simulation eines kognitiven Pretests mit ChatGPT-4o anhand vorgegebener Personas zur Interviewfrage „Wie häufig nutzen Sie KI?"

Persona	Verständnisproblem/Unklarheiten
Aylin Demir (Studierende, Psychologie)	• Unsicher, ob die Frage sich auf Alltag oder Forschung bezieht
	• Unklar, ob KI nur Machine Learning oder auch einfache Algorithmen umfasst
Max Neumann (Postdoc, Gesundheit)	• Versteht KI im medizinischen Kontext als maschinelle Diagnose und Entscheidungsunterstützung
	• Benötigt Klärung, ob „KI" auf KI-gestützte Simulationen in der Wundversorgung zutrifft
Prof. Dr. Sabine Weber (Professorin, Ethik)	• Unsicherheit, was ethisch relevante KI-Methoden umfasst – allg. oder spez. Anwendungsfälle?
	• Unklar, ob automatisierte Ethikbewertungen durch KI gemeint sind
Joana Becker (Studierende, IT)	• Versteht KI primär als maschinelles Lernen, weniger als allgemeine Automatisierung
	• Beschreibt klare Unterscheidung zwischen neuronalen Netzen und regelbasierten Systemen

entsprechend präzisiert, oder indem er:sie optionale Nachfragen formuliert. Zusätzlich kann durch einen Pretest antizipiert werden, welche Gesprächssituationen in einem Interview auf eine:n Interviewer:in zukommen könnte.

Insgesamt stellt das interaktive kognitive Pretesting mit einer KI eine innovative Möglichkeit dar, Interviewfragen gezielt zu testen und zu verbessern. Durch die Kombination aus flexibler Nachfragetechnik, iterativer Optimierung und moderner KI-Unterstützung können Forschende ihre Fragen präziser formulieren und so die Qualität ihrer Erhebungen erheblich steigern.

7.6 Reflexion: Leitfragen zur Bewertung des Interviewleitfadens nach dem Pretesting

Nach dem Pretest müssen die erhaltenen Antworten sorgfältig analysiert werden, um die Interviewfragen gezielt zu verbessern. Die Reflexion des eigenen Vorgehens spielt dabei eine entscheidende Rolle, da sie hilft, problematische Formulierungen zu identifizieren, Missverständnisse zu erkennen und die Fragen klarer und präziser zu gestalten. Dabei sollten verschiedene Aspekte systematisch überprüft werden. Der gesamte Prozess sollte zudem ebenfalls im Forschungsjournal (vgl. 4) festgehalten werden.

Ein erster wichtiger Punkt ist die Verständlichkeit der Fragen. Die Analyse der Antworten zeigt, ob die Fragen so formuliert sind, dass sie von den Interviewten tatsächlich verstanden wurden, wie es beabsichtigt war. Falls es Hinweise darauf gibt, dass Begriffe missverstanden oder unterschiedlich interpretiert wurden, sollten diese entweder durch präzisere Formulierungen ersetzt oder mit zusätzlichen Erklärungen versehen werden. Auch komplizierte Satzstrukturen oder unnötige Fachbegriffe sollten überarbeitet werden, um die Fragen für alle Interviewten zugänglich zu machen.

Neben der Verständlichkeit muss auch die Reihenfolge der Fragen überprüft werden. Die Analyse kann aufzeigen, ob die Fragen in einer logischen Abfolge gestellt wurden oder ob es unerwartete thematische Sprünge gab, die den Gesprächsfluss unterbrochen haben. Falls Interviewte Schwierigkeiten hatten, von einer Frage zur nächsten überzugehen, oder sich verwirrt über die Struktur des Interviews äußerten, sollten die Fragen so umgestellt werden, dass sie aufeinander aufbauen und die Befragung natürlicher verläuft.

Weitere wichtige Punkte in der Analyse sind die Interpretation der Fragen und das Antwortverhalten. Die Antworten sollten daraufhin überprüft werden, ob sie die beabsichtigten Informationen liefern oder ob es Anzeichen für Missverständnisse gibt. Wenn Interviewte unerwartete oder unpassende Antworten geben, könnte dies darauf hinweisen, dass eine Frage zu offen oder mehrdeutig formuliert wurde. In diesem Fall sollte die Formulierung überarbeitet werden, um den Fokus der Frage klarer zu definieren, ohne die Offenheit einzuschränken. Gleichzeitig sollte überprüft werden, ob die Fragen genug Raum für ausführliche Antworten lassen oder ob sie so eng formuliert sind, dass sie die Interviewten in ihrer Antwortmöglichkeit einschränken.

Auch kulturelle Sensitivität und Neutralität müssen bei der Analyse berücksichtigt werden. Wenn aus den Antworten hervorgeht, dass bestimmte Begriffe oder Formulierungen als unangemessen oder problematisch empfunden wurden, sollten diese überarbeitet oder durch neutralere Alternativen ersetzt werden. Dabei ist es wichtig, zu reflektieren, ob die Fragen für alle sozialen und kulturellen Hintergründe gleichermaßen verständlich sind oder ob sie unbeabsichtigt eine bestimmte Gruppe bevorzugen oder benachteiligen.

Ein nicht zu unterschätzender Aspekt ist der emotionale Einfluss der Fragen. Die Analyse kann zeigen, ob bestimmte Fragen unerwartet starke emotionale Reaktionen hervorgerufen haben oder ob sie als unangenehm oder zu persönlich empfunden wurden. Falls Interviewte Anzeichen von Unwohlsein zeigten oder zögerlich auf eine Frage reagierten, könnte dies darauf hindeuten, dass die Frage sensibler formuliert oder besser eingeführt werden sollte. In manchen Fällen kann es hilfreich sein, vor einer sensiblen Frage eine kurze Erklärung oder einen Hinweis zu geben, um die interviewte Person darauf vorzubereiten.

Durch die systematische Analyse der Pretestantworten lassen sich die Interviewfragen gezielt optimieren. Die gewonnenen Erkenntnisse ermöglichen es, problematische Formulierungen zu überarbeiten, die Struktur der Fragen anzupassen und sicherzustellen, dass die Befragung verständlich, logisch aufgebaut, neutral und respektvoll ist. Dadurch wird nicht nur die Qualität der Fragen verbessert, sondern auch die Validität der erhobenen Daten erhöht, da die Antworten in der eigentlichen Studie präziser und aussagekräftiger sein werden.

7.7 Grenzen und Potenziale von KI beim kognitiven Pretesting

Der Einsatz von KI im kognitiven Pretesting bietet eine Reihe von Vorteilen, birgt jedoch auch einige Herausforderungen. Während die Technologie eine effiziente Möglichkeit darstellt, Interviewfragen vorab zu testen und zu optimieren, kann sie eine Pilotierung mit realen Interviewten nicht ersetzen. Daher ist es wichtig, sowohl die Grenzen als auch die Potenziale dieser Methode kritisch zu reflektieren.

Eine der zentralen Einschränkungen besteht darin, dass KI lediglich eine Simulation von Befragungspersonen ermöglicht. Während diese Simulation in vielen Fällen realistisch erscheinen kann, bleibt sie dennoch nur eine Annäherung an die tatsächliche Vielfalt menschlicher Perspektiven. Die Antworten der KI basieren auf Wahrscheinlichkeiten und Mustern aus vorhandenen Daten, was bedeutet, dass die KI nicht in derselben Weise auf persönliche Erfahrungen oder situative Faktoren reagieren kann wie reale Teilnehmende.

Ein weiteres Problem ist die potenzielle Voreingenommenheit der KI. Da LLMs auf bestehenden Textquellen trainiert wurden, können sie stereotype oder voreingenommene Antworten generieren, die nicht unbedingt die Vielfalt realer Befragungspersonen widerspiegeln. Dies kann insbesondere dann problematisch sein, wenn das Pretesting für sensible oder sozial komplexe Themen genutzt wird, bei denen es auf differenzierte und nuancierte Perspektiven ankommt.

Zusätzlich besteht die Gefahr, dass KI-Tools bestimmte Aspekte eines Themas unvollständig oder gar nicht berücksichtigen. Da die KI auf Wahrscheinlichkeiten basiert, kann es vorkommen, dass sie bestimmte Teilaspekte einer Frage ignoriert oder Antworten liefert, die sich auf einen anderen als den beabsichtigten Kontext beziehen. Dies kann dazu führen, dass Forschende übersehen, welche potenziellen Missverständnisse eine Frage in der realen Anwendung hervorrufen könnte.

Schließlich besteht das Risiko, dass KI-Tools fehlerhafte oder irreführende Informationen liefern, die die Interpretation der Pretest-Ergebnisse beeinflussen können. Dies kann insbesondere dann problematisch sein, wenn die KI plausible, aber sachlich falsche Annahmen trifft oder wenn Forschende sich zu sehr auf die KI verlassen, ohne die generierten Antworten kritisch zu hinterfragen.

Trotz dieser Einschränkungen bieten KI-Systeme erhebliche Vorteile, die sie zu einer wertvollen Ergänzung im Pretesting-Prozess machen können. Ein wesentlicher Vorteil ist die Zeitersparnis. Während klassische kognitive Pretests oft mit erheblichem organisatorischen Aufwand verbunden sind (z. B. etwa durch die Rekrutierung von Teilnehmenden, Terminabsprachen und Nachbereitungen), können KI-gestützte Tests jederzeit und innerhalb weniger Minuten durchgeführt werden.

Ein weiterer Vorteil ist, dass kein Zugang zu realen Befragungspersonen erforderlich ist und somit potenzielle Interviewpartner:innen für die eigentliche Studie unberührt bleiben. In vielen Forschungsprojekten ist der Zugang zu Teilnehmenden begrenzt, sodass KI eine Möglichkeit bietet, erste Tests durchzuführen, bevor tatsächliche Interviews erfolgen. Dies kann insbesondere dann nützlich sein, wenn Fragen noch nicht ausgereift sind und mehrfach überarbeitet werden müssen.

Ein großer Vorteil ist zudem die Wiederholbarkeit des Pretesting mit „denselben“ simulierten Personen. Während reale Interviewpartner:innen nur einmal befragt werden können und ihre Antworten von situativen Faktoren abhängen, kann die KI beliebig oft in der gleichen Rolle getestet werden. Dies ermöglicht eine systematische Variation der Fragen und die iterative Verbesserung der Formulierungen, ohne dass unterschiedliche Personen mit leicht abweichenden Perspektiven den Vergleich erschweren.

Schließlich erlaubt die Nutzung von KI eine gezielte Konstruktion von Personas, die entweder genau der Zielgruppe entsprechen oder bewusst maximale Kontraste abbilden. Forschende können also steuern, ob sie typische Vertreter:innen ihrer Zielgruppe simulieren möchten oder ob sie gezielt stark divergierende Perspektiven einbinden, um zu testen, ob ihre Fragen in unterschiedlichen Kontexten funktionieren. Diese Möglichkeit der Feinsteuerung kann dazu beitragen, Formulierungen zu entwickeln, die sowohl für spezifische Zielgruppen als auch für ein breites Spektrum an Interviewten geeignet sind.

7.8 Fazit

Der Einsatz von LLMs im kognitiven Pretesting ist eine vielversprechende Ergänzung klassischer Methoden, ersetzt diese jedoch nicht. Während KI durch Zeitersparnis, Wiederholbarkeit und die gezielte Konstruktion von Personas überzeugt, müssen Forschende sich der Grenzen bewusst sein. Die Simulation kann stereotype oder voreingenommene Antworten generieren, relevante Aspekte unvollständig abbilden oder fehlerhafte Informationen liefern. Daher sollte das KI-gestützte Pretesting nicht als alleinige Methode verwendet, sondern stets mit einer kritischen Reflexion und, wenn möglich, mit realen Pretests ergänzt werden. Indem Forschende diese Stärken und Schwächen gezielt nutzen und ausgleichen, kann eine KI zu einem wertvollen Werkzeug im Forschungsprozess werden.

Literaturempfehlungen

Lenzner, Timo, Neuert, Cornelia und Otto, Wanda (2015). Kognitives Pretesting. Mannheim, GESIS Leibniz-Institut für Sozialwissenschaften (GESIS Survey Guidelines).

Die Autor:innen schildern sehr praxisnah und systematisch, wie kognitives Pretesting mit Think-Aloud und Probing funktioniert. Besonders hilfreich ist die Anleitung für Forschende, die Fragebögen, Interviews oder komplexe Instrumente empirisch absichern möchten.

7

Literatur

Bethmann, A., Buschle, C., & Reiter, H. (2019). Kognitiv oder qualitativ?: Pretest-Interviews in der Fragebogenentwicklung. In N. Menold & T. Wolbring (Hrsg.), *Qualitätssicherung sozialwissenschaftlicher Erhebungsinstrumente* (S. 159–193). Springer Fachmedien Wiesbaden. https://doi.org/10.1007/978-3-658-24517-7_6

Drennan, J. (2003). Cognitive interviewing: Verbal data in the design and pretesting of questionnaires. *Journal of Advanced Nursing, 42*(1), 57–63. https://doi.org/10.1046/j.1365-2648.2003.02579.x

Eccles, D. W., & Arsal, G. (2017). The think aloud method: What is it and how do I use it? *Qualitative Research in Sport, Exercise and Health, 9*(4), 514–531. https://doi.org/10.1080/2159676X.2017.1331501

Erkinger, M. (2012). *Kognitive Interviews – eine methodologische Studie zur Konsistenz der Ergebnisse zweier kognitiver Pretestungen*. Universität Wien.

Helfferich, C. (2011). *Die Qualität qualitativer Daten*. VS Verlag für Sozialwissenschaften. https://doi.org/10.1007/978-3-531-92076-4

Priede, C., & Farrall, S. (2011). Comparing results from different styles of cognitive interviewing: 'Verbal probing' vs. 'thinking aloud'. *International Journal of Social Research Methodology, 14*(4), 271–287. https://doi.org/10.1080/13645579.2010.523187

Robinson, O. C. (2023). Probing in qualitative research interviews: Theory and practice. *Qualitative Research in Psychology, 20*(3), 382–397. https://doi.org/10.1080/14780887.2023.2238625

Tourangeau, R., Rips, L. J., & Rasinski, K. (2000). *The psychology of survey response* (1. Aufl.). Cambridge University Press. https://doi.org/10.1017/CBO9780511819322

Wolcott, M. D., & Lobczowski, N. G. (2021). Using cognitive interviews and think-aloud protocols to understand thought processes. *Currents in Pharmacy Teaching and Learning, 13*(2), 181–188. https://doi.org/10.1016/j.cptl.2020.09.005

Interviewführung und Interviewsimulation mit KI-Unterstützung

Inhaltsverzeichnis

C. Kempny et al., *KI in der qualitativen Forschung*, https://doi.org/10.1007/978-3-662-73089-8_8

8.1 Lernziele

- Reflexion der eigenen Rolle als Interviewer:in und der Wirkung von Haltung, Sprache und Verhalten auf den Interviewverlauf.
- Reflektieren der Chancen und Grenzen von Interviewsimulationen mittels KI, insbesondere im Vergleich zu realen Interviewsituationen.

8.2 Theoretische Grundlagen zur Interviewführung

Ein qualitatives Interview lässt sich als eine zielgerichtete Unterhaltung definieren, bei der Wissen im Dialog zwischen Interviewer:in und Interviewten ko-konstruiert wird (Brinkmann & Kvale, 2014). Im Unterschied zum Alltagsgespräch ist das Forschungsinterview theoretisch fundiert und methodisch geplant: Es ist von einem Forschungsinteresse geleitet und es gelten bestimmte Regeln, etwa offene Fragestellungen und eine reflektierte Haltung des Interviewenden. Halbstrukturierte Interviews basieren auf einem Interviewleitfaden mit vorab definierten offenen Fragen oder Themenbereichen, der als roter Faden dient (Helfferich, 2010). Dieser Leitfaden sorgt für eine gewisse Einheitlichkeit und Vergleichbarkeit der erhobenen Daten, lässt aber gleichzeitig Spielraum für flexible Fragefolgen und Vertiefungen im Gesprächsverlauf. Auch mit einem perfekt ausgearbeiteten Interviewleitfaden ist die Durchführung eines Interviews eine anspruchsvolle Aufgabe. So ergeben sich vor, während und nach einem Interview verschiedenste Herausforderungen, die durch Übung und gute Vorbereitung reduziert werden können. Interviewteilnehmende können anders reagieren, als Forschende es vermutet haben. Oder Forschende kommen in eine Gesprächssituation, die sie selbst stark belastet. Genauso kann es passieren, dass Forschende am Ende eines Interviews das Gefühl haben, keine auswertbaren Antworten erhalten zu haben, oder nach dem Interview feststellen, dass sie die Antworten sehr stark durch eigene Fragen vorgegeben haben.

Der/die Interviewer:in gilt als zentrale Instanz im Erhebungsprozess, dessen Verhalten und Fragen Einfluss auf die erzeugten Daten haben. Daher betont die Interviewforschung eine offene, nicht dominante Haltung des Interviewenden sowie aktives Zuhören als zentrale Prinzipien (Rubin & Rubin, 2011). Die Interviewten sollen als Expert:innen ihrer eigenen Lebenswelt wahrgenommen werden, und das Gespräch zielt darauf ab, ihr Wissen und ihre Perspektive ans Licht zu bringen, anstatt ihnen vorgefertigte Antwortoptionen aufzuzwingen (Misoch, 2019). Insgesamt stellen halbstrukturierte Interviews einen Balanceakt zwischen wissenschaftlicher Rigorosität und Flexibilität dar, um der Vielfalt individueller Erfahrungen gerecht zu werden.

8.2.1 Vorbereitung des Interviews

Eine gründliche Vorbereitung ist entscheidend für den Erfolg halbstrukturierter Interviews. Zunächst wird auf Basis der Forschungsfrage ein Interviewleitfaden entwickelt, der relevante Themen und offene Fragen enthält. Es empfiehlt sich, diesen Leitfaden in einem kognitiven Pretesting zu testen und zu überarbeiten, um

Verständlichkeit und Ablauf zu optimieren (McGrath et al., 2018). Alle Informationen dazu wurden bereits im Kap. 7 thematisiert. Dabei kann auch die eigene Fragetechnik geübt werden. Wichtig ist, dass die Fragen offen formuliert sind (z. B. „Wie erleben Sie XY?" statt Ja-/Nein-Fragen) und nicht suggestiv sind, um authentische Antworten zu erhalten.

Vor dem Interview sollte eine vertrauensvolle Kommunikation mit den Teilnehmenden aufgebaut werden. Dazu gehören die Kontaktaufnahme und Rekrutierung geeigneter Teilnehmer:innen (häufig auf Basis eines theoretischen oder zielgerichteten Samples, um verschiedene Perspektiven abzudecken). Den Teilnehmenden sind im Vorfeld alle wichtigen Informationen zu geben: Studienziel, Ablauf, Dauer, Aufzeichnungsmodus (z. B. Audioaufnahme) und Datenschutz. Insbesondere in sensiblen Bereichen wie der Gesundheitsforschung müssen ethische Aspekte sorgsam beachtet werden. Die Teilnehmenden sollten eine informierte Einwilligung („informed consent") unterschreiben, nachdem sie über ihre Rechte aufgeklärt wurden. Die Rechte der Interviewten umfassen die Möglichkeit, das Interview jederzeit abzubrechen oder bestimmte Fragen nicht zu beantworten. Zudem ist Anonymität bzw. vertrauliche Behandlung der Daten zuzusichern (DiCicco-Bloom & Crabtree, 2006). Es kann hilfreich sein, bereits im Vorfeld einen Rapport aufzubauen, z. B. durch eine freundliche Einladung und das Angebot, offene Fragen der Teilnehmenden vorab zu klären. Diese Vorbereitung schafft eine angenehme Ausgangsatmosphäre, in der sich die Interviewten sicher und wertgeschätzt fühlen, was wiederum die Qualität der später durchzuführenden Interviews erhöht (Gill et al., 2008).

Definition

Rapport *bezeichnet im Forschungs- und Interviewkontext den Aufbau einer vertrauensvollen, respektvollen und kooperativen Beziehung zwischen Interviewenden und Interviewten. Ziel ist es, eine offene Gesprächsatmosphäre zu schaffen, in der sich Teilnehmende sicher fühlen und bereit sind, ehrlich und ausführlich zu antworten.*

Auch organisatorische Aspekte gehören zur Vorbereitung: Bei Face-to-Face-Interviews sollten die Interviews an einem ruhigen, ungestörten Ort stattfinden, der für die Teilnehmenden bequem erreichbar und vertraulich ist. Die Zeitplanung muss ausreichend Puffer bieten. Ein halbstrukturiertes Interview dauert typischerweise 30 bis 60 min, kann je nach Thema und Mitteilungsbedarf aber auch länger ausfallen. Vor dem Start prüft der/die Interviewer:in technische Geräte (Aufnahmegerät, ggf. Zweitgerät als Back-up) und sorgt dafür, dass alles vorhanden ist, damit sich der/die Interviewpartner:in wohlfühlt, zum Beispiel indem Wasser angeboten wird. Forschende sollten sich darauf einstellen, dass Interviewpartner:innen je nach Thema während des Gesprächs emotional werden können und Strategien bereithalten, um damit einfühlsam umzugehen. Dazu zählen aktives Zuhören, externe Unterbrechungen zu vermeiden, emotionale Reaktionen anzuerkennen und ggf. das Gespräch behutsam zu pausieren. Auch die Information über Unterstützungsangebote oder die Möglichkeit, das Interview jederzeit abzubrechen, gehören zur professionellen Vorbereitung. Auf diese Weise lassen sich einerseits das Wohlbefinden der Teilnehmenden schützen und andererseits die Qualität und Tiefe der erhobenen Daten sichern. Insgesamt legt die Vorbereitung den Grundstein dafür, dass das Interview fachlich fundiert, ethisch einwandfrei und für beide Seiten angenehm verlaufen kann.

8.2.2 Praktische Durchführung des Interviews

Für qualitativ Forschende ist eine sorgfältige Vorbereitung auf die Interviewsituation unerlässlich. Dazu gehört nicht nur die inhaltliche Kenntnis des Leitfadens, sondern auch die Reflexion über mögliche emotionale Reaktionen der Teilnehmenden, insbesondere bei sensiblen Themen. Bei der Durchführung halbstrukturierter Interviews kommt es darauf an, den Leitfaden als Orientierung zu nutzen, gleichzeitig aber flexibel auf den Gesprächsverlauf einzugehen. Zu Beginn des Interviews sollte eine vertrauensvolle Atmosphäre geschaffen werden. Hier helfen ein kurzer informeller Austausch und das erneute Versichern von Vertraulichkeit. Danach folgt meist eine „Eisbrecherfrage", die leicht zu beantworten ist (z. B. nach dem Hintergrund der Person), um den Redefluss in Gang zu bringen (Gill et al., 2008).

Im Hauptteil des Interviews werden die Kernfragen des Leitfadens behandelt. Hier einige Fragetechniken und Gesprächsprinzipien:

- **Offene Fragen stellen:** Formulieren Sie Fragen, die ausführliche Antworten ermöglichen („Was bedeutete diese Erfahrung für Sie?"). Offene W-Fragen regen die Interviewten an, auszuführen, statt sich mit Ja/Nein zu begnügen.
- **Aktives Zuhören:** Zeigen Sie dem Gegenüber durch Blickkontakt, Nicken und verbale Bestätigungen („Mm-hm", „verstehe"), dass Sie aufmerksam folgen. Greifen Sie wichtige Stichworte der Person auf und fragen Sie vertiefend nach. Dieses „Echoing" (Wiederholen von Schlüsselbegriffen) signalisiert Interesse und ermuntert zur Konkretisierung.
- **Nachfragen und Probing:** Bleiben Sie neugierig und haken Sie nach, ohne zu drängen. Wenn eine Antwort noch unklar oder oberflächlich bleibt, können Verständnisfragen gestellt werden („Könnten Sie das etwas näher erläutern?"). Bei wichtigen Themen lohnt es sich, mit vertiefenden Nachfragen Gefühle oder Motive herauszuarbeiten („Wie haben Sie sich in diesem Moment gefühlt?"). Dabei sollte man möglichst nicht suggestiv fragen. Fragen Sie also eher „Was ging Ihnen dabei durch den Kopf?" statt „War das nicht sehr belastend für Sie?".
- **Flexibilität im Ablauf:** Obwohl der Leitfaden eine Reihenfolge vorgibt, dürfen und sollen die Interviewenden flexibel reagieren. Wenn die Interviewten einen unerwartet relevanten Punkt ansprechen, kann das Gespräch darauf eingehen, auch wenn dies bedeutet, die geplante Reihenfolge kurz zu verlassen. Wichtig ist, später sanft zum Leitfadenthema zurückzukehren, damit keine Kernfrage ausgelassen wird. Diese Balance aus Steuerung und Flexibilität erfordert Fingerspitzengefühl und eine gute Kenntnis des Leitfadens. Wenn Forschende zu sehr darauf fokussiert sind, den Leitfaden strikt abzuarbeiten, kann dies die Flexibilität im Gespräch einschränken und die natürliche Interaktion mit den Teilnehmenden beeinträchtigen (sog. „Leitfadenbürokratie" nach Hopf, 2004). Wichtiger als das sture Durchgehen der Fragen ist es, sensibel auf die Antworten zu reagieren, Nachfragen situativ anzupassen und das Gespräch dynamisch zu steuern, um tiefere Einsichten und reichhaltige Daten zu gewinnen.

- **Schweigen aushalten:** Pausen im Gespräch sind normal und können den Interviewten Zeit geben, nachzudenken. Die/der Interviewer:in sollte kurze Stillephasen aushalten und den Interviewter:in nicht vorschnell unterbrechen. Oft führt ein bewusst zugelassenes Schweigen dazu, dass die Person von selbst noch mehr erzählt.
- **Zusammenfassen und Spiegeln:** Gelegentlich kann der/die Interviewende Gehörtes in eigenen Worten zusammenfassen oder reflektieren („Wenn ich Sie richtig verstehe, sagen Sie, dass …"). Dies stellt sicher, dass man die Aussage korrekt verstanden hat und gibt dem Gegenüber Gelegenheit zur Korrektur oder Ergänzung. Solche Techniken fördern ein Gefühl des Gehörtwerdens und können weitere Details hervorrufen.

Während des gesamten Interviews sind Empathie und Respekt zentral. Themen in der Gesundheitsforschung können emotional beladen sein. Hier sollte der:die Interviewer:in sensibel reagieren, z. B. Mitgefühl ausdrücken, ohne die neutrale Rolle ganz aufzugeben. Eine professionell-freundliche Haltung hilft: aufmerksam zuhören, ohne zu urteilen, und die Gesprächskontrolle dezent in der Hand behalten.

Zum Ende des Interviews hin sollte der:die Interviewer:in darauf achten, dass alle wichtigen Themen angesprochen wurden. Es empfiehlt sich, am Schluss zu fragen, ob das Gegenüber noch etwas hinzufügen möchte. Schließlich wird das Gespräch behutsam abgeschlossen, etwa indem man für die Offenheit dankt und ggf. über das weitere Vorgehen (Transkription, Möglichkeit des Einsehens der Ergebnisse) informiert. Nach dem Abschalten des Aufnahmegeräts kann man in lockerer Atmosphäre aus dem Gespräch gehen, um keinen abrupten Abbruch entstehen zu lassen.

8.2.3 Umgang mit Herausforderungen während des Interviews

Trotz guter Vorbereitung können während eines halbstrukturierten Interviews Herausforderungen auftreten. Zu den häufigsten zählen:

- **Abschweifen vom Thema:** Manchmal weichen Interviewte vom eigentlichen Thema ab oder verlieren sich in Details. Hier ist es die Aufgabe der:des Interviewenden, behutsam die Kurve zurück zu den Leitfadenfragen zu nehmen. Zum Beispiel kann man an vorher Gesagtes anknüpfen („Vorhin hatten Sie X erwähnt – könnten Sie dazu noch mal …?") oder den Leitfaden explizit ins Spiel bringen („Lassen Sie uns noch mal auf Y zurückkommen."). Wichtig ist, dies ohne Beeinträchtigung des Gesprächsflusses zu tun, damit der Redefluss nicht abreißt.
- **Zurückhaltung oder einsilbige Antworten**: Manche Teilnehmende antworten sehr kurz oder zögerlich. In solchen Fällen hilft es, die Fragen anders zu formulieren oder mehr Kontext zu bieten. Eventuell sind sie unsicher, was von ihnen erwartet wird. Hier kann die:der Interviewende versichern, dass es keine richtigen oder falschen Antworten gibt und jede Erfahrung wertvoll ist. Auch verstärktes aktives Zuhören und Nachfragen können hilfreich sein, um die Person behutsam zu ausführlichen Antworten anzuregen („Können Sie ein Beispiel dafür geben?"). Geduld und eine ermutigende Körpersprache signalisieren, dass sich die Interviewten Zeit nehmen dürfen.

- **Emotionale Reaktionen:** In Interviews über gesundheitsbezogene Erfahrungen (z. B. schwere Krankheiten, Verluste) können bei Teilnehmenden starke Emotionen hochkommen (Weinen, Schweigen vor Rührung oder Erschütterung). Hier ist Einfühlsamkeit gefragt. Der:die Interviewer:in sollte anbieten, eine Pause einzulegen oder notfalls das Thema zu wechseln. Empathische Äußerungen wie „Ich sehe, dass Sie das sehr bewegt" zeigen Verständnis. Auch die Information über Unterstützungsangebote oder die Möglichkeit, das Interview jederzeit abzubrechen, können sinnvoll sein. Gleichzeitig muss die Interviewer:in professionell bleiben und darf die Rolle nicht mit der eines Therapeuten verwechseln. Falls nötig, kann man nach kurzer Pause fragen, ob die Person weitermachen möchte.
- **Störungen und äußere Einflüsse:** Unerwartete Unterbrechungen (Telefonklingeln, Dritte, die hereinplatzen) können den Fluss eines Interviews stören. Daher sollte möglichst im Voraus für einen ungestörten Raum gesorgt werden. Tritt dennoch eine Störung ein, sollte die:der Interviewende ruhig bleiben, das Aufnahmegerät ggf. pausieren und nach Beseitigung der Störung freundlich rekapitulieren, wo man war, um den Faden gemeinsam wieder aufzunehmen.
- **Soziale Erwünschtheit und sensible Themen:** Bei manchen Fragen (z. B. zum eigenen Gesundheitsverhalten) könnte es passieren, dass Interviewte eher sozial erwünscht antworten oder zögern, offen zu sprechen. Eine vertrauensvolle Atmosphäre und das erneute Versichern der Anonymität können hier helfen. Auch indirekte Frageformulierungen können nützlich sein, damit sich die Person weniger beurteilt fühlt. Der:die Interviewende sollte eine wertschätzende, neutrale Grundhaltung vermitteln, sodass auch kritische oder unangenehme Meinungen geteilt werden können.

In all diesen Fällen sind Flexibilität und situatives Reagieren erforderlich. Der Interviewleitfaden darf nicht starr als Checkliste verstanden werden, sondern als Gerüst, innerhalb dessen der:die Interviewer:in improvisieren und steuern kann, je nachdem, was die Situation erfordert (Jamshed, 2014). Unerwartete Situationen gehören dazu. Wichtig ist, in solchen Situationen ruhig und empathisch zu bleiben, die Forschungsziele aber nicht aus den Augen zu verlieren. Nach dem Interview können besondere Vorkommnisse in einem Feldprotokoll und/oder im Forschungsjournal (vgl. ▶ Kap. 4) festgehalten werden, um sie bei der Interpretation der Daten zu berücksichtigen (z. B. wenn ein Thema erkennbar gemieden wurde oder starker Emotionseinfluss bestand).

8.2.4 Reflexion und Selbstkritik der Interviewführung

Qualitative Interviews verlangen von Forschenden ein hohes Maß an Reflexivität. Direkt nach jedem Interview ist es empfehlenswert, eine Selbstreflexion durchzuführen, zum Beispiel in dem Forschungsjournal (vgl. ▶ Kap. 4): Was lief gut? Wo habe ich möglicherweise zu stark gelenkt oder wichtige Nachfragen übersehen? Wie war die Chemie mit dem Gegenüber? Solche Überlegungen helfen, die eigene Interviewführung kontinuierlich zu verbessern (McGrath et al., 2018). Gerade wenn man eine Reihe von Interviews führt, kann aus den Erfahrungen früherer Gespräche gelernt werden, indem man den Leitfaden anpasst oder die Fragestellung präzisiert, falls bestimmte Fragen missverstanden wurden.

Selbstkritik umfasst auch das Bewusstsein eigener Vorannahmen und Verzerrungen(Bias). Interviewer:innen bringen unweigerlich ihre eigene Perspektive mit. Durch die Reflexion im Forschungsjournal sollte man versuchen, sich dieser Einflüsse auf das Gespräch bewusst zu werden. Beispielsweise könnte man feststellen, dass man bei gewissen Antworten innerlich wertet oder überrascht ist. Dies sollte man erkennen und in zukünftigen Interviews kontrollieren, um die Neutralität zu wahren. Zum Beispiel in der Gesundheitsforschung, wo Interviewende oft selbst aus dem Fach kommen (z. B. Pflegekräfte interviewen Pflegebedürftige), ist es wichtig, auch mögliche Machtasymmetrien zu reflektieren. Die Interviewten könnten Antworten geben, von denen sie glauben, dass sie den Erwartungen der Interviewenden entsprechen. Durch eine offene Haltung und das Betonen, dass alle Sichtweisen willkommen sind und es keine richtigen oder falschen Antworten gibt, kann man dem entgegenwirken.

Ein weiterer Aspekt der Reflexion ist die Auswertung der Interviews: Beim Transkribieren und Analysieren hört man sich selbst und kann eventuelle führende Fragen oder Unterbrechungen erkennen. Diese Erkenntnisse fließen wiederum in die Verbesserung der Interviewtechnik ein. Man spricht hier von einem reflexiven Prozess, der die Datenerhebung und -interpretation in qualitativer Forschung begleitet und die Vertrauenswürdigkeit der Ergebnisse erhöht (Berger, 2013).

Abschließend sollte ein/eine qualitativ Forschende:r auch Feedback von außen einholen, etwa durch Supervision oder den Austausch im Forschungsteam. Eine kritische Diskussion der eigenen Interviews (z. B. gemeinsames Anhören von Ausschnitten) kann unreflektierte Annahmen und Wahrnehmungsverzerrungen aufdecken. Diese Selbstkritik ist kein Zeichen von Schwäche, sondern ein integraler Bestandteil guter qualitativer Forschung: Sie stellt sicher, dass die Interviews ethisch verantwortungsvoll geführt wurden und die gewonnenen Erkenntnisse die Perspektiven der Interviewten möglichst unverzerrt widerspiegeln.

Falls kein Forschungsteam oder keine Supervision zur Verfügung steht, können auch KI-gestützte Ansätze unterstützend eingesetzt werden. Forschende könnten zum Beispiel typische Interviewfragen in ein KI-Modell eingeben und simulierte Antworten erhalten, um anschließend ihre Nachfragen oder ihre Gesprächsführung zu reflektieren. Es ist auch denkbar, dass Forschende mit der KI in eine Art Supervision einsteigen und gemeinsam die Erhebung reflektieren und Interviewausschnitte diskutieren, solange dies den Datenschutz nicht verletzt. Solche Simulationen ersetzen zwar nicht die kritische Rückmeldung erfahrener Kolleg:innen, sie können aber helfen, ein erstes Gespür für Gesprächsdynamiken, Anschlussfragen oder das Risiko suggestiver Formulierungen zu entwickeln. Auf diese Weise lässt sich Reflexion über die eigene Interviewtechnik auch ohne ein größeres Forschungsteam anregen.

8.3 Checkliste: Erfolgreich Interviews führen

- **Vorbereitung der Interviews**
  - **Frühzeitige Kontaktaufnahme:** Kontaktieren Sie die Teilnehmenden rechtzeitig, um Termin, Zeitrahmen und Ort abzustimmen.
  - **Ziele und Ablauf kommunizieren:** Informieren Sie die Teilnehmenden im Vorfeld verständlich mündlich oder schriftlich über Zielsetzung, Dauer und Inhalte des Interviews.

- **Datenschutz und Einwilligung:** Erläutern Sie klar, wie die erhobenen Daten genutzt, gespeichert und veröffentlicht werden. Holen Sie eine schriftliche Zustimmung zur Teilnahme und zur Aufnahme des Gesprächs ein.
- **Interviewleitfaden erstellen und testen:** Entwickeln und testen Sie einen Interviewleitfaden vorab durch mindestens ein kognitives Testinterview, um Verständlichkeit und Ablauf zu sichern.
- **Geeigneter Interviewort:** Sorgen Sie für eine angenehme, ruhige und störungsfreie Umgebung, in der sich die Teilnehmenden wohlfühlen und offen sprechen können.

- **Direkt vor Beginn des Interviews**
  - **Begrüßung und Vertrauensaufbau:** Begrüßen Sie die Teilnehmenden freundlich, stellen Sie sich vor, und schaffen Sie durch einen Small Talk eine angenehme Atmosphäre.
  - **Ziele und Ablauf erneut erläutern:** Wiederholen Sie kurz die Ziele, die Inhalte und den Ablauf des Interviews und klären Sie offene Fragen.
  - **Freiwilligkeit und Zustimmung zur Aufnahme:** Verdeutlichen Sie (nochmals) die Freiwilligkeit der Teilnahme sowie das Recht, das Interview jederzeit zu unterbrechen oder einzelne Fragen nicht zu beantworten. Holen Sie (schriftlich) die Zustimmung zur Audioaufnahme ein (falls noch nicht geschehen).

- **Während des Interviews**
  - **Einstieg gestalten:** Beginnen Sie das Interview mit einfachen Einstiegsfragen („Eisbrecherfragen"), um Vertrauen aufzubauen und den Redefluss zu fördern.
  - **Flexible Nutzung des Leitfadens:** Nutzen Sie den Leitfaden flexibel, sodass genügend Raum für spontane, vertiefende Gespräche bleibt. Achten Sie jedoch darauf, alle relevanten Themen abzudecken.
  - **Aktives Zuhören:** Signalisieren Sie Aufmerksamkeit und Interesse durch Blickkontakt, Nicken und kurze verbale Bestätigungen („Ich verstehe", „Danke für Ihre Offenheit").
  - **Offene Fragen und gezieltes Nachfragen (Probing):** Stellen Sie offene Fragen („Wie haben Sie …?", „Könnten Sie dies näher erläutern?"), um ausführliche Antworten zu ermöglichen. Nutzen Sie gezielte Nachfragen, um tiefere Einblicke zu gewinnen.
  - **Umgang mit Gesprächspausen:** Geben Sie den Interviewten ausreichend Zeit, um nachzudenken, und antworten Sie geduldig. Vermeiden Sie es, Stille vorschnell zu überbrücken.
  - **Neutralität wahren:** Bleiben Sie neutral und vermeiden Sie es, Ihre eigenen Ansichten oder Wertungen ins Gespräch einfließen zu lassen.

- **Umgang mit Herausforderungen**
  - **Emotionale Situationen:** Zeigen Sie bei emotionalen Momenten Verständnis und Empathie („Ich sehe, das bewegt Sie sehr. Möchten Sie eine kurze Pause machen?").

- **Themenabweichungen steuern:** Lenken Sie bei Abschweifungen sanft, aber bestimmt zum eigentlichen Thema zurück („Das ist interessant, können wir jedoch noch einmal auf das Thema zurückkommen ...?").
- **Zurückhaltende Interviewte unterstützen:** Unterstützen Sie Teilnehmenden mit gezielten Nachfragen („Können Sie mir ein konkretes Beispiel nennen?") und vermitteln Sie Geduld und Wertschätzung.
- **Umgang mit sozial erwünschten Antworten:** Stellen Sie sicher, dass Teilnehmenden wissen, dass Antworten anonym bleiben. Nutzen Sie indirekte Fragestellungen, um die Offenheit und Ehrlichkeit zu fördern.

- **Nachbereitung des Interviews**

1. **Interviewabschluss:** Fragen Sie zum Schluss, ob noch Ergänzungen gewünscht sind. Bedanken Sie sich herzlich für die Teilnahme und Offenheit.
2. **Angebot für Rückfragen:** Informieren Sie darüber, dass jederzeit Rückfragen gestellt werden können.
3. **Reflexion der Interviewsituation:** Halten Sie unmittelbar nach dem Interview Ihre Eindrücke schriftlich fest (z. B. Atmosphäre, Besonderheiten, Schwierigkeiten).
4. **Datensicherung gewährleisten:** Sichern Sie Interviewaufnahmen unmittelbar nach dem Gespräch datenschutzkonform und gewährleisten Sie den Schutz der Anonymität.
5. **Transkription und erste Analyse:** Transkribieren Sie das Interview zeitnah und dokumentieren Sie dabei bereits erste analytische Eindrücke und Auffälligkeiten.

8.4 KI-Simulation: Durchführung eines eigenen Interviews

Die Durchführung von Interviews zur Generierung von qualitativen Forschungsdaten für wissenschaftliche Publikationen und Forschungsprojekte muss mit realen Personen durchgeführt werden. Gleichzeitig kommen aber zwei Bereiche auf, in denen es sich anbieten könnte, Interviews auch nur mithilfe von KI zu simulieren. Das ist erstens bei der Übung von Fragetechniken in Interviews (im Vorfeld eines realen Interviews) und zweitens für Qualifikationsarbeiten (z. B. Haus- und Seminararbeiten), in denen keine inhaltlichen Fragestellungen im Vordergrund stehen, sondern das Erlernen methodischer Fähigkeiten, und die nur schwer einen Zugang zu Interviewteilnehmenden inklusive Ethikvotum haben (oder dies allein zeitlich den Rahmen eines Seminars sprengen würde). Folgend sollen beide Anwendungskontexte kurz dargestellt werden. Anschließend wird die jeweilige Umsetzung mit einer KI beschrieben.

8.4.1 KI-Simulation zur Übung

Die Vorbereitung auf reale Interviewsituationen kann entscheidend für den Erfolg der Gesprächsführung sein. Eine hilfreiche Methode ist das Üben von Interviewsituationen mit verschiedenen fiktiven Personas, um mögliche Herausforderungen im Vorfeld zu erkennen und angemessen auf unterschiedliche Gesprächspartner:innen reagieren zu können. Traditionelle Rollenspiele in Gruppen bieten zwar Praxisnähe, werden jedoch von Teilnehmenden häufig als unangenehm, unnatürlich oder gestellt empfunden. Darüber hinaus ist die Zeit innerhalb einer Gruppe oft begrenzt und könnte möglicherweise effektiver für andere Aktivitäten, wie beispielsweise die gemeinsame Interpretation der Ergebnisse, genutzt werden.

Eine innovative Alternative bietet hier die Simulation von Interviews mithilfe von KI. Durch den Einsatz von KI können realistische Interviewpartner:innen simuliert werden, indem vorab entwickelte Personas genutzt werden. Diese Personas basieren auf klar definierten biografischen Merkmalen, Bedürfnissen, Einstellungen und Kommunikationsmustern. Dadurch entsteht ein authentisches Gesprächsszenario, das flexibel und individuell angepasst werden kann, ohne den Druck und die Künstlichkeit einer klassischen Rollenspielsituation.

Vorgehensweise zur Erstellung und Nutzung einer Personasimulation mit KI:

- **Persona erstellen (vgl. ▶ Abschn.** 7.4**):** Entwickeln Sie eine detaillierte Beschreibung Ihrer fiktiven Interviewperson inklusive demografischer Merkmale, sozialem und kulturellem Hintergrund, Werten, Bedürfnissen und möglichen Herausforderungen.
- **Kommunikation mit der KI:** Geben Sie die entwickelte Persona in eine KI mittels Prompt ein und bitten Sie die KI, die Rolle der beschriebenen Person einzunehmen und entsprechend auf Ihre Interviewfragen zu reagieren.
- **Interview simulieren:** Führen Sie das Interview mit der KI, wobei Sie unterschiedliche Fragetechniken und Reaktionsmöglichkeiten ausprobieren können.
- **Reflexion der Gesprächsführung:** Nutzen Sie die erhaltenen Antworten, um Ihre eigene Interviewtechnik zu reflektieren und zu verbessern.

Diese KI-gestützte Methode vermeidet typische Nachteile herkömmlicher Rollenspiele wie die Wahrnehmung von Unnatürlichkeit oder Unwohlsein der Teilnehmenden. Darüber hinaus ermöglicht sie eine individuelle, flexible und zeitökonomische Vorbereitung.

Übersicht

Beispiel-Prompt *Übernimm die Rolle einer Interviewperson mit den folgenden Merkmalen: [Hier Persona einfügen]*

Anweisungen für das Interview: Antworte realistisch und aus der Perspektive von [Name der Persona], so wie sie in einem realen Interview reagieren würde. Variiere dein Antwortverhalten: Mal ausführlich, mal zurückhaltend oder unsicher oder unfreundlich. Sei authentisch in deiner Darstellung, um verschiedene Gesprächsdynamiken erlebbar zu machen. Ich werde dir als Interviewer:in Fragen stellen, um meine Gesprächsführung zu trainieren. Reagiere entsprechend der gegebenen Persona und passe deine Antworten an den Gesprächsverlauf an.

Diese Information könnte bei Zugriffsmöglichkeiten auch als System-Prompt formuliert werden. Dafür bietet es sich an, nicht in den Standardvarianten der KI-Tools zu arbeiten. So werden die Antworten und der Gesprächsverlauf noch besser.

■ Tab. 8.1 Beispiele für verschiedene Merkmale einer Persona

Merkmal	Hohe Ausprägung	Niedrige Ausprägung
Kommunikativität	Sehr gesprächig, stellt selbst Fragen, gibt lange Antworten	Kurz angebunden, gibt knappe oder einsilbige Antworten
Freundlichkeit	Sehr freundlich, oft lächelnd, nutzt positive Formulierungen	Neutral bis reserviert, wenig emotionale Sprache
Selbstbewusstsein	Selbstsicher, klare Aussagen, wenig Zögern	Unsicher, zögerliche Antworten, viele Füllwörter
Wissen über das Thema	Hat tiefgehendes Wissen und kann detailliert antworten	Hat kaum Vorwissen, antwortet vage oder ausweichend
Emotionale Reaktion	Zeigt Emotionen deutlich, kann auch sehr emotional reagieren	Zeigt kaum Emotionen, bleibt distanziert
Misstrauen	Skeptisch gegenüber dem:der Interviewer:in, fragt oft nach Belegen	Vertrauensvoll, nimmt Informationen ohne Nachfragen an
Gesprächsbereitschaft	Sehr kooperativ, beantwortet jede Frage ausführlich	Unkooperativ, weicht Fragen aus oder gibt keine Antwort
Offenheit für neue Ideen	Aufgeschlossen, probiert gerne neue Dinge aus	Sehr traditionell, lehnt neue Ideen ab
Detaillierungsgrad der Antworten	Antwortet sehr ausführlich mit vielen Details und Beispielen	Antwortet sehr knapp, gibt kaum zusätzliche Informationen

Dabei kann auch unterschiedliches Verhalten der Teilnehmenden simuliert werden. Eine Übersicht über verschiedene Merkmale, welche interessant für eine Übung sein könnten, finden sich in der folgenden ■ Tab. 8.1.

8.4.2 Simulation als Datenerhebungsmethode

Bei Interviews zu Übungszwecken in Seminaren oder als Datengrundlage für Qualifikationsarbeiten, die reinen Übungszwecken dienen, stellt sich die Frage nach der Notwendigkeit, Menschen mit Themen für Interviews zu konfrontieren und ihnen neben den Inhalten auch den Zeitaufwand der Interviews abzuverlangen. Bei Forschungsprojekten mit vulnerablen Gruppen stehen Forschende zusätzlich vor weiteren ethischen Herausforderungen. Personen, die etwa suizidgefährdet sind, traumatische Erlebnisse hatten oder sich in prekärem legalem Status befinden, müssen besonders vor zusätzlicher Belastung geschützt werden. Ein reales Interview kann für solche Menschen unzumutbar oder sogar schädlich sein. KI-basierte Interviewsimulationen bieten hier einen Kompromiss: Statt tatsächliche Betroffene zu befragen, um solche Interviews zu üben, können Studierende jede beliebige Personengruppe mit künstlich simulierten Gesprächspartner:innen befragen. Auf diese Weise gewinnen Studierende oder Forschende erste Einblicke und Erfahrungen, ohne realen Personen zu schaden oder sie emotional und zeitlich zu beanspruchen. Zudem lassen sich Hürden wie erschwerte Erreichbarkeit oder ein fehlendes Einverständnis vulnerabler Personen umgehen. Die Forschung zu Übungszwecken bleibt ethisch vertretbar, da kein direktes Risiko für die Betroffenen entsteht.

Die Simulation von Befragungen eignet sich natürlich nur für Übungszwecke in diesem Kontext und kann keinen Ersatz für ein reales Interview darstellen. Für beispielsweise Haus- oder Seminararbeiten, in denen die Vermittlung methodischer Fertigkeiten und weniger die inhaltliche Auseinandersetzung mit Forschungsthemen im Vordergrund steht, stellt sie aber eine geeignete Alternative dar bestenfalls als vorbereitender Schritt für Interviews mit realen Personen.

Beispiel-Prompt

Du übernimmst die Rolle einer Interviewperson mit den folgenden Personamerkmalen. Bleibe während des gesamten Gesprächs strikt in deiner Rolle und antworte so, wie es eine echte Person mit diesem Hintergrund und dieser Lebenserfahrung tun würde. Verwende eine natürliche, glaubwürdige Sprache und variiere dein Antwortverhalten, je nach Frage und Thema. Falls eine Frage unangenehm ist oder du sie nicht beantworten möchtest, reagiere entsprechend deiner Persona (z. B. ausweichend, zögerlich oder emotional).

Personadetails: [Hier die Persona einfügen]

8

Die Nutzung von KI-Interviewsimulationen erfordert eine sorgfältige Vorbereitung und ein methodisches Vorgehen. Praktisch lässt sich die Methode in vier Schritten umsetzen:

1. **Persona erstellen:** Zunächst entwickelt man ein fundiertes Profil des:der simulierten Gesprächspartners:in. Dazu werden Eigenschaften wie Alter, Geschlecht, Hintergrund, Erfahrungen und typische Einstellungen festgelegt. Je detaillierter und plausibler diese Persona beschrieben ist, desto glaubwürdiger fallen später die KI-Antworten aus. In einer Studie wurde beispielsweise für einen simulierten depressiven Klienten ein umfangreiches Profil mit Persönlichkeitsmerkmalen, Lebensgeschichte (Kindheit, Jugend etc.) und sozialen Beziehungen angelegt, um konsistente und realitätsnahe Reaktionen zu gewährleisten (Wu et al., 2024). Eine solche fundierte Persona dient als roter Faden für das KI-Modell.
2. **Antwortmuster definieren:** Auf Basis der Persona überlegt man sich typische Verhaltens- und Ausdrucksweisen des simulierten Gegenübers. Wie würde diese Person wahrscheinlich sprechen? Gibt es bestimmte Wörter, Redewendungen oder emotionale Reaktionen, die charakteristisch sind? Beispielsweise könnte man festhalten, dass ein:e traumatisierte:r Gesprächspartner:in auf direkte Fragen zu seinem Erlebnis zunächst ausweichend oder zögerlich antwortet. Solche Vorgaben können dem LLM implizit durch den Prompt (Eingabetext) mitgegeben werden, damit es im Rahmen der definierten Rolle bleibt. Diese Richtlinien stellen sicher, dass die KI konsistente Antworten im Sinne der gewählten Persona gibt.

3. **Simulation als Interview durchführen:** Nun wird das eigentliche Interview simuliert. Die Forschenden treten in den Dialog mit der KI, als führten sie ein reales qualitatives Interview. Man stellt der KI (in der Rolle der Persona) Fragen, folgt mit Nachfragen und reagiert auf die Antworten, ähnlich wie bei einer/einem realen Gesprächspartner:in. Wichtig ist, natürliche Interviewtechniken einzusetzen, z. B. offene Fragen zu stellen und empathisch auf Antworten einzugehen, um die KI-Antworten möglichst gehaltvoll und realistisch zu gestalten. Während der Simulation sollte man aufmerksam prüfen, ob die KI der vorgegebenen Rolle treu bleibt. Gegebenenfalls kann man eingreifen (z. B. die Frage umformulieren oder der KI kurz Feedback zur Rolle geben), falls die Antworten vom erwarteten Muster abweichen. Das Resultat dieses Schritts ist ein Transkript des simulierten Interviews, das inhaltlich auswertbar ist.
4. **Reflexion der Ergebnisse:** Abschließend werden die simulierten Interviewdaten ausgewertet und kritisch reflektiert. Hierbei ist stets im Hinterkopf zu behalten, dass es sich um künstlich generierte Antworten handelt. Man analysiert zwar den Inhalt ähnlich wie bei realen Interviews (z. B. mittels qualitativer Inhaltsanalyse), zieht aber zusätzlich methodische Überlegungen heran: Inwiefern bilden die KI-Antworten die Perspektive der Zielgruppe realistisch ab? Wo könnten Abweichungen oder Lücken bestehen, weil die KI gewisse Erfahrungen nicht nachempfinden kann? Es empfiehlt sich, die Ergebnisse mit Fachliteratur oder theoretischem Wissen über die tatsächliche Zielgruppe abzugleichen. So kann man beurteilen, welche Erkenntnisse valide erscheinen und wo Vorsicht geboten ist. Diese Reflexionsschritte sichern, dass die Simulation nicht unkritisch als Ersatz für reale Daten angesehen wird, sondern als ergänzendes Werkzeug mit seinen Stärken und Schwächen verstanden wird.

8.4.3 Erweiterte Anwendungsmöglichkeiten

Über den Einsatz mit vulnerablen Gruppen hinaus lassen sich Interviewsimulationen kreativ erweitern. Eine Möglichkeit ist die Simulation von Gesprächen mit bekannten Persönlichkeiten oder historischen Figuren, die real nicht (mehr) befragbar sind. So könnten Studierende z. B. ein fiktives Interview mit Albert Einstein über aktuelle Fragen der Wissenschaft führen oder die Standpunkte einer historischen Persönlichkeit wie Martin Luther King Jr. zu heutigen sozialen Problemen explorieren. Das KI-Tool wird dabei mit der Rolle dieser Person gefüttert, und es imitiert ihren Sprachstil, ihr Vokabular und bekannte Ansichten, indem es auf deren überlieferte Zitate, Schriften oder Biografien zurückgreift. Da LLMs mit großen Datenmengen trainiert wurden, um Antworten so geben zu können, wie es bei aktuellen LLMs der Fall ist, besitzen sie häufig schon Informationen über bekannte Persönlichkeiten. Diese Persönlichkeiten können, müssen aber nicht richtig wiedergegeben werden. Die Aussagen, die ein LLM in der Rolle der angewiesenen Persönlichkeiten gibt, sind rein fiktiv und sollten nicht auf die realen Personen übertragen werden. Zusätzlich muss besonders bei dieser Anwendungsmöglichkeit auf die Stereotype in den Antworten der LLMs geachtet werden (vgl. ► Abschn. 2.6) Auf diese Weise kann ein plausibler Dialog entstehen, der Auf-

Tab. 8.2 Simulierte Ansicht von Platon zu KI in der Forschung

Ἄνδρα φίλτατε ἐρωτῶν, λέγεις περὶ τεχνήματος νοητοῦ, ὃ τῷ ἀνθρώπῳ ἔοικε καὶ τὰς διανοίας μιμεῖσθαι δύναται. θαυμαστὸν δὲ τοῦτό ἐστι πρᾶγμα· εἰ γὰρ μνημονεύωμεν ἃ ἐν τῇ Πολιτείᾳ περὶ ἐπιστήμης καὶ ἀληθοῦς γνώσεως ἐδίδαξα, γιγνώσκομεν ὅτι ὁ κόσμος τῶν αἰσθητῶν σκιὰ μόνον ἐστὶ τῆς ἀληθινῆς ἰδεῶν χώρας. νῦν οὖν ἐρωτῶ σε· δύναται ἄρα μηχανὴ ὑπὸ θνητῶν χειρῶν πεποιημένη τὸ ἀληθές, τὸ ἀγαθὸν καὶ τὸ καλὸν ἀντιλαμβάνεσθαι, ὥσπερ ὁ τοῦ φιλοσόφου νοῦς ἐν τῷ καθαρῷ φωτὶ τῆς διανοίας; ἢ μᾶλλον ἐν τῇ δόξῃ περιπολεῖ, ἐκ τῶν προγεγραμμένων συλλεγομένη, ἄνευ δὲ τῆς ἀληθοῦς τοῦ ὄντος κατανοήσεως;	Mein lieber Fragender, du sprichst von einer künstlichen Intelligenz, die dem Menschen gleichsam in seinen Denkbewegungen zu folgen vermag, ja, ihn gar zu imitieren scheint. Dies ist ein sonderbares Unterfangen, denn wenn wir uns erinnern an das, was ich in meiner Schrift Politeia über das Wissen und die wahre Erkenntnis lehrte, so wissen wir doch: Die Welt der Dinge, die wir mit unseren Sinnen erfassen, ist nur ein Schatten der wahren Ideenwelt. Nun frage ich dich: Kann eine Maschine, geschaffen von sterblichen Händen, je das Wahre, das Gute und das Schöne erfassen, so wie es der Philosophengeist im Lichte des reinen Denkens vermag? Oder bewegt sie sich nicht vielmehr im Bereich bloßer Meinungen (Doxa), zusammengetragen aus bereits bestehenden Werken, doch ohne wahre Einsicht in das Wesen der Dinge?

schluss über die potenziellen Sichtweisen der gewählten Figur geben kann. Diese Methode kann in der Lehre und Forschung hilfreich sein, um sich hypothetisch mit den Ideen großer Denker:innen auseinanderzusetzen oder unterschiedliche Positionen zu einem Thema zu beleuchten, ohne dass die entsprechende Person persönlich zur Verfügung steht (vgl. Tab. 8.2). Wichtig ist jedoch, sich bewusst zu sein, dass es sich um eine Nachahmung auf Basis vorhandener Informationen handelt, also um ein gedankliches Experiment, das zwar instruktiv sein kann, aber kein reales Interview mit der Person ersetzt.

8.5 Reflexion: Leitfragen zur Bewertung der Interviewführung

Die Reflexion der eigenen Interviewführung ist ein essenzieller Bestandteil der qualitativen Forschung. Sie hilft dabei, das eigene Vorgehen zu verbessern, Verzerrungen zu erkennen und zukünftige Interviews methodisch präziser zu gestalten. Nach einer KI-gestützten Interviewsimulation oder einem real geführten Interview können folgende Leitfragen helfen, die eigene Gesprächsführung kritisch zu hinterfragen. Das kann grundsätzlich dabei helfen, die eigene Vorgehensweise zu überprüfen, bevor weitere Interviews geführt werden.

- **Vorbereitung des Interviews**

1. **War die Zielsetzung des Interviews klar definiert?**
   Beispiel: Das Interview soll herausfinden, wie Forschende KI-gestützte Tools für die qualitative Analyse nutzen. Während des Gesprächs werden jedoch vermehrt allgemeine ethische Bedenken gegenüber KI thematisiert, was zeigt, dass die Zielsetzung nicht klar abgegrenzt wurde.

2. **Wurden die Personas bzw. die Interviewten angemessen vorbereitet und kontextualisiert?**
   Beispiel: Eine Forschende aus der Soziologie wird zu ihrem Einsatz von KI in der qualitativen Forschung befragt, jedoch ohne vorherige Einführung in die genaue Definition von KI-gestützten Analysemethoden. Dadurch ist sie unsicher, ob sie die richtigen Aspekte anspricht.
3. **Wurden alle relevanten ethischen Aspekte berücksichtigt (z. B. Datenschutz, informierte Zustimmung)?**
   Beispiel: Ein KI-Entwickler wird zu automatisierten Transkriptions- und Analysetools befragt. Erst während des Interviews stellt sich heraus, dass einige seiner Antworten Informationen zu noch unveröffentlichten Forschungsprojekten enthalten.
4. **War der Interviewleitfaden gut strukturiert und flexibel anwendbar?**
   Beispiel: Der Leitfaden enthält festgelegte Fragen zu spezifischen KI-Tools, doch eine Interviewpartnerin berichtet über ganz andere Anwendungen, die nicht vorgesehen waren. Da der Leitfaden wenig flexibel ist, können diese wertvollen Erkenntnisse nicht ausreichend erfasst werden.

- **Durchführung des Interviews**

1. **Wurde eine vertrauensvolle Atmosphäre geschaffen?**
   Beispiel: Zu Beginn des Interviews erzählt die Forschende von ihren ersten Erfahrungen mit KI-gestützter Analyse. Die Interviewerin geht darauf ein und zeigt sich interessiert, wodurch eine entspannte Gesprächsatmosphäre entsteht.
2. **Wurden offene und explorative Fragen gestellt, die vertiefende Antworten ermöglichten?**
   Beispiel: Anstatt zu fragen: „Nutzen Sie KI-gestützte Tools zur Kodierung Ihrer Interviews?“, wird gefragt: „Welche Rolle spielt KI in Ihrem Forschungsprozess?“ Diese Formulierung ermöglicht breitere und tiefere Antworten.
3. **Wurde aktives Zuhören praktiziert, z. B. durch Rückmeldungen und Nachfragen?**
   Beispiel: Die Interviewpartnerin erwähnt, dass KI in der Analysephase hilfreich ist, aber auch Herausforderungen mit sich bringt. Die Interviewerin greift dies auf: „Sie sagten, es gibt Herausforderungen. Können Sie ein konkretes Beispiel nennen?“. Dadurch werden Details herausgearbeitet.
4. **Gab es Momente, in denen das Gespräch zu stark gelenkt oder beeinflusst wurde?**
   Beispiel: Der Interviewer fragt: „KI erleichtert doch bestimmt Ihre Arbeit enorm, oder?“. Dies könnte die Antwort beeinflussen, da es eine einseitige Sichtweise vorgibt. Eine neutralere Formulierung wäre: „Welche Vorteile sehen Sie bei der Nutzung von KI-Tools in Ihrer Forschung?“.
5. **Wie wurde mit Schweigepausen und emotionalen Reaktionen umgegangen?**
   Beispiel: Die Interviewpartnerin zögert, als sie nach ethischen Bedenken zu KI gefragt wird. Die Interviewerin unterbricht nicht sofort, sondern lässt ihr Zeit, ihre Gedanken zu sammeln, was zu einer tiefgehenden Reflexion führt.
6. **Wurde auf mögliche Unsicherheiten oder Missverständnisse seitens des/der Interviewpartner:in oder der fiktiven Persona angemessen reagiert?**
   Beispiel: Der Interviewpartner versteht eine Frage zu „algorithmischer Transparenz“ nicht sofort. Die Interviewerin erkennt dies und erklärt den Begriff mit

einem Beispiel: „Wie nachvollziehbar ist es für Sie, welche Entscheidungen Ihre KI-gestützte Software trifft?".

- **Analyse und Reflexion**

1. **Inwiefern haben die Antworten der simulierten Persona bzw. den realen Interviewten den erwarteten Mustern entsprochen?**
   Beispiel: Die Forschenden sollten vor allem über Effizienzsteigerung durch KI sprechen. Stattdessen thematisierten sie häufig Unsicherheiten bei der Interpretation von KI-generierten Mustern. Dies zeigt, dass ihre Bedenken möglicherweise stärker gewichtet werden müssen.
2. **Gab es überraschende oder unerwartete Erkenntnisse?**
   Beispiel: Ein Sozialwissenschaftler berichtet, dass er KI zwar für die Datenanalyse nutzt, aber weiterhin auf manuelle Kodierung setzt, da er den KI-Entscheidungen nicht vollständig vertraut. Diese Skepsis war nicht erwartet worden.
3. **Welche eigenen Annahmen oder Vorannahmen könnten die Gesprächsführung beeinflusst haben?**
   Beispiel: Die Interviewerin geht davon aus, dass alle Forschenden KI als zeitsparendes Hilfsmittel betrachten. Dies beeinflusst ihre Fragen, sodass kritische Perspektiven erst spät zur Sprache kommen.
4. **Welche methodischen Schwächen oder Verbesserungsmöglichkeiten sind erkennbar?**
   Beispiel: Bei der Transkription wird festgestellt, dass einige relevante Aussagen nicht weiter hinterfragt wurden. Eine bessere Vorbereitung auf unerwartete Themen könnte zukünftige Interviews verbessern.

Die regelmäßige Reflexion anhand solcher Leitfragen ermöglicht eine kontinuierliche Verbesserung der eigenen Interviewfähigkeiten und stärkt die methodische Qualität der Forschung.

8.6 Grenzen und Potenziale von KI bei der Interviewdurchführung

Trotz der genannten Vorteile muss bei der Verwendung KI-generierter Interviews höchste Transparenz gewahrt bleiben. In jeder wissenschaftlichen Arbeit ist klar offenzulegen, dass es sich um simulierte Interviews handelt und nicht um direkte Aussagen realer Personen. Die Kennzeichnung als Simulation schützt davor, dass Lesende die Ergebnisse missverstehen. Selbst wenn die KI-Antworten auf historischen Fakten und Sprachmustern beruhen, bleibt das Gespräch doch eine künstliche Konstruktion. Die scheinbar originalgetreuen Worte berühmter Personen sind letztlich vom Modell zusammengestellt und spiegeln nicht die tatsächlichen Gedanken dieser Personen wider. Daher gilt: In Qualifikationsarbeiten müssen KI-Interviews stets als solche deklariert und vom Lesenden als Simulation erkennbar sein. Darüber hinaus gehört zur wissenschaftlichen Sorgfalt eine methodologische Reflexion der eingesetzten KI-Methode im Forschungsjournal. Forschende sollten offen die Grenzen der Interviewsimulation diskutieren. Die Literatur warnt davor, die Möglichkeiten der KI unkritisch zu überschätzen, ohne auf bestehende Debatten über ihre Schwächen einzugehen. In einer Arbeit sollte daher ein ausgewogenes Bild gezeichnet werden: Einerseits kann man herausstellen, welche Vorteile die KI-Simulation gebracht hat (z. B. Zugang zu schwierigen Themen, Schonung realer Personen, schnelle Verfügbarkeit von Daten). Andererseits muss klar anerkannt werden, wo Unterschiede zu realen Interviews liegen. KI-Modelle können z. B. Verzerrungen (Bias) aus ihren Trainingsdaten übernehmen oder bei ungewöhnlichen Fragen unplausible Antworten geben. Ihnen fehlen echte Emotionen und unvorhersehbare Reaktionen, wie sie Menschen in Interviews zeigen. Auch sind die Ergebnisse abhängig von der Qualität der Personadefinition und der Prompt-Gestaltung. Kleine Änderungen beim Prompt, den Parametern oder den LLMs können mitunter die Antworten beeinflussen. All diese Punkte sollten in der Forschungsdokumentation transparent gemacht werden. Durch diese Reflexion wird die Methode wissenschaftlich legitimiert: Die Lesenden verstehen, dass es sich um ein experimentelles Vorgehen handelt, das verantwortungsvoll eingesetzt wurde. So dient die KI-gestützte Interviewsimulation als ergänzendes Werkzeug im Methodenkasten der Forschung.

8.7 Fazit

Qualitative Interviews gewinnen an Qualität, wenn Zielsetzung, Leitfaden und Gesprächsführung kohärent aufeinander abgestimmt sind. Entscheidend sind eine reflektierte, nicht dominante Haltung der Interviewer:innen, aktives Zuhören sowie die Fähigkeit, zwischen Struktur und Offenheit auszubalancieren. Ethische Sorgfalt, informierte Einwilligung, Datenschutz und sensibler Umgang mit belastenden Passagen sind dabei konstitutiv und nicht optional.

KI-gestützte Verfahren können diese Professionalität vorbereitend unterstützen: durch Simulationen für Fragetechniken, kognitives Pretesting und die anschließende Selbstreflexion der Gesprächsführung. Ihr Nutzen liegt in Training, Variation und systematischer Rückmeldung; ihre Grenzen in probabilistischer Textproduktion, Kontextabhängigkeit und möglicher Verzerrung. Ergebnisse aus Simulationen sind als Übungs- und Reflexionsmaterial zu behandeln, transparent zu kennzeichnen und stets an Originaldaten sowie theoretischen Bezugspunkten zu prüfen.

Für die Praxis empfiehlt sich ein hybrides Vorgehen: Leitfäden und Interaktionen werden primär von Forschenden verantwortet; KI wird selektiv als ergänzendes Werkzeug eingesetzt, wenn sie die Vorbereitung effizienter oder die Reflexion präziser macht. Maßstab bleibt die Nachvollziehbarkeit des Vorgehens und die Validität der erhobenen Aussagen. Der Forschungsprozess sollte durch dokumentierte Entscheidungen, ein fortlaufendes Forschungsjournal und, wo möglich, Peer-Feedback gesichert werden.

Literaturempfehlungen

Kruse, J. (2015). Qualitative Interviewforschung. Ein integrativer Ansatz. Weinheim: Beltz Juventa.

Dieses Werk ist eine zentrale Referenz für die qualitative Interviewforschung, da es einen integrativen Ansatz verfolgt, der sowohl theoretische Grundlagen als auch konkrete praktische Hinweise umfasst. Besonders wertvoll ist die detaillierte Darstellung der Planung, Durchführung und Auswertung von halbstrukturierten Interviews. Forschende erhalten damit nicht nur methodisches Wissen, sondern auch praxisnahe Werkzeuge, die unmittelbar im Forschungsalltag einsetzbar sind.

Przyborski, A., & Wohlrab-Sahr, M. (2021). Qualitative Sozialforschung. Ein Arbeitsbuch (5. Aufl.). München: Oldenbourg.

Dieses Arbeitsbuch gilt als Standardwerk der qualitativen Sozialforschung und zeichnet sich durch seine systematische Einführung in zentrale Methoden aus. Es bietet eine praxisnahe Anleitung, die von der Entwicklung von Fragestellungen über die Datenerhebung bis hin zur Auswertung reicht. Für die Interviewführung ist es besonders hilfreich, da es konkrete Beispiele und Übungsanleitungen bereithält, die Forschenden ermöglichen, eigene Interviewprojekte methodisch fundiert und reflektiert durchzuführen.

Literatur

Berger, R. (2013). Now I see it, now I don't: researcher's position and reflexivity in qualitative research. *Qualitative Research*, 15(2), 219–234. https://doi.org/10.1177/1468794112468475

Brinkmann, S., & Kvale, S. (2014). *InterViews: Learning the Craft of Qualitative Research Interviewing*. SAGE Publications, Incorporated.

DiCicco-Bloom, B., & Crabtree, B. F. (2006). The qualitative research interview. Medical Education, 40(4), 314–321. https://doi.org/10.1111/j.1365-2929.2006.02418.x

Gill, P., Stewart, K., Treasure, E., et al. (2008). Methods of data collection in qualitative research: interviews and focus groups. *British Dental Journal*, 204, 291–295. https://doi.org/10.1038/bdj.2008.192

Helfferich, C. (2010). *Die Qualität qualitativer Daten: Manual für die Durchführung qualitativer Interviews*. Springer.

Hopf, C. (2004). Qualitative Interviews: Ein Überblick. In U. Flick, E. von Kardorff, & I. Steinke (Hrsg.), *Qualitative Forschung. Ein Handbuch* (S. 389–402). Rowohlt.

Jamshed, S. (2014). Qualitative research method-interviewing and observation. *Journal of Basic and Clinical Pharmacy*, 5(4), 87–88. https://doi.org/10.4103/0976-0105.141942.

McGrath, C., Palmgren, P. J., & Liljedahl, M. (2018). Twelve tips for conducting qualitative research interviews. *Medical Teacher, 41*(9), 1002–1006. https://doi.org/10.1080/0142159x.2018.1497149

Misoch, S. (2019). *Qualitative interviews*. Walter de Gruyter GmbH & Co KG.

Rubin, H. J., & Rubin, I. S. (2011). *Qualitative interviewing: The Art of Hearing Data*. SAGE.

Wu, L., Tang, Y., Pan, Q., Zhan, X., Han, Y., You, M., Xiao, L., Wang, T., Zhong, C., & Gong, J. (2024). *An LLM-based simulation framework for embodied conversational agents in psychological counseling* (Version 2). arXiv. https://doi.org/10.48550/ARXIV.2410.22041

KI-gestützte Transkription von Interviews und die Digitalisierung handschriftlicher Dokumente

Inhaltsverzeichnis

C. Kempny et al., *KI in der qualitativen Forschung*, https://doi.org/10.1007/978-3-662-73089-8_9

9.1 Lernziele

- Verstehen, wie moderne automatische Spracherkennung funktioniert, und bewerten, welche Leistungsgrenzen Whisper und vergleichbare Systeme in unterschiedlichen Forschungskontexten aufweisen.
- Planen und umsetzen, wie Datenschutz, Ethik und informierte Einwilligung in Projekten mit sensiblen Daten rechtskonform gestaltet werden.
- Abwägen, welche Kosten-, Zeit- und Qualitätsaspekte bei automatischer Transkription relevant sind.
- Analysieren, wie KI-gestützte Systeme zur Erkennung von Handschrift und dokumentenbezogenen Layoutstrukturen eingesetzt werden können.

9.2 Transkription als interpretativer Akt und als KI-gestützter Prozess

Transkription ist nicht nur das Überführen von Audio in Text (Bickman & Rog, 2009; Kuckartz & Rädiker, 2024; *Methodenportal Transkription*, 2025). Bei der Transkription treffen Forschende grundlegende Entscheidungen, die später beeinflussen, welche Erkenntnisse aus den Daten gewonnen werden können. Diese Entscheidungen sind durch Theorie, Perspektiven und sozialen Beziehungen geprägt.

Ein konkretes Beispiel macht dies deutlich: Wenn in einem Interview jemand lacht, kann dies auf verschiedene Weisen festgehalten werden. In manchen Fällen wird ein Lachen gar nicht transkribiert. Man kann es auch als kurzes „(lacht)" notieren. Man kann aber auch interpretierend beschreiben, wie gelacht wurde (z. B. nervös, herzlich oder ironisch). Jede dieser Varianten lenkt die spätere Analyse in eine andere Richtung. Die erste Variante behandelt das Lachen als bloße Unterbrechung. Die zweite lenkt die Aufmerksamkeit auf Emotionen. Die dritte rückt den Gesprächskontext in den Vordergrund.

Wenn Forschende selbst transkribieren, statt dies an Software oder Dritte (Hilfskräfte, Transkriptionsbüros etc.) zu delegieren, gewinnen sie einen direkteren Zugang zu ihren Daten. Durch mehrfaches Anhören, Pausieren und Zurückspulen entwickeln sie ein Gefühl für Nuancen, die in einem fertigen Transkript nicht mehr sichtbar sind. Sie bemerken Zögern, Betonungen, Sprechpausen oder wechselnde Stimmlagen. Schon während des Transkribierens entstehen erste Vermutungen darüber, was wichtig sein könnte. Forschende entwickeln dabei auch ein Bewusstsein für ihre eigene Rolle, zum Beispiel darüber, wie ihre Fragen das Gespräch gelenkt oder welche Themen sie selbst als wichtig empfunden haben. Diese frühe, intensive Auseinandersetzung mit dem Material ist der Ausgangspunkt für eine reflexive Forschungspraxis (Bailey, 2008; Skukauskaite, 2012).

Mit leistungsfähigen KI-Systemen hat sich das Feld verändert. Modelle wie Whisper liefern unter günstigen Bedingungen sehr genaue Erstentwürfe von Transkriptionen. Dadurch sinkt der mechanische manuelle Aufwand (MLCommons, 2025; Radford et al., 2022). Gleichzeitig verändert sich die Forscher:innen-Daten-

Beziehung. Wer nur ein von KI-Systemen (oder von anderen Forschenden) gefertigtes Transkript liest, verpasst Nuancen in Stimme, Rhythmus und Interaktion. Hinzu kommen Risiken. Dazu zählen Halluzinationen in stillen Passagen, uneinheitliche Interpunktion, Schwierigkeiten bei überlappender Rede sowie Verzerrungen gegenüber Akzenten, weiblichen Stimmen oder Kindern („AI transcription tools hallucinate too", 2024; Bjarnason, 2024).

Ähnlich wie in den anderen Forschungsschritten, die im Rahmen dieses Lehrbuches vorgestellt werden, wird auch hier ein Prozess vorgeschlagen, der KI als Unterstützung bei der Transkription versteht. Die praktische Konsequenz ist ein hybrider Prozess. Er verbindet computergestützte Erstentwürfe mit systematischer menschlicher Prüfung und Dokumentation.

Viele aktuelle KI-basierte Transkriptionstools basieren auf Whisper (Radford et al., 2022). Das Open-Source-Modell wurde auf großen Audiokorpora trainiert und zeigt in Benchmarks hohe Genauigkeiten. In realen Forschungsmilieus schwankt die Leistung. Ursachen sind Raumakustik, Mikrofontechnik, Sprecher:innenmerkmale und Fachterminologie. Anbieter kommerzieller QDA-Software integrieren das Modell in ihre jeweiligen Anwendungen und bieten nutzerfreundliche Umgebungen mit Zeitmarken, Sprechererkennung und Exportmöglichkeiten. Beispiele sind MAXQDA Transcription, NVivo Transcription, ATLAS.ti Auto Transcription sowie f4transkript und f4x (ATLAS.ti Scientific Software Development GmbH, 2024; audiotranskription Dr. Dresing & Pehl GmbH, 2024; Lumivero, 2024; VERBI Software, 2024) welche höchstwahrscheinlich auf Wisper zurückgreifen. Daneben stehen spezialisierte Onlinedienste wie Otter.ai, Trint, Descript, Rev, Sonix und Amberscript, die LiveMitschriften, Kollaboration oder Videobearbeitung kombinieren (Amberscript B.V., 2024; Descript, 2024; Otter.ai, 2024; ► Rev.com, 2024; Sonix, 2024; Trint Ltd., 2024). Alle Tools funktionieren bei guter Audioqualität recht zuverlässig und erfordern nur ein gewisses Maß an Nachbearbeitung der Transkripte. Die Datenverarbeitung geschieht aber in der Regel nicht kostenlos und in der Cloud, was für sensible Daten problematisch sein kann. Offlinelösungen gewinnen in diesem Kontext daher an Bedeutung. noScribe, aTrain oder Sasaya verarbeiten Audiodateien lokal (Brzoska & Yilmaz-Aslan, 2024; Dröge, 2024; Universität Hildesheim, 2024). Das erleichtert die DSGVO-Konformität und hält die Daten unter eigener Kontrolle. Zusätzlich sind diese Optionen meist kostenlos. Der häufigste Nachteil bei lokal betriebenen Lösungen ist eine längere Verarbeitungszeit und je nach gewählter Software ein höherer Anspruch an die technische Ausstattung. Dafür entfallen Übertragungen in die Cloud, Unsicherheiten hinsichtlich des Datenschutzes und externe Abhängigkeiten.

Die Entscheidung für eine Online- und Offlinetranskriptionslösung ist ein wichtiger Schritt, da sie direkte Auswirkungen auf Datenschutz, Datenkontrolle, Kosten zeitliche Ressourcen und technische Anforderungen hat. In einem ersten Schritt wird geprüft, wie sensibel die erhobenen Interviewdaten sind. Bei besonders persönlichen oder vulnerablen Inhalten ist eine Offlineverarbeitung grundsätzlich vorzuziehen, da alle Daten lokal auf dem eigenen Gerät bleiben und nicht in externe Serverinfrastrukturen übertragen werden. Dadurch entfallen datenschutzrechtliche Risiken ebenso wie die Notwendigkeit, Auftragsverarbeitungsverträge abzuschließen oder Serverstandorte zu prüfen. Zudem verursachen Offlinelösungen in der Regel keine laufenden Kosten. Allerdings beträgt die Verarbeitungszeit auf Standardhardware häufig länger als bei Onlinesystemen, die auf große Rechenzentren zurückgreifen.

Onlinetools bieten hingegen häufig hohe Geschwindigkeit sowie zusätzliche Komfortfunktionen wie Livetranskriptionen oder integrierte Kollaborationswerkzeuge. Diese Vorteile werden jedoch durch erhöhte Anforderungen an Datenschutz und Datensicherheit relativiert. Insgesamt erscheinen aus Sicht der Autor:innen lokale Lösungen bei der Transkription als beste Möglichkeit, weil sie keine zusätzlichen Kosten verursachen und grundsätzlich keine Probleme in Bezug auf den Datenschutz aufweisen.

9.3 Typische Fehlertypen

Neben globalen Metriken gibt es in Transkripten wiederkehrende Fehlertypen, deren Entstehung und Wirkung man kennen sollte um diese erkennen und minimieren zu können:

- **Substitutionen:** Ein gesprochenes Wort wird durch ein anderes (falsches) Wort ersetzt. Ursachen sind akustische Ähnlichkeiten oder Vorhersagepräferenzen im Sprachmodell.

  Beispiel: Das Wort „Morel" (Name eines Pilzes) kann als „Moral" transkribiert werden, da „Moral" in den Trainingsdaten häufiger vorkommt (Suh et al., 2024). Im Transkript erscheint dann ein inhaltlich falsches Wort. Dies ist problematisch, weil dadurch der Sinn einer Aussage geändert werden kann (Harrington, 2023).
- **Auslassungen (Deletions):** Auslassungen kommen dann vor, wenn gesprochener Text im Transkript fehlt. Dies geschieht typischerweise, wenn die Sprachaufnahme leise, undeutlich oder von Hintergrundgeräuschen überlagert ist. Beispielsweise können die letzte Silbe, ein Satzglied oder ganze Füllwörter unterdrückt werden. Für die inhaltliche Analyse ist das riskant, weil dann Informationen fehlen. Allerdings ist hier der Fehler weniger gravierend oder irreführend als bei Substitutionen (Harrington, 2023).
- **Einfügungen (Insertions):** Im Transkript stehen zusätzlich Wörter, die nie gesprochen wurden. Ursachen können Störgeräusche, „Mikropops" (kurze, explosive Atemgeräusche bei Lauten wie „p" oder „b", die direkt ins Mikrofon gesprochen werden) oder auch falsche Interpretationen kurzer Silben als Wörter sein. Quantitativ sind diese Einfügungen vergleichsweise selten (in Studien nur wenige Prozent der Fehler (Southwell et al., 2022)), können aber irreführend sein, insbesondere, wenn sie bedeutungsvolle Wörter einfügen.
- **Akzent- und Dialektfehler:** KI-Modelle sind in ihren Trainingsdaten meist auf Standardakzente (z. B. amerikanisches Englisch) fixiert. Dadurch beinhalten Transkriptionen bei Sprecher:innen mit anderen Akzenten mehr Fehler. So wurde festgestellt, dass Whisper bei US-Englisch deutlich weniger Fehler macht als etwa bei britischem oder australischem Englisch (Graham & Roll, 2024). Bei nicht muttersprachlichen Sprecher:innen werden generell höhere Fehlerraten in den Transkripten festgestellt. Typisch sind fehlerhafte Vokalaussprachen oder

unerwartete Worttrennungen. Dies bedeutet insbesondere bei Interviews mit Nicht-Muttersprachler:innen oder Dialektsprecher:innen, dass in den Transkripten mit höherer Wahrscheinlichkeit Fehler vorkommen.

- **Fachterminologiefehler:** Spezielle Begriffe aus Fachgebieten (z. B. medizinische Terminologie, Produktnamen) werden von KI-Systemen, die nicht für den jeweiligen Kontext trainiert sind, oft falsch erkannt. Wenn das System mit „Inhaltsanalyse nach Kuckartz" nichts anfangen kann, transkribiert es vielleicht „Inhaltsanalyse nach Kugelatz" o. Ä. Für die qualitative Analyse kann dies zu Schwierigkeiten führen, da dabei möglicherweise wichtige Begriffe verloren gehen oder falsche Begriffe eingeführt werden.
- **Überlappende Rede:** In Gesprächen sprechen oft mehrere Personen gleichzeitig. Die meisten KI-Systeme gehen aber davon aus, dass nur ein:e Sprecher:in aktiv ist. Wenn also im Audiomaterial Überlappungen vorkommen, wird meist nur die lautere Stimme erfasst oder beide Stimmen verschwimmen. Das führt zu vielen Löschungen überdeckter Äußerungen und zu unverständlichen Mischungen. Dies bedeutet, dass Gesprächsteile fehlen oder unverständlich sind.

Die automatische Transkription mit KI funktioniert insgesamt zwar gut, muss jedoch stets händisch kontrolliert und mit der Audioaufnahme abgeglichen werden, da weiterhin Fehler auftreten können. Kennzahlen geben zwar einen ersten Hinweis darauf, wie zuverlässig ein KI-System arbeitet, jedoch zeigen Studien, dass Fehler oft systematisch sind (Feng et al., 2021; Koenecke et al., 2020), etwa wenn bestimmte Wörter regelmäßig falsch erkannt oder komplette Passagen ausgelassen werden. Für qualitative Forschung ist es deshalb wichtig, diese typischen Fehler zu kennen. In der Praxis sollten automatisch erstellte Transkripte immer kritisch geprüft und bei Bedarf manuell nachkorrigiert werden. Nur so lässt sich verhindern, dass Fehler unbemerkt bleiben und die Datenqualität leidet.

9.4 Onlinetools der Transkription[1]

9.4.1 Sonix.ai

Sonix.ai (Sonix, 2024) ist ein Cloud-Dienst, der hohe Geschwindigkeit, intuitive Bedienbarkeit und zuverlässige automatische Sprecher:innenerkennung kombiniert. Der Dienst bietet zusätzlich eine integrierte Editierumgebung zur Nachbearbeitung, sowie Such- und Exportfunktionen für Transkriptean. Für qualitative Forschung stehen Funktionen wie Zeitmarken, Schlagwortsuche und Teamkollaboration zur Verfügung. Alle Audiodateien werden allerdings auf externen Servern gespeichert, weshalb der Dienst für sensible Inhalte nicht ohne Weiteres geeignet ist. Eine Nutzung ist möglich, wenn eine Ethikkommission der serverbasierten Verarbeitung zugestimmt hat und die Interviews keine sensiblen Daten

1 Die Reihenfolge der Tools ist zufällig und soll keine Rangfolge oder Wertung implizieren. Die Liste an Tools ist zudem unvollständig und erhebt keinen Anspruch auf Vollständigkeit.

enthalten. Für die meisten Interviews in der Gesundheits- und Sozialforschung ist Sonix.ai daher eher ungeeignet.

9.4.2 F4transkript /F4x

F4transkript und die neuere Version f4x (audiotranskription Dr. Dresing & Pehl GmbH, 2024) sind Programme für händische und halbautomatische Transkription im deutschsprachigen Raum. Die Software wurde ursprünglich ohne KI-Funktionen entwickelt und bietet mittlerweile eine cloudbasierte automatische Transkriptionsoption. Die Programme verfügen über eine Editierumgebung, die für die manuelle Transkription und Nachbearbeitung genutzt werden kann. F4 wird in der qualitativen Forschung eingesetzt, wobei die Nutzung primär auf den Editierfunktionen und weniger auf der KI-Transkription basiert. Bei der Verwendung der Online-KI-Funktionen erfolgt die Verarbeitung auf externen Servern, was bei sensiblen Inhalten datenschutzrechtlich zu berücksichtigen ist. Die händische Transkriptionsunterstützung funktioniert vollständig lokal ohne Internetverbindung.

9.4.3 MAXQDA Transcription

MAXQDA Transcription (VERBI Software, 2024) ist in die QDA-Software MAXQDA integriert und ermöglicht sowohl automatische als auch manuelle Transkriptionen innerhalb derselben Arbeitsumgebung. Die KI-Transkriptionsfunktion basiert auf einer cloudbasierten Spracherkennung, bei der die Daten extern verarbeitet werden. Transkripte mit Zeitmarken können direkt in MAXQDA kodiert, kommentiert oder mit Notizen versehen werden. Diese Integration ermöglicht einen zusammenhängenden Workflow von der Transkription zur Analyse. Bei der Nutzung werden Daten auf externe Server übertragen, was bei sensiblen Inhalten datenschutzrechtlich zu berücksichtigen ist. Für solche Projekte können lokale Transkriptionsalternativen erforderlich sein.

9.5 Kostenlose Offlinetools der Transkription

Zu den lokalen Whisper-Implementierungen gehören beispielsweise Sasaya (Brzoska & Yilmaz-Aslan, 2024), noScribe (Dröge, 2024), aTrain (Universität Hildesheim, 2024). Alle drei Programme verarbeiten Audiodateien vollständig lokal ohne externe Datenübertragung und nutzen die Whisper-Modelle in unterschiedlichen Größen. Sasaya ist für macOS und Windows verfügbar, benötigt keine Installation und keine Administratorrechte und erzeugt Transkripte als Textdatei und im JSON-Format. Die Software bietet in der aktuellen Version die automatische Spracherkennung, allerdings keine automatische Sprecher:innentrennung. noScribe verfügt über eine grafische Benutzeroberfläche und wird im deutschsprachigen Raum häufig eingesetzt. aTrain ist ausschließlich für Windows verfügbar und wurde für die Verarbeitung auf Standardhardware ohne GPU-Unterstützung optimiert. Alle drei

Programme sind kostenfrei verfügbar. Die Verarbeitungsgeschwindigkeit hängt bei allen Implementierungen von der verfügbaren Hardware ab und ist auf Computern ohne GPU langsamer als bei cloudbasierten Diensten. Wenn in Projekten allerdings kein Zeitdruck besteht, erscheint es irrelevant, ob eine automatische Transkription wenige Minuten (zum Beispiel in einer Cloud-Software) oder eine Stunden (zum Beispiel in einer kostenlosen lokalen Software) dauert.

9.5.1 Konkretes Vorgehen in der Praxis

Ein sorgfältiger und methodisch kontrollierter Transkriptionsprozess beginnt bereits vor dem eigentlichen Interview. Die Qualität der Audioaufnahme bestimmt maßgeblich die spätere Transkriptionsqualität. Es empfiehlt sich, hochwertige Mikrofone zu verwenden, idealerweise mit Richtcharakteristik, um Hintergrundgeräusche zu minimieren. Interviews sollten in ruhigen Räumen stattfinden, und der Abstand zwischen Mikrofon und Sprechenden sollte konsistent gehalten werden. Nach dem Interview wird die Audiodatei lokal gespeichert, eindeutig benannt und in einem DSGVO-konformen Verzeichnis abgelegt. Die automatische Synchronisation in einen Cloud-Speicher sollte bewusst deaktiviert werden, sofern keine ausdrückliche Einwilligung der Befragten und der zuständigen Ethikkommission vorliegt.

Im nächsten Schritt wird die Datei mit dem gewählten Transkriptionstool verarbeitet. Anschließend erfolgt die manuelle Prüfung, bei der alle potenziell fehleranfälligen Segmente mit dem Originalaudio abgeglichen werden. Dazu gehören mindestens Passagen mit Hintergrundgeräuschen, schnelle Sprecher:innenwechsel, Fachterminologie oder emotionale Anteile. In der Praxis bietet es sich allerdings an, die gesamten Transkripte vollständig zu überprüfen, um Fehler zu vermeiden. Nach abgeschlossener Korrektur wird die Audiodatei gemäß den Datenschutzvorgaben entweder gelöscht oder sicher archiviert. Das bereinigte Transkript wird lokal gespeichert, versioniert und in z. B. eine QDA-Software importiert, wo es für Kodierungen, Notizen oder Mixed-Methods-Analysen weiterverarbeitet werden kann.

9.6 Exkurs: Digitalisierung handschriftlicher Notizen

Handschriftliche Notizen sind im Rahmen der Interviewführung, der teilnehmenden Beobachtung und der anschließenden Transkription ein unverzichtbarer Bestandteil der qualitativen Forschung. Sie ermöglichen Forschenden, spontane Gedanken, Kontextinformationen und Interpretationsansätze unmittelbar festzuhalten. Die Digitalisierung dieser handschriftlichen Feldnotizen bietet mehrere Vorteile: Sie erleichtert die Durchsuchbarkeit, ermöglicht die Integration in qualitative Analysesoftware, verbessert die Lesbarkeit und sichert die langfristige Archivierung. Zudem lassen sich digitalisierte Notizen einfacher mit anderen Datenmaterialien (Transkripte, Fotos, Audioaufnahmen) verknüpfen.

Jedoch stellt die Digitalisierung handschriftlicher Feldnotizen Forschende in qualitativen Wissenschaften vor erhebliche methodische und technische Herausforderungen. Während gedruckter Text von KI-Systemen mit einer Genauigkeit von über 99 % korrekt erkannt werden kann, erreichen selbst modernste Systeme bei Handschrift nur 70–90 % Genauigkeit bei der Erkennung (AlKendi et al., 2024). Dieser Exkurs untersucht, warum Handschrifterkennung so komplex ist, welche Lösungsansätze moderne LLMs bieten und wie ein methodisch fundierter Workflow für die Digitalisierung aussehen sollte.

Die Bedeutung dieser Thematik hat durch die Notwendigkeit der Datenarchivierung und der Sekundäranalyse in der qualitativen Forschung stark zugenommen. Feldnotizen dokumentieren nicht nur Beobachtungen, sondern auch kontextuelle Informationen, die für das Verständnis der Forschungssituation unverzichtbar sind (Phillippi & Lauderdale, 2018). Ihre zuverlässige Digitalisierung ist daher keine rein technische Frage, sondern berührt den Kern der qualitativen Forschungsintegrität.

Feldnotizen in der qualitativen Forschung unterscheiden sich grundlegend von standardisierten Dokumenten. Sie entstehen unter Feldbedingungen und weisen charakteristische Merkmale auf: spontane Notizen als Gedächtnisstützen, Beobachtungsprotokolle mit Kontextinformationen, Randnotizen in verschiedenen Winkeln, Skizzen und Diagramme, Hervorhebungen in unterschiedlichen Farben sowie forscherspezifische Abkürzungen (Deggs & Hernandez, 2018; Phillippi & Lauderdale, 2018). Diese Heterogenität stellt automatisierte Erkennungssysteme vor Probleme. Dennoch bietet die KI-gestützte Digitalisierung von Feldnotizen erhebliche Vorteile gegenüber manueller Übertragung (vgl. Humphries et al., 2024): Sie spart Zeit bei großen Datenmengen, reduziert Übertragungsfehler, die bei manueller Abschrift entstehen können, ermöglicht die gleichzeitige Bearbeitung durch mehrere Forschende und macht die Notizen durchsuchbar und analysierbar. Gerade bei umfangreichen ethnografischen Projekten oder Langzeitstudien, in denen hunderte Seiten handschriftlicher Notizen entstehen, kann eine automatisierte Ersterfassung den Forschungsprozess erheblich beschleunigen, sofern die Ergebnisse anschließend sorgfältig validiert werden.

Deggs und Hernandez (2018) identifizieren fünf Typen von Feldnotizen, die jeweils unterschiedliche Digitalisierungsschwierigkeiten aufweisen: Stichwortnotizen als Gedächtnisstützen, direkte Beobachtungen unmittelbar nach dem Verlassen des Feldes, Inferenzen über soziale Beziehungen, analytische Notizen zu methodischen Strategien sowie persönliche Reflexionen. Jeder Typ stellt eigene Anforderungen an die Erkennung, da er unterschiedliche Schreibstile, Detailgrade und Strukturierungen aufweist. Auch Mitschriften aus Workshops, Notizen von Teilnehmenden oder handschriftliche Texte in offenen Fragen bei Fragebögen könnten von einem Erkennungssystem automatisch aufbereitet werden. Damit ergeben sich vielfältige Anwendungsfelder, in denen eine automatische Texterkennung von Handschriften in der qualitativen Forschung von Bedeutung sein kann.

Die Variabilität menschlicher Handschrift ist der zentrale Grund für die Schwierigkeit der automatisierten Erkennung. Im Gegensatz zu gedrucktem Text mit standardisierten Schriftarten existiert bei Handschrift eine unendliche Stilvariation, da jede Person faktisch eine eigene „Schriftart“ schreibt (AlKendi et al., 2024). Die Handschrift einer einzelnen Person variiert zudem je nach Schreibgeschwindigkeit, emotionalem Zustand und physischen Bedingungen.

Die technischen Herausforderungen lassen sich in mehrere Dimensionen unterteilen. Erstens erschwert die Zeichensegmentierung bei verbundener Schrift die Erkennung erheblich, da die Buchstaben nicht klar voneinander abgegrenzt sind. Zweitens führen variable Abstände zwischen Wörtern und unregelmäßige Grundlinien zu Problemen bei der Strukturerkennung. Drittens können sich Zeichen überlappen oder berühren, was die automatische Trennung erschwert. Viertens kommt erschwerend hinzu, dass Feldnotizen oft unter suboptimalen Bedingungen entstehen (z. B. schnelle Handschrift, wechselnder Schreibdruck und schlechte Papierqualität).

Tesseract-OCR (Weil et al., 2025), ursprünglich von Hewlett-Packard entwickelt und seit 2005 als Open-Source-Software verfügbar, gilt als Referenz unter den klassischen Optical Character Recognition (OCR)-Systemen. Jedoch zeigt sich: Tesseract wurde ausschließlich für gedruckte Texte entwickelt und besitzt keine Trainingsdaten für Handschrift (Rakshit et al., 2010). Die Architektur umfasst zwar einen statischen Zeichenklassifizierer (nutzt feste Regeln zur Zuordnung von Lautmustern zu Zeichen, die sich nicht an das Material anpassen) und einen adaptiven Klassifizierer (lernt aus den spezifischen Audiodaten), verfügt jedoch über keinerlei Unterstützung für die Segmentierung verbundener Buchstaben.

Rakshit et al. (2009) dokumentierten in ihrer Studie Erkennungsgenauigkeiten zwischen 81,53 % und 92,88 % für handgeschriebene lateinische Kleinbuchstaben, allerdings nur bei fünf Testpersonen mit relativ klarer Schrift.

Das fundamentale Problem liegt in der Architektur: Tesseract arbeitet mit Vorlagen-Matching und einfachen Merkmalsextraktionen, die auf uniformen Abständen und klaren Zeichengrenzen basieren. Diese Annahmen treffen bei Handschrift nicht zu. Da die Tools nicht speziell für Handschriften entwickelt wurden, haben sie hier einen klaren Nachteil bei der Erkennung von handgeschriebenem Text.

Für die qualitative Forschung ergeben sich zusätzliche Problemdimensionen. Feldnotizen enthalten häufig forschungsspezifische Abkürzungssysteme, deren Bedeutung kontextabhängig und nur dem Forschenden selbst bekannt ist. Skizzen und Diagramme mit Pfeilen und Verbindungslinien erfordern ein Verständnis räumlicher Beziehungen, das klassische OCR-Systeme nicht bieten. Randnotizen in verschiedenen Winkeln und unterschiedliche Schreibsessions mit wechselnden Stiften oder Schreibstilen multiplizieren die technischen Herausforderungen.

Die Konsequenzen für die Forschungspraxis sind erheblich. Die manuelle Transkription handschriftlicher Feldnotizen oder Fragebogenantworten kann bei großen Dokumentensammlungen Monate bis Jahre dauern, ist kostspielig und fehleranfällig und erfordert zudem Domänenwissen für die korrekte Interpretation von Fachbegriffen und Abkürzungen. Dennoch bleibt sie bislang der Goldstandard für die Genauigkeit von Digitalisierung von handschriftlichen Texten (AlKendi et al., 2024). Moderne multimodale Large Language Models bieten jedoch vielversprechende Alternativen: Humphries et al. (2024) dokumentieren, dass LLMs bei der Transkription historischer Handschriften Character Error Rates von 5,7 bis 7 % erreichen und durch Selbstkorrektur sogar auf 1,8 % reduzieren können. Hybride Ansätze, die automatisierte Ersterfassung mit gezielter manueller Validierung kombinieren, können somit den Aufwand erheblich reduzieren, müssen jedoch sorgfältig gestaltet werden, um kontextuelle Nuancen nicht zu übersehen, die für qualitative Analysen zentral sind.

Multimodale LLMs[2] markieren einen Paradigmenwechsel in der Dokumentenverarbeitung und Handschriftenerkennung. Im Gegensatz zu traditionellen OCR-Pipelines verarbeiten diese LLMs Bilder direkt als Ganzes, ohne separate Schritte zur Vorverarbeitung, Segmentierung und Zeichenerkennung (Liu et al., 2024). Sie kombinieren Visual Transformers für die Bildverarbeitung mit großen Sprachmodellen, die kontextuelles Verständnis ermöglichen. Einen Visual Transformer kann man sich dabei als KI-Modell vorstellen, das Bilder in Puzzleteile zerlegt und deren Beziehungen „versteht“. So kann das KI-Modell dann auch Schriftarten erkennen, selbst wenn sie in Form einer fast unleserlichen Handschrift erscheinen.

Bei der Handschriftanalyse zeigen die KI-Modelle unterschiedliche Stärken. GPT-4o beispielsweise erzielt eine hohe Genauigkeit bei englischer Kurrent- und Stilschrift durch ein starkes Sprachmodell, das bei mehrdeutiger Handschrift kontextbasierte Inferenzen ermöglicht (Shi et al., 2023). Gemini 1.5 Pro beispielsweise zeigt bei historischen Dokumenten des 17. Jahrhunderts 34 % Zero-Shot-Genauigkeit (d. h. ohne vorheriges Training auf diesen spezifischen Handschriften) für englische Texte, 56 % für französische Texte und 74 % für deutsche Texte und bleibt damit selbst spezialisierten OCRs in der Genauigkeit überlegen (Li, 2024). Aktuelle Benchmarks zeigen, dass multimodale große Sprachmodelle wie
9 GPT-5 (95 %), olmOCR-2-7B (94 %) und Gemini 2.5 Pro (93 %) sehr hohe Genauigkeiten erreichen und damit das erhebliche Potenzial dieser Modelle für die präzise Verarbeitung visueller Dokumente unterstreichen (AIMultiple, 2026).

Definition

Probabilistisches Reasoning *bezeichnet die Fähigkeit von KI-Modellen, bei mehrdeutigen Eingaben wahrscheinlichkeitsbasierte Entscheidungen zu treffen, anstatt binär richtig/falsch zu klassifizieren.*

Die Stärke multimodaler LLMs liegt im kontextuellen Verknüpfen von Inhalten. Sie nutzen probabilistisches Reasoning, um mehrdeutige oder deformierte Buchstaben im Kontext zu interpretieren. Bei lesbarer Handschrift erreichen sie eine hohe Genauigkeit durch kontextbasiertes Schätzen von Wörtern. Dies ermöglicht die Korrektur von Rechtschreibfehlern, die Vervollständigung von Abkürzungen auf Basis des Dokumentkontexts und die Interpretation von Fachterminologie. Die Genauigkeit bei hochspezialisierten oder seltenen Fachbegriffen kann eingeschränkt sein, wenn diese nicht im Vortraining repräsentiert waren.

Trotz der Fähigkeit, Handschriften gut zu erkennen, bergen LLMs auch erhebliche Risiken für das Datenmaterial, welches in der qualitativen Forschung genutzt

2 Die Bezeichnung variiert in der Literatur: Technisch korrekt sind LMMs (Large Multimodal Models), gebräuchlich ist aber auch LLMs für multimodale Modelle. Beide Begriffe können verwendet werden. Multimodal bedeutet, dass diese Modelle mehrere Eingabeformate (Text, Bilder, Audio) gleichzeitig verarbeiten können, im Gegensatz zu rein textbasierten LLMs.

wird. Besonders problematisch ist die Halluzination von LLMs: Wenn Textteile verschwommen oder unleserlich sind, können LLMs die Lücken mit dem „füllen", was dort nach Ermessen des KI-Systems stehen sollte. Dadurch können plausible, aber inkorrekte Datensätze entstehen, die sich nur durch manuelle Überprüfung identifizieren lassen. Hinzu kommt, dass forscherspezifische Abkürzungen und Notationssysteme fehlinterpretiert werden können, da LLMs nicht über das implizite Wissen der Forschenden verfügen. Eine Abkürzung wie „TN" könnte beispielsweise als „Teilnehmer" interpretiert werden, obwohl sie im spezifischen Forschungskontext „Theorie-Notiz" bedeutet. Darüber hinaus besteht die Gefahr der Normalisierung und Glättung: LLMs könnten umgangssprachliche Formulierungen, Dialekte oder bewusste Rechtschreibfehler, die methodisch relevant sein können, automatisch korrigieren und damit wichtige Informationen über den Entstehungskontext tilgen. Auch die visuelle Struktur von Feldnotizen stellt eine Herausforderung dar, denn Skizzen, Diagramme, Pfeile zwischen Konzepten, Randnotizen oder Unterstreichungen tragen oft bedeutsame Informationen, die bei reiner Textextraktion verloren gehen. Schließlich erfordern ethische und datenschutzrechtliche Aspekte besondere Aufmerksamkeit: Bei der Nutzung kommerzieller LLM-Dienste werden sensible Forschungsdaten an externe Server übermittelt, was Fragen der Einwilligung, Anonymisierung und Datenhoheit aufwirft. Diese vielfältigen Risiken machen deutlich, dass LLM-basierte Transkription nicht als vollautomatischer Ersatz, sondern als Werkzeug im Rahmen eines methodisch kontrollierten Workflows verstanden werden muss.

9.6.1 Praxisworkflow für handschriftliche Notizen

Basierend auf den identifizierten Chancen und Risiken schlagen wir einen sechsstufigen, methodisch fundierten Arbeitsprozess vor, der die Effizienz von LLMs mit qualitativer Forschungsintegrität verbindet.

Für qualitative Forschungsaufgaben stehen proprietäre Modelle wie GPT-5 (OpenAI) oder Gemini-2.5-Pro (Google) zur Verfügung, die über Webinterfaces oder APIs genutzt werden können und sowohl Text- als auch Bildverarbeitung unterstützen. Alternativ können Open-Source-Modelle lokal installiert werden, etwa über Plattformen wie LM Studio. Für die Verarbeitung visueller Materialien ist dabei auf „Vision-Enabled"-Modelle zu achten, etwa LLaVA-v1.6-7B (4,5 GB, 8 GB RAM) oder allenai/olmocr-2-7b (6 GB, 18 GB RAM). Lokale Lösungen bieten Vorteile beim Datenschutz, erfordern jedoch entsprechende Hardwareressourcen.

- **Schritt 1: Hochauflösende Digitalisierung**

Die Qualität der Digitalisierung bestimmt alle nachfolgenden Schritte. Entscheidend ist eine hohe Auflösung, bei der die Schrift klar und gestochen scharf erkennbar ist. Am besten eignen sich Scanner (vgl. ◘ Abb. 9.1) oder hochwertige, verzerrungsfreie, schattenfreie und reflexionsfreie Fotografien. Bei der Wahl zwischen Scanner und Fotografie gilt, dass Scanner in der Regel konsistentere Ergebnisse mit gleichmäßiger Ausleuchtung liefern. Fotografische Digitalisierung ist aber durchaus möglich, wenn hochauflösende Kameras verwendet werden, das

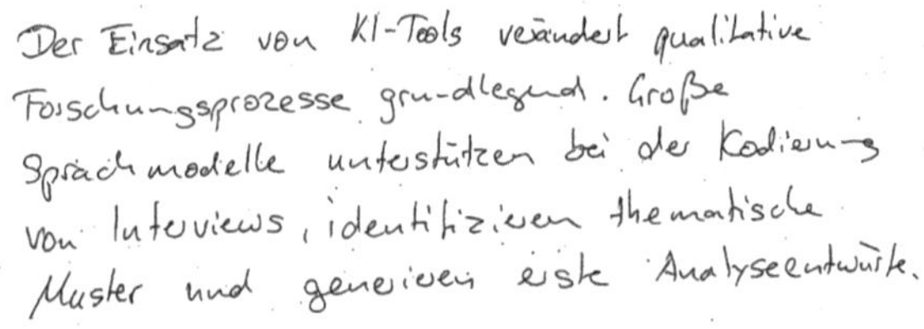
Der Einsatz von KI-Tools verändert qualitative Forschungsprozesse grundlegend. Große Sprachmodelle unterstützen bei der Kodierung von Interviews, identifizieren thematische Muster und generieren erste Analyseentwürfe.

◘ **Abb. 9.1** Beispiel eines Scans mit hohem Kontrast

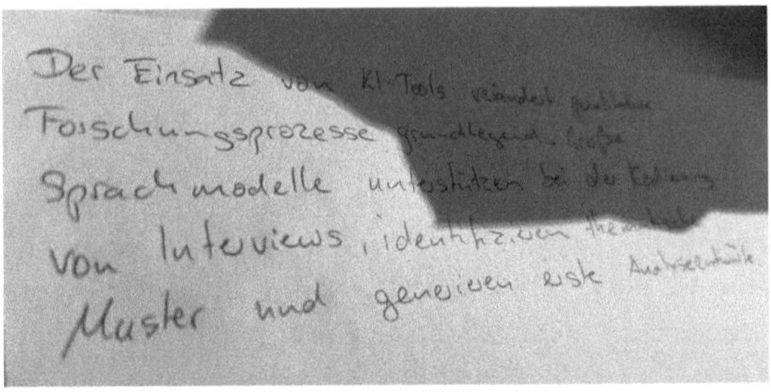

◘ **Abb. 9.2** Beispiel-Handyfoto mit Schatten, verzerrter Perspektive und selektivem Fokus auf Teile des Textes

Licht diffus und schattenfrei ist und die Dokumente flach aufliegen (vgl. ◘ Abb. 9.2 als Negativbeispiel). Bei großflächigen Materialien wie Moderationsstellwänden kann es von Vorteil sein, mehrere Detailaufnahmen anstelle ein einziges Gesamtfoto anzufertigen, da so die Lesbarkeit der Schrift durch eine höhere Auflösung gewährleistet bleibt. Nach der Digitalisierung sollte stets eine Qualitätskontrolle erfolgen. Dabei wird geprüft, ob alle Details gut lesbar sind, das Dokument vollständig erfasst wurde, störende Artefakte wie Flecken oder Linien vorliegen und die Auflösung für die geplante Verwendung ausreicht. Diese Überprüfung hilft, aufwendige Nacharbeiten zu vermeiden.

- **Schritt 2: Bildvorverarbeitung**

Die Vorverarbeitung digitalisierter Dokumente verbessert die spätere Texterkennung erheblich. Dabei geht es vor allem darum, die Lesbarkeit zu optimieren. Wenn Dokumente beispielsweise Schatten aufweisen oder der Kontrast zwischen Schrift und Hintergrund zu schwach ist (vgl. ► Abb. 9.2), können spezielle Bildbearbeitungsverfahren helfen, diese Probleme auszugleichen. Diese Verfahren analysieren die Helligkeitsverteilung im Bild und passen sie so an, dass die Schrift besser sichtbar wird.

Besonders Schatten stellen eine Herausforderung dar, weil sie die Schrift teilweise verdecken oder unleserlich machen können. Hier gibt es verschiedene Ansätze zur Korrektur. Manche Verfahren arbeiten mit der Farbinformation des Bildes, andere gleichen Helligkeitsunterschiede aus, und wieder andere nutzen Computerprogramme, die Schatten erkennen und entfernen können. Zusätzlich empfiehlt es sich, schiefe Dokumente gerade zu richten und kleine Störungen wie Flecken oder Punkte zu entfernen, damit die Kanten der Buchstaben glatter und klarer erscheinen (vgl. ◘ Abb. 9.3).

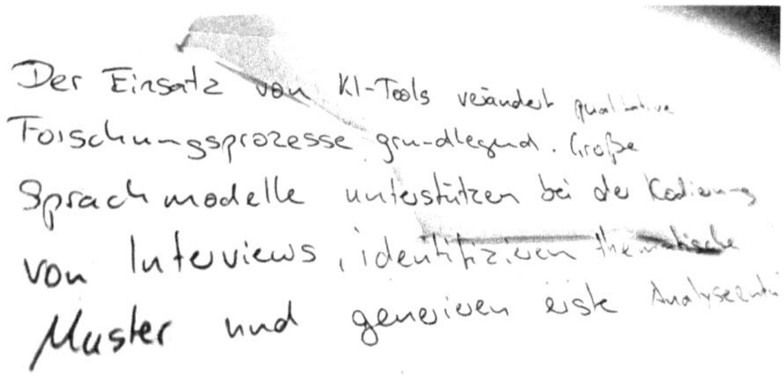

Abb. 9.3 Nachbearbeitung von ► Abb. 9.2 mit besserer Lesbarkeit trotz ungünstiger Aufnahme

Bei der Ausrichtungskorrektur werden die Dokumente zunächst so gedreht, dass sie in der richtigen Leserichtung vorliegen. Falls sie leicht schräg gescannt oder fotografiert wurden, lassen sie sich automatisch begradigen. Moderne Scansoftware (z. B. Adobe Acrobat, VueScan) und HTR-Tools wie Transkribus bieten dafür integrierte Funktionen zur automatischen Seitenbegradigung. Alternativ können kostenlose Programme wie GIMP oder Python-Bibliotheken wie OpenCV verwendet werden. Wichtig ist dabei, dass alle Seiten mehrseitiger Dokumente einheitlich ausgerichtet sind. Zwar lassen sich schiefe oder unscharfe Scans nachträglich in Bildbearbeitungsprogrammen korrigieren, jedoch ist es deutlich effizienter, die Dokumente direkt in hoher Qualität und korrekt ausgerichtet zu erfassen. Für die langfristige Aufbewahrung sollten die bearbeiteten Dateien in einem hochwertigen, kompressionsfreien Format gespeichert werden.

- **Schritt 3: LLM-gestützte Erkennung als Erstentwurf**

Für die Transkription senden Sie das Bild Ihrer Notizen zusammen mit einer klaren Anweisung an das KI-Modell. Ein bewährter Prompt könnte so formuliert sein:

Beispiel-Prompt

Bitte transkribiere den gesamten Text im angehängten Bild. Beachte die folgenden Regeln:

1. *Ziel der Transkription*
   - *Gib den Text so originalgetreu wieder.*
   - *Bewahre Absätze, Zeilenumbrüche, Listenpunkte und Hervorhebungen.*
   - *Bei gedruckten Dokumenten: Übernimm exakte Schreibweise und Formatlogik.*
   - *Bei handschriftlichen Notizen: Übertrage die Struktur (Abschnitte, Pfeile, Einrückungen), soweit erkennbar.*
2. *Umgang mit schwer lesbaren Stellen*
   - *Wenn du eine Stelle nicht sicher lesen kannst, markiere sie mit [unleserlich].*
   - *Wenn du eine vermutete Lesart hast, aber nicht sicher bist, markiere sie mit [unsicher: …].*
   - *Schreibe niemals geratenen Text ohne eine solche Markierung.*

3. *Umgang mit Sonderfällen*
   - *Bei Diagrammen, Tabellen oder Pfeilen: Beschreibe die Struktur in Klartext (z. B. „Pfeil von A → B", „Tabelle mit zwei Spalten: …").*
   - *Bei mathematischen Zeichen oder Sonderzeichen: Gib sie so exakt wie möglich wieder.*
4. *Beispiele für gewünschtes Verhalten*
   - *Original: „Die Analyse zeigt <unklar> Ergebnisse."*
     Transkription: „Die Analyse zeigt [unleserlich] Ergebnisse."
   - *Original: „Wahrscheinl. Method Bias?"*
     Transkription: „[unsicher: Wahrscheinl. Method Bias?]"
5. *Formatierung im Ergebnis*
   - *Nenne keine Kommentare zur Qualität des Bildes.*
   - *Gib keine eigenen Interpretationen wieder.*
   - *Schreibe keinen zusätzlich erklärenden Text vor oder nach der Transkription.*
   - *Antworte ausschließlich mit der transkribierten Version.*

Bitte transkribiere nun das angehängte Dokument nach diesen Regeln.

Durch die klaren Anweisungen im Prompt kann ein KI-Modell den Text aus dem Bild extrahieren und ausgeben (vgl. ◘ Abb. 9.4). Dabei sollte das KI-Modell nur den Text ohne weiteren Kommentar ausgeben, der tatsächlich erkannt wurde. Bei einer selbsterkannten Fehlerwahrscheinlichkeit sollte das KI-Modell einen Hinweis geben. Eine Garantie für einen solchen Hinweis auf Fehler gibt es allerdings nicht. Daher ist eine manuelle Überprüfung der Transkription zwingend erforderlich, insbesondere bei unleserlichen Passagen oder forschungsspezifischen Abkürzungen.

Selbst schwer lesbare Texte (vgl. ◘ Abb. 9.5) können so vergleichsweise sicher durch eine KI (im Beispiel ChatGPT 5.1) analysiert werden (vgl. ◘ Abb. 9.6). Im Beispiel wird zudem ein Wort nicht erkannt und richtig als „unsicher" durch die KI markiert. Ein Satzzeichen wurde allerdings ausgelassen, ohne dass es kommentiert wurde.

Eine besondere Herausforderung stellen Rechtschreibfehler in den Originalnotizen dar. KI-Modelle neigen dazu, erkannte Fehler automatisch zu korrigieren, ohne dies explizit zu markieren. Dies kann in der qualitativen Forschung proble-

> *Der Einsatz von KI-Tools verändert qualitative*
> *Forschungsprozesse grundlegend. Große*
> *Sprachmodelle unterstützen bei der Kodierung*
> *von Interviews, identifizieren thematische*
> *Muster und generieren erste Analyseentwürfe.*

◘ **Abb. 9.4** Ausgabe von ChatGPT 5.1 mit dem Beispiel-Prompt für ► Abb. 9.1

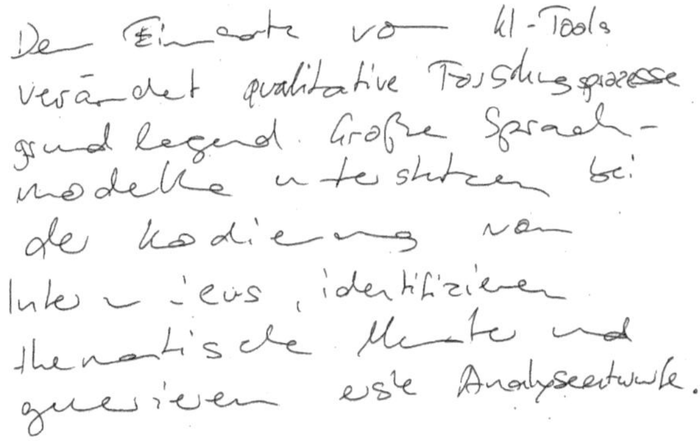

Abb. 9.5 Unleserlicher Beispieltext für die Texterkennung mittels KI.

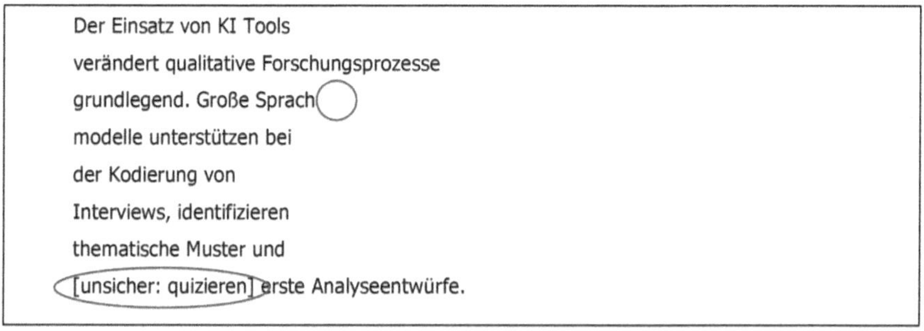
Der Einsatz von KI Tools
verändert qualitative Forschungsprozesse
grundlegend. Große Sprach
modelle unterstützen bei
der Kodierung von
Interviews, identifizieren
thematische Muster und
[unsicher: quizieren] erste Analyseentwürfe.

Abb. 9.6 Ausgabe von ChatGPT 5.1 mit dem Beispiel-Prompt für **Abb.** 9.1

matisch sein: Während die Korrektur bei offensichtlichen Flüchtigkeitsfehlern („Infromation" → „Information") hilfreich ist, können Rechtschreibfehler in Feldnotizen methodisch relevant sein. Sie können etwa Hinweise auf den Entstehungskontext geben (Zeitdruck, emotionale Belastung) oder bewusst gewählte umgangssprachliche Schreibweisen sein, die den Duktus der Beobachtungssituation widerspiegeln. Daher empfiehlt es sich, im Prompt explizit anzuweisen, Rechtschreibfehler beizubehalten und zu markieren, sodass Forschende später entscheiden können, ob eine Korrektur inhaltlich gerechtfertigt ist.

- **Schritt 4: Systematische menschliche Prüfung**

Die Überprüfung durch Menschen ist unverzichtbar für die Qualität der Forschungsmaterialien. Die automatisch erstellte Transkription muss sorgfältig durchgegangen und mit dem Original verglichen werden. Forschende korrigieren dabei Fehler und klären unleserliche Stellen.

Wenn das Datenmaterial aufgrund des Umfangs nicht innerhalb eines Projektes vollständig überprüft werden kann, bietet es sich an, sich besonders auf Passagen zu fokussieren, die das Modell als unsicher markiert hat, die besonders wichtige Zitate enthalten und auch auf Fachbegriffe und Abkürzungen sowie auf

Randnotizen zu überprüfen. Dokumentieren Sie die Qualität der automatischen Transkription und die Anzahl der notwendigen Korrekturen. So können Sie später transparent angeben, wie zuverlässig die KI-gestützte Transkription in Ihrem Fall funktioniert hat und wie hoch die Fehlerrate war.

9.7 Fazit und Ausblick

Die automatische Transkription von Interviewaufnahmen stellt einen erheblichen Fortschritt für die qualitative Forschungspraxis dar. Moderne Spracherkennungssysteme können stundenlange Gespräche in wenigen Minuten in Textform umwandeln und damit Forschenden wertvolle Zeit verschaffen, die sie stattdessen für die eigentliche Analyse und Interpretation verwenden können. Diese Technologie eignet sich hervorragend als Ausgangspunkt für die Transkriptionsarbeit und senkt die Einstiegshürde erheblich. Dennoch bleibt die menschliche Kontrolle unverzichtbar: Automatisch erzeugte Transkripte müssen sorgfältig gegen die Originalaufnahme geprüft werden, da Systeme bei Dialekten, Fachjargon, Überlappungen oder undeutlicher Aussprache Fehler erzeugen.

Die gleichen Prinzipien gelten für die im Exkurs behandelte Digitalisierung handschriftlicher Feldnotizen, in der multimodale Sprachmodelle zwar beeindruckende Erkennungsfähigkeiten zeigen, aber auch das Risiko von Halluzinationen bei unleserlichen Stellen bergen. In beiden Fällen gilt: Die Technologie beschleunigt den Arbeitsprozess erheblich, ersetzt jedoch nicht die fachliche Kompetenz und das Kontextverständnis der Forschenden. Originalaufnahmen und handschriftliche Dokumente müssen dauerhaft bewahrt werden, unsichere Stellen sind transparent zu kennzeichnen und der gesamte Verarbeitungsprozess muss dokumentiert werden. So verbindet sich technologische Effizienz mit methodischer Integrität zu einem verantwortungsvollen Forschungsvorgehen.

Literatur

AI transcription tools hallucinate too. (2024). *Science*. https://www.science.org/content/article/ai-transcription-tools-hallucinate-too. Zugegriffen am 03.04.2026.

AlKendi, W., Gechter, F., Heyberger, L., & Guyeux, C. (2024). Advancements and challenges in handwritten text recognition: A comprehensive survey. *Journal of Imaging, 10*(1), 18. https://doi.org/10.3390/jimaging10010018

AIMultiple. (2026). OCR benchmark: Text extraction / capture accuracy. https://aimultiple.com/ocr-accuracy. Abgerufen: 03.04.2026.

Amberscript B.V. (2024). *Amberscript*. Amberscript B.V. https://www.amberscript.com. Zugegriffen am 03.04.2026.

ATLAS.ti Scientific Software Development GmbH. (2024). *ATLAS.ti Auto Transcription* [Software]. ATLAS.ti Scientific Software Development GmbH. https://atlasti.com/de/auto-transcription. Zugegriffen am 03.04.2026.

audiotranskription Dr. Dresing & Pehl GmbH. (2024). *F4x* [Software]. audiotranskription Dr. Dresing & Pehl GmbH. https://www.audiotranskription.de/f4x. Zugegriffen am 03.04.2026.

Bailey, J. (2008). First steps in qualitative data analysis: Transcribing. *Family Practice, 25*(2), 127–131. https://doi.org/10.1093/fampra/cmn003

Bickman, L., & Rog, D. J. (Hrsg.). (2009). *The SAGE handbook of applied social research methods* (2. Aufl.) (Online-Ausg.). SAGE.

Bjarnason, B. (2024). *OpenAI Whisper risks.* https://www.baldurbjarnason.com/2024/openai-whisper-risks/. Zugegriffen am 03.04.2026.

Brzoska, P., & Yilmaz-Aslan, Y. (2024). *Sasaya* [Software]. Freeware. https://www.egms.de/static/de/meetings/gmds2024/24gmds390.shtml. Zugegriffen am 03.04.2026.

Deggs, D., & Hernandez, F. (2018). Enhancing the value of qualitative field notes through purposeful reflection. *The Qualitative Report.* https://doi.org/10.46743/2160-3715/2018.3569

Descript, Inc. (2024). *Descript.* Descript, Inc. https://www.descript.com

Dröge, K. (2024). *noScribe* [Software]. Open Source. https://github.com/kaixxx/noScribe

Feng, S., Kudina, O., Halpern, B. M., & Scharenborg, O. (2021). Quantifying bias in automatic speech recognition. *arXiv preprint, arXiv:2103.15122.* https://doi.org/10.48550/arXiv.2103.15122

Graham, C., & Roll, N. (2024). Evaluating OpenAI's Whisper ASR: Performance analysis across diverse accents and speaker traits. *JASA Express Letters, 4*(2), 025206. https://doi.org/10.1121/10.0024876

Harrington, L. (2023). Incorporating automatic speech recognition methods into the transcription of police-suspect interviews: Factors affecting automatic performance. *Frontiers in Communication, 8*, 1165233. https://doi.org/10.3389/fcomm.2023.1165233

Humphries, M., Leddy, L. C., Downton, Q., Legace, M., McConnell, J., Murray, I., & Spence, E. (2024). *Unlocking the Archives: Using large language models to transcribe handwritten historical documents* (No. arXiv:2411.03340). arXiv. https://doi.org/10.48550/arXiv.2411.03340

Koenecke, A., Nam, A., Lake, E., Nudell, J., Quartey, M., Mengesha, Z., Toups, C., Rickford, J. R., Jurafsky, D., & Goel, S. (2020). Racial disparities in automated speech recognition. *Proceedings of the National Academy of Sciences, 117*(14), 7684–7689. https://doi.org/10.1073/pnas.1915768117

Kuckartz, U., & Rädiker, S. (2024). *Qualitative Inhaltsanalyse. Methoden, Praxis, Umsetzung mit Software und künstlicher Intelligenz* (6. Aufl.). Juventa Verlag.

Li, L. (2024). *Handwriting recognition in historical documents with multimodal LLM* (Version 1). arXiv. https://doi.org/10.48550/ARXIV.2410.24034

Liu, Y., Li, Z., Huang, M., Yang, B., Yu, W., Li, C., Yin, X.-C., Liu, C.-L., Jin, L., & Bai, X. (2024). OCRBench: On the hidden mystery of OCR in large multimodal models. *Science China Information Sciences, 67*(12), 220102. https://doi.org/10.1007/s11432-024-4235-6

Lumivero. (2024). *NVivo Transcription* [Software]. Lumivero. https://lumivero.com/products/nvivo-transcription/. Zugegriffen am 03.04.2026.

Methodenportal Transkription. (2025). Universität Leipzig. https://home.uni-leipzig.de/methodenportal/transkription/. Zugegriffen am 03.04.2026.

MLCommons. (2025, September 9). *Whisper: An MLPerf inference benchmark for automatic speech recognition (ASR).* https://mlcommons.org/2025/09/whisper-inferencev5-1/. Zugegriffen am 03.04.2026.

Otter.ai, Inc. (2024). *Otter.ai.* Otter.ai, Inc. https://otter.ai

Phillippi, J., & Lauderdale, J. (2018). A guide to field notes for qualitative research: Context and conversation. *Qualitative Health Research, 28*(3), 381–388. https://doi.org/10.1177/1049732317697102

Radford, A., Kim, J. W., Xu, T., Brockman, G., McLeavey, C., & Sutskever, I. (2022). *Robust speech recognition via large-scale weak supervision.* OpenAI. https://cdn.openai.com/papers/whisper.pdf. Zugegriffen am 03.04.2026.

Rakshit, S., Basu, S., & Ikeda, H. (2010). *Recognition of handwritten textual annotations using Tesseract open source OCR engine for information just in time (iJIT)* (Version 1). arXiv. https://doi.org/10.48550/ARXIV.1003.5893

Rev.com, Inc. (2024). *Rev.* Rev.com, Inc. https://www.rev.com

Shi, Y., Peng, D., Liao, W., Lin, Z., Chen, X., Liu, C., Zhang, Y., & Jin, L. (2023). *Exploring OCR capabilities of GPT-4V(ision): A quantitative and in-depth evaluation* (Version 2). arXiv. https://doi.org/10.48550/ARXIV.2310.16809

Skukauskaite, A. (2012). Transparency in transcribing: Making visible theoretical bases impacting knowledge construction from open-ended interview records. *Forum Qualitative Sozialforschung/Forum: Qualitative Social Research, 13*, 1: Participatory Qualitative Research. https://doi.org/10.17169/FQS-13.1.1532

Sonix, Inc. (2024). *Sonix*. Sonix, Inc. https://sonix.ai

Southwell, R., Pugh, S., E. Margaret Perkoff, Clevenger, C., Bush, J., Lieber, R., Ward, W., Foltz, P., & D'Mello, S. (2022). Challenges and Feasibility of Automatic Speech Recognition for Modeling Student Collaborative Discourse in Classrooms (A. Mitrovic & N. Bosch, Hrsg.). Zenodo. https://doi.org/10.5281/ZENODO.6853108

Suh, J., Na, I., & Jung, W. (2024). *Improving domain-specific ASR with LLM-generated contextual descriptions* (Version 1). arXiv. https://doi.org/10.48550/ARXIV.2407.17874

Trint Ltd. (2024). *Trint*. Trint Ltd. https://trint.com. Zugegriffen am 03.04.2026.

Universität Hildesheim, I. für S. (2024). *aTrain* [Software]. Universität Hildesheim. https://www.uni-hildesheim.de/fb1/institute/institut-fuer-sozialwissenschaften/methodenzentrum/software-2/atrain/. Zugegriffen am 03.04.2026.

VERBI Software. (2024). *MAXQDA transcription [Software]*. VERBI Software. https://www.maxqda.com/de/automatische-transkription

Weil, S., Smith, R., & Podobny, Z. (2025). *Tesseract open source OCR engine* [En]. GitHub. https://github.com/tesseract-ocr/tesseract

Kodierung und Kategorienbildung mit KI in der qualitativen Analyse

Inhaltsverzeichnis

C. Kempny et al., *KI in der qualitativen Forschung*, https://doi.org/10.1007/978-3-662-73089-8_10

10.1 Lernziele

- Entwickeln eines Kategoriensystems auf Basis einer eigenen Forschungsfrage, welches relevante Hauptkategorien für die strukturierende qualitative Inhaltsanalyse umfasst.
- Überprüfen der Hauptkategorien auf Konsistenz, Trennschärfe und Klarheit sowie Anpassen des Kategoriensystems bei Schwachstellen.
- Ableiten von Subkategorien aus dem kodierten Datenmaterial, um spezifische Themen und Muster innerhalb der Hauptkategorien zu differenzieren.
- Anwenden eines selbstständig entwickelten Kategoriensystems zur Kodierung von eigenem qualitativem Datenmaterial.
- Einbinden von KI-Tools in den Kodierungsprozess, um Ergebnisse zu bewerten, zu reflektieren und die eigene Analyse zu validieren.

10.2 Theoretische Grundlagen der qualitativen Inhaltsanalyse

Wie bereits in den vorherigen Kapiteln beschrieben, gibt es unterschiedliche Methoden, um sich mit der Auswertung und Interpretation von qualitativem Datenmaterial zu nähern. Neben Verfahren wie der Grounded Theory (Charmaz, 2014; Glaser & Strauss, 2017; Mey & Mruck, 2011) oder der dokumentarischen Methode (Bohnsack, 2021) existieren auch Methoden der qualitativen Inhaltsanalyse (Mayring, 2022). Innerhalb der qualitativen Inhaltsanalyse gibt es wiederum verschiedene Herangehensweisen, die sich in ihrer Systematik und Tiefe der Analyse unterscheiden können. In diesem Kapitel wird der Fokus weiterhin auf die strukturierende qualitative Inhaltsanalyse nach Kuckartz (Kuckartz & Rädiker, 2024) gelegt.

Definition

Die Grounded Theory *ist ein qualitativer Forschungsansatz zur Theorieentwicklung aus empirischen Daten. Durch systematisches Kodieren (offen, axial, selektiv) werden Muster und Konzepte identifiziert. Der Prozess ist iterativ, basiert auf theoretischem Sampling und endet mit theoretischer Sättigung. Entwickelt von Glaser und Strauss (1967), wird sie häufig in der Sozial- und Gesundheitsforschung angewendet.*

Definition

Die Dokumentarische Methode *rekonstruiert implizites Wissen sozialer Gruppen durch den Vergleich von Sinnstrukturen. Sie unterscheidet zwischen dem intentionalen Wissen (Gesagtes) und dem praktischen Wissen (Habitus). Entwickelt auf Basis von Karl Mannheim, wurde sie von Ralf Bohnsack weitergeführt. Sie wird in der Biografie-, Bildungs- und Jugendforschung genutzt.*

Definition

Die ***Objektive Hermeneutik*** *ist ein qualitatives, rekonstruktives Auswertungsverfahren, das in den 1970er-Jahren maßgeblich von Ulrich Oevermann entwickelt wurde. Sie geht davon aus, dass soziale Wirklichkeit in sprachlichen und handlungspraktischen Äußerungen strukturiert ist und diese Strukturen durch eine methodisch kontrollierte Interpretation „objektiv" rekonstruiert werden können (Oevermann et al.,* 1979*).*

Definition

Die ***qualitative Inhaltsanalyse*** *ist eine systematische Methode zur Textanalyse, die Kategorien induktiv oder deduktiv entwickelt. Im deutschsprachigen Raum prägten sie Philipp Mayring (Mayring,* 2022*) und Udo Kuckartz (Kuckartz & Rädiker,* 2024*), wobei Mayring stärker regelgeleitete Verfahren betont, während Kuckartz einen flexibleren Ansatz verfolgt. Die Methode wird häufig für Medienanalysen, Interview- und Dokumentenauswertungen genutzt.*

Die strukturierende qualitative Inhaltsanalyse nach Kuckartz erfolgt in mehreren aufeinander aufbauenden Schritten (Kuckartz & Rädiker, 2024). Zunächst wird das Datenmaterial durch eine erste Lektüre erfasst, um ein allgemeines Verständnis zu entwickeln. Im Anschluss werden Hauptkategorien auf Grundlage von
10 bestehenden theoretischen Konzepten oder Fragestellungen (deduktiv) entwickelt. Diese Hauptkategorien werden dann an dem Datenmaterial getestet und überarbeitet. Steht ein Hauptkategoriensystem fest, wird ein Teil des Datenmaterials kodiert. Anschließend werden die Hauptkategorien in weitere Subkategorien anhand des kodierten Datenmaterials (induktiv) unterteilt. So entsteht ein deduktiv-induktives Kategoriensystem. Mit diesem entwickelten und überprüften Kategoriensystem wird dann das gesamte Datenmaterial kodiert.

Definition

Bei der ***deduktiven Kodierung*** *werden Kategorien auf Basis bestehender Theorien oder Konzepte vorab festgelegt und anschließend auf das Datenmaterial angewendet, um bekannte Strukturen oder Muster im Text zu identifizieren.*

Definition

Die ***induktive Kodierung*** *leitet Kategorien direkt aus dem Datenmaterial ab, ohne vorherige theoretische Vorgaben, sodass neue, unerwartete Muster und Strukturen aus dem Text entstehen können.*

Dieser Prozess kann je nach Umfang der Fragestellung und der Datenmenge einen erheblichen Zeitaufwand bedeuten. Zudem ist es methodisch schwierig, diese Schritte als Forschende:r alleine durchzuführen, da eine zuverlässige Kodierung stark von der Validierung durch andere Forschende abhängt.

Eine Gruppe von Kodierenden bietet mehrere Vorteile: Erstens sorgt sie für eine kritische Rückversicherung, ob das entwickelte Kategoriensystem schlüssig und konsistent ist. Zweitens ermöglicht eine Gruppe eine höhere Objektivität, da mehrere Perspektiven in die Interpretation einfließen. Drittens kann durch Gruppenarbeit die Intercoder-Reliabilität erhöht werden, also die Übereinstimmung mehrerer Kodierender bei der Zuweisung von Kategorien.

Allerdings ist eine gemeinsame Kodierung in vielen Kontexten nicht immer realistisch. In Haus- oder Abschlussarbeiten beispielsweise arbeiten Studierende häufig alleine, wodurch eine wechselseitige Validierung fehlt. Auch in Projekten mit nur einer Personalstelle sowie Dissertationen ist eine gemeinsame Kodierung teilweise nur mit erheblichem Aufwand umsetzbar. Daher wird in diesem Kapitel aufgezeigt, wie bestehende KI-Tools als Unterstützung in den Kodierprozess eingebunden werden können, um die Analyse in kleinen Projekten, Übungen oder Qualifikationsarbeiten zu verbessern.

Um die deduktive und induktive Kategorienbildung und Kodierung in einer strukturierten qualitativen Inhaltsanalyse praxisnah zu üben, folgt nun eine strukturierte Anleitung zur Anwendung. In den folgenden Abschnitten werden Sie durch die einzelnen Schritte der Kodierung geführt. Da im Rahmen der Übungen in diesem Lehrbuch keine weiteren Forschungspartner:innen zur Verfügung stehen, wird der Validierungsprozess durch den Einsatz von KI simuliert.

Dabei folgen nun drei verschiedene Unterkapitel. Im Unterkapitel „Übung“ werden Sie angeleitet, wie Sie per Hand oder mit einer von Ihnen gewählten Software die deduktive und induktive Kategorienbildung und Kodierung durchführen können. Im Kapitel „Reflexion“ bekommen Sie Leitfragen an die Hand, mit denen Sie Ihre Durchführung überprüfen und hinterfragen können. Im Kapitel „Simulation“ erhalten Sie eine Anleitung, wie Sie mithilfe eines LLM die deduktive und induktive Kategorienbildung und Kodierung ein zweites Mal durchführen können. Danach können Sie Ihre entwickelten Kategorien und Kodierungen mit den simulierten Kategorien und Kodierungen vergleichen und überprüfen, ob Ihre Ergebnisse sich ähneln oder stark voneinander abweichen. Bei Abweichungen ist es dann notwendig, sich mit den Unterschieden auseinanderzusetzen und herauszufinden, warum die Unterschiede vorliegen. Bei ähnlichen Ergebnissen haben Sie einen ersten Hinweis darauf, dass Ihr Kategoriensystem und Ihre Kodierung funktionieren. In beiden Fällen müssen Forschende die Ausgaben der LLMs genau prüfen und kritisch hinterfragen.

Sie haben die Möglichkeit, die deduktive und induktive Kategorienbildung und Kodierung vollständig eigenständig durchzuführen, sich anschließend mit Ihrer Vorgehensweise in der Reflexion auseinanderzusetzen und schließlich den Prozess mithilfe der Simulation mit KI nachzustellen. Die Autor:innen empfehlen allerdings folgendes Vorgehen: Nach jedem Schritt springen Sie direkt in das nächste Kapitel. Sie starten also bei der Ideengenerierung in dem Kapitel „Übung“, wechseln dann zum Abschnitt Ideengenerierung im Kapitel „Reflexion“ und simulieren anschließend die Ideengenerierung im Kapitel „Simulation“. Danach kehren Sie zurück in das Kapitel „Übung“ und arbeiten mit Schritt 2 „Testung der Hauptkategorien“ weiter. So bekommen Sie in jedem Schritt die Möglichkeit, die deduktive und induktive Kategorienbildung und Kodierung auszuprobieren, zu reflektieren und mit der Simulation zu überprüfen und zu vergleichen.

10.3 Übung

10.3.1 Ideengenerierung für Hauptkategorien

Der erste Schritt besteht darin, Hauptkategorien für die Kodierung zu entwickeln. Diese sollten sich an der Forschungsfrage und dem theoretischen Rahmen orientieren, um eine klare Struktur für die Analyse zu schaffen. Eine fundierte Theorie- und Literaturrecherche kann dabei helfen, relevante Konzepte zu identifizieren, die als Ausgangspunkt für die Kategorisierung dienen.

Um ein eigenes System von Hauptkategorien zu entwickeln, sollten zunächst zentrale Begriffe und Konzepte aus der Forschungsfrage herausgearbeitet werden. Dazu können eine Mindmap oder eine Tabelle genutzt werden, um Oberthemen zu definieren und mögliche Unterthemen festzuhalten. Anschließend wird das Material gesichtet, um erste Stellen zu markieren, die in das Kategoriensystem passen könnten. Dabei sollten immer wieder Fragen gestellt werden wie: *Welche Begriffe oder Themen treten im Material besonders häufig auf? Sind die Hauptkategorien breit genug gefasst, um alle relevanten Inhalte abzudecken, aber gleichzeitig spezifisch genug, um eine präzise Analyse zu ermöglichen?*

Jede Hauptkategorie sollte eine klare Definition enthalten, die eindeutig festlegt, welche Aspekte dazugehören und welche nicht, um Konsistenz und Nachvollziehbarkeit im Analyseprozess zu gewährleisten.

▶ Beispiel: Untersuchung zum Einsatz von KI in der qualitativen Forschung

Hier könnten sich folgende Hauptkategorien ergeben:

- *Technische Voraussetzungen*
- *Ethische und rechtliche Rahmenbedingungen*
- *Einsatzmöglichkeiten in der Forschung*
- *Hindernisse beim Einsatz in der Forschung*

Diese Hauptkategorien bilden die erste Struktur für die Kodierung des Interviewmaterials. ◀

10.3.2 Testung der Hauptkategorien

Nachdem eine erste Liste von Hauptkategorien erstellt wurde, müssen diese in einem Praxistest überprüft werden. Ziel ist, sicherzustellen, dass jede Kategorie eindeutig ist und keine Mehrfachzuweisungen notwendig sind.

Eine Stichprobe des Materials sollte kodiert werden, um zu testen, ob die Hauptkategorien trennscharf sind. Dafür werden passende Textstellen für einzelne Hauptkategorien identifiziert und zugeordnet. Es ist wichtig, zu beobachten, ob es Fälle gibt, in denen Textpassagen in mehrere Hauptkategorien passen oder sich keiner Hauptkategorie zuzuordnen sind. Falls Unklarheiten auftreten, sollten Definitionen überarbeitet oder Kategorien zusammengelegt oder präzisiert werden (vgl. ◘ Tab. 10.1).

■ **Tab. 10.1** Beispiel einer Testung der Hauptkategorien mit Definition und Anzahl an Textstellen

Technische Voraussetzungen	Diese Kategorie umfasst alle Aspekte, die für den praktischen Einsatz von KI in der qualitativen Forschung notwendig sind. Dazu gehören beispielsweise Softwarelösungen, Rechenleistung, Datenformate und Interoperabilität zwischen verschiedenen Systemen. Ebenso können infrastrukturelle Anforderungen wie die Verfügbarkeit von Cloud-Diensten oder lokale Serverlösungen einbezogen werden.	10 Textstellen
Ethische und rechtliche Rahmenbedingungen	Diese Kategorie beinhaltet alle ethischen und rechtlichen Fragestellungen, die sich aus dem Einsatz von KI in der Forschung ergeben. Hierzu gehören Datenschutzrichtlinien, ethische Bedenken bezüglich der Automatisierung von Analyseprozessen, der Schutz personenbezogener Daten sowie die Einhaltung gesetzlicher Vorgaben wie der DSGVO.	8 Textstellen

■ **Tab. 10.2** Beispiel von Haupt- und Subkategorien zum Thema „Einsatz von KI in der qualitativen Forschung"

Hauptkategorien	**Subkategorien**
Technische Voraussetzungen	• Softwarelösungen • Rechenleistung • Datenformate und Interoperabilität • Cloud- vs. lokale Speicherung • Benutzerfreundlichkeit und Zugang
Ethische und rechtliche Rahmenbedingungen	• Datenschutz • Anonymisierung und Pseudonymisierung • Bias und Diskriminierung • Transparenz der Algorithmen • Rechtliche Vorschriften

10.3.3 Generierung von Subkategorien

Sobald die Hauptkategorien feststehen und am Datenmaterial getestet wurden, erfolgt die Entwicklung von Subkategorien. Während Hauptkategorien in der strukturierenden qualitativen Inhaltsanalyse nach Kuckartz theoriegeleitet (deduktiv) sind, werden Subkategorien meist aus dem Material heraus (induktiv) entwickelt (vgl. ■ Tab. 10.2). Dazu werden die mit den Hauptkategorien kodierten Textstellen genauer analysiert. Welche Unterthemen ergeben sich aus den Hauptkategorien? Gibt es ähnliche Aspekte, die zusammengefasst werden können?

10.3.4 Kodierung des Datenmaterials

Wenn neben den Hauptkategorien auch Subkategorien gefunden wurden, welche eine eindeutige Kodierung ermöglichen, kann das gesamte Datenmaterial mit dem entwickelten Kategoriensystem kodiert werden. Bis ein solches Kategoriensystem steht, vergeht meist einige Zeit, und es stecken viele Gedanken darin. Trotzdem bedeutet dies nicht, dass es funktioniert. Fallen im Rahmen der Kodierung noch Unstimmigkeiten auf, sollte das Kategoriensystem überarbeitet und die Kodierung erneut begonnen werden. Spätestens an diesem Schritt wird eine zweite Person benötigt, die überprüft, ob das eigene Kategoriensystem verständlich und auf das Datenmaterial anwendbar ist. Ist dies in dem eigenen Forschungsprozess aber nicht möglich, empfiehlt es sich spätestens hier, eine Simulation mit einer KI durchzuführen, um wenigstens eine gewisse Validierung der eigenen Ergebnisse zu erreichen (vgl. ► Abschn. 11.6).

10.4 Reflexion

10.4.1 Ideengenerierung für Hauptkategorien

10

Der erste Schritt der Entwicklung eines Kategoriensystems stellt viele Forschende vor Herausforderungen. Dabei können einzelne Leitfragen helfen, diesen Prozess zu überprüfen und die richtigen Hauptkategorien herauszufiltern.

1. **Decken die Hauptkategorien die wesentlichen Aspekte Ihrer Forschungsfrage ab?**
   Beispiel: Angenommen, Ihre Forschungsfrage lautet: „Wie beeinflusst der Einsatz von KI die qualitative Forschung?". Wenn Ihre Hauptkategorien nur technische Aspekte (z. B. Software, Rechenleistung) umfassen, aber ethische Implikationen oder methodologische Herausforderungen fehlen, decken die Kategorien nicht alle relevanten Aspekte der Frage ab.
2. **Gibt es ein theoretisches Rahmenmodell, anhand dessen die Hauptkategorien aufgestellt werden können? Wenn ja, sind alle Aspekte des Rahmenmodells abgedeckt?**
   Beispiel: Sie nutzen das Modell der „technologischen Akzeptanz" (Technology Acceptance Model, TAM) als Grundlage. Wenn Ihre Hauptkategorien nur technische Anforderungen abdecken, aber Aspekte wie Nutzerfreundlichkeit und wahrgenommener Nutzen fehlen, ist das Rahmenmodell nicht vollständig berücksichtigt.
3. **Lassen sich die Hauptkategorien klar voneinander abgrenzen?**
   Beispiel: Sie haben die Kategorien „Technische Voraussetzungen" und „Technische Herausforderungen". Wenn Sie nicht klar definieren, was z. B. unter „Voraussetzungen" (z. B. notwendige Infrastruktur) und „Herausforderungen" (z. B. Probleme bei der Implementierung) fällt, könnten Textstellen in beide Kategorien passen, was auf fehlende Trennschärfe hinweist.

4. **Sind die Hauptkategorien breit genug gefasst, um alle relevanten Inhalte zu erfassen?**
   Beispiel: Sie haben die Kategorie „Datenschutz" für ethische Aspekte definiert. Wenn jedoch Themen wie „Bias in den KI-Algorithmen" oder „Transparenz der Analyseprozesse" nicht abgedeckt werden, ist die Kategorie zu eng gefasst und müsste erweitert oder ergänzt werden.

10.4.2 Testung der Hauptkategorien

An dieser Stelle sollte ein Kategoriensystem stehen, bei dem einige Hauptkategorien anhand der Leitfragen reflektiert wurden. Anhand eines Teils des Datenmaterials testen Sie nun die Hauptkategorien und stellen möglicherweise fest, dass Kategorien fehlen oder dass Kategorien nicht funktionieren. Hier können folgende Leitfragen unterstützen:

1. **Gibt es Textstellen, die Sie für Ihre Forschungsfrage berücksichtigen möchten, aber es fehlt eine passende Kategorie?**
   Beispiel: Ihre Forschungsfrage untersucht den Einsatz von KI in der qualitativen Forschung, und Sie haben die Kategorien „Technische Voraussetzungen", „Ethische Rahmenbedingungen" und „Nutzung in der Praxis" erstellt. Beim Testen stellen Sie jedoch fest, dass immer wieder Textstellen auftauchen, die sich mit dem Einfluss von KI auf die Rolle der Forschenden beschäftigen. Da diese Thematik bisher nicht in Ihrem Kategoriensystem enthalten ist, könnte eine zusätzliche Hauptkategorie „Veränderung der Forschungsrolle durch KI" erforderlich sein.
2. **Gibt es immer wieder Textstellen, die in mehrere Hauptkategorien fallen?**
   Beispiel: Sie haben die Kategorien „Effizienzsteigerung durch KI" und „Veränderung der Forschungsprozesse" erstellt. Ein Interviewabschnitt beschreibt, dass durch KI-gestützte Kodierung Forschende schneller arbeiten können, aber gleichzeitig ihre methodische Kontrolle teilweise abgeben müssen. Es ist unklar, ob dieser Text unter „Effizienzsteigerung" oder „Veränderung der Forschungsprozesse" fällt, was darauf hindeutet, dass eine klare Definition oder Abgrenzung fehlt.
3. **Sind die Kategorien sprachlich eindeutig und konsistent formuliert?**
   Beispiel: Sie verwenden die Kategorien „Ethische Risiken" und „Ethische Herausforderungen". Die Begriffe „Risiken" und „Herausforderungen" könnten von verschiedenen Forschenden unterschiedlich interpretiert werden. Hier wäre es wichtig, Definitionen festzulegen oder eine einheitliche Formulierung zu wählen, um Missverständnisse zu vermeiden. Vielleicht handelt es sich aber auch um eine einzige Kategorie.
4. **Lassen sich alle Kategorien mit Ankerbeispielen aus dem Material belegen?**
   Beispiel: Sie haben die Kategorie „Veränderung wissenschaftlicher Standards durch KI" festgelegt, aber beim Kodieren finden Sie keine passenden Textstellen im Material. Das könnte bedeuten, dass die Kategorie nicht benötigt wird oder Sie keine Informationen dazu im Datenmaterial haben.

10.4.3 Ideengenerierung für Subkategorien

Wenn die Hauptkategorien feststehen und auch bei der Testung im Datenmaterial funktionieren, können Sie das Datenmaterial mit den Hauptkategorien kodieren. Die zugewiesenen Textstellen in den Hauptkategorien lassen sich dann (induktiv) in Subkategorien unterteilen.

1. **Sind die Subkategorien spezifisch genug, um inhaltliche Differenzierungen zu ermöglichen?**
   Beispiel: Sie haben innerhalb der Hauptkategorie „KI-gestützte Kodierung" die Subkategorie „Veränderung der Forschungsarbeit" angelegt. Während der Kodierung fällt auf, dass sich darunter sehr unterschiedliche Themen wie „Erleichterung des Kodierprozesses", „Reduktion der Interpretationsvielfalt" und „Automatisierung methodischer Entscheidungen" verbergen. Hier wäre es sinnvoll, die ursprüngliche Subkategorie weiter auszudifferenzieren.
2. **Gibt es Subkategorien, die sich zu stark überlappen oder nicht trennscharf genug sind?**
   Beispiel: Sie haben die Subkategorien „Effizienzsteigerung" und „Zeitersparnis" innerhalb der Hauptkategorie „Vorteile des KI-Einsatzes" angelegt. Da Zeitersparnis oft als ein Teilaspekt der Effizienz betrachtet wird, könnte es sinnvoll sein, diese beiden Kategorien zusammenzuführen oder klarer voneinander abzugrenzen.
3. **Sind alle relevanten Aspekte innerhalb einer Hauptkategorie durch Subkategorien abgedeckt?**
   Beispiel: In der Hauptkategorie „Technische Herausforderungen" haben Sie die Subkategorien „Rechenkapazität" und „Softwarekompatibilität", aber erst bei der Kodierung fällt auf, dass auch „Benutzerfreundlichkeit" ein häufig genanntes Problem ist.
4. **Gibt es Subkategorien, die zu selten verwendet werden oder gar nicht vorkommen?**
   Beispiel: Sie haben eine Subkategorie „Transparenz von Algorithmen" innerhalb der Hauptkategorie „Ethische Rahmenbedingungen" definiert, aber während der Kodierung werden dieser Subkategorie kaum Textstellen zugeordnet. Dies könnte darauf hindeuten, dass das Thema im Material nicht ausreichend repräsentiert ist oder anders benannt werden sollte.

10.4.4 Kodierung des Datenmaterials

Wenn das gesamte Kategoriensystem steht, können Sie die Kodierung des gesamten Datenmaterials starten. Sie werden wahrscheinlich nicht alle Daten in einer Sitzung kodieren und daher möglicherweise Inkonsistenzen über die Zeit hinweg bemerken. In einem solchen Fall müssen Sie noch einmal in die Entwicklung des Kategoriensystems gehen und danach erneut mit der Kodierung des Datenmaterials beginnen. Folgende Fragen können dabei helfen, Probleme bei der Kodierung frühzeitig zu erkennen:

1. **Gibt es Inkonsistenzen oder Veränderungen in der Kodierung über die Zeit?**
   Beispiel: Zu Beginn der Analyse wurde eine bestimmte Aussage einer Interviewperson der Kategorie „Vertrauen in KI" zugeordnet. Später werden jedoch ähnliche Aussagen unter „Skepsis gegenüber KI" kodiert. Solche Veränderungen können darauf hinweisen, dass Kategorien nicht klar genug definiert sind oder dass die Kodierung inkonsistent angewendet wurde.
2. **Gibt es Kategorien, die kaum oder gar nicht genutzt wurden?**
   Beispiel: Die Hauptkategorie „Automatisierung von Forschungsprozessen" wurde kaum belegt, während viele Aussagen zur „Reduzierung des Interpretationsspielraums" vorhanden sind. Das könnte ein Hinweis darauf sein, dass die ursprüngliche Kategorisierung nicht optimal gewählt wurde und eine Umstrukturierung notwendig ist. Wenn Sie allerdings inhaltlich begründen können, warum eine Ungleichverteilung vorliegt, kann das Kategoriensystem auch geeignet sein.
3. **Werden Kategorien im Laufe der Kodierung überdehnt oder verändern sich ihre Bedeutungen?**
   Beispiel: Ursprünglich wurde die Kategorie „Transparenz von KI" genutzt, um technische Erklärbarkeit zu erfassen. Später wurden jedoch auch ethische und rechtliche Aspekte unter dieser Kategorie kodiert. Solche Bedeutungsverschiebungen können die Analyse unklar machen und erfordern eine präzisere Definition der Kategorien.
4. **Ist die Kodierung reproduzierbar?**
   Beispiel: Wenn das Material nach einer Woche erneut kodiert wird oder eine andere Person das Datenmaterial kodiert, sollte ein Großteil der Textstellen derselben Kategorie zugeordnet werden. Falls große Abweichungen auftreten, könnte dies ein Zeichen für unklare Kategorien oder fehlende Konsistenzregeln sein.

10.5 Simulation

Beim Einsatz von KI zur Unterstützung der qualitativen Inhaltsanalyse gibt es grundsätzlich zwei Möglichkeiten: Entweder überprüft man die eigene Kodierung, oder man lässt sich von der KI neue Vorschläge generieren. Welche Vorgehensweise sinnvoll ist, hängt davon ab, welches Ziel verfolgt wird.

Wenn man die eigene Analyse reflektieren möchte, kann die KI genutzt werden, um bestehende Kodierungen zu bewerten und mögliche Unstimmigkeiten oder fehlende Differenzierungen aufzuzeigen. Dadurch lässt sich feststellen, ob die Kategorien trennscharf genug sind oder ob es alternative Zuordnungen gibt.

Eine andere Möglichkeit besteht darin, die KI unabhängig von der eigenen Kodierung Textstellen analysieren und kategorisieren zu lassen. Auf diese Weise erhält man eine „zweite Meinung", die als Vergleichspunkt für die eigene Analyse dienen kann. Dieser Ansatz ist besonders wertvoll, um zu verhindern, dass man unbewusst nur die eigene Perspektive bestätigt und alternative Interpretationen nicht berücksichtigt.

Die Autor innen empfehlen insbesondere die zweite Methode, da sie dabei hilft, mögliche blinde Flecken in der eigenen Analyse zu erkennen. Wer sich ausschließlich auf die Überprüfung der eigenen Kodierung konzentriert, läuft Gefahr, den KI-Vorschlägen zu schnell zuzustimmen, anstatt aktiv nach Unterschieden zu suchen. Das Generieren neuer Kodierungen durch die KI zwingt dazu, sich bewusst mit abweichenden Interpretationen auseinanderzusetzen und den eigenen Kodierprozess erneut kritisch zu reflektieren.

10.5.1 Ideengenerierung für Hauptkategorien

Bei der Ideengenerierung für Hauptkategorien können KI-Tools dabei unterstützen, indem sie zusätzliche oder ergänzende Vorschläge für Kategorien machen. Dies ist besonders hilfreich, wenn Unsicherheiten darüber bestehen, ob beispielsweise alle theoretischen Konzepte in der Kodierung angemessen berücksichtigt wurden.

Damit ein Prompt für diese Aufgabe funktioniert, sollte er präzise formuliert sein und alle notwendigen Informationen enthalten. Dazu gehören eine klare Beschreibung des Forschungsthemas, der zentralen Forschungsfrage und, falls vorhanden, bereits bekannter theoretischer Modelle. Zudem sollte die Erwartungshaltung an die Antwort konkret formuliert werden, beispielsweise indem darum gebeten wird, trennscharfe Kategorien mit kurzen Definitionen vorzuschlagen.

Beispiel-Prompt

Ich analysiere qualitative Interviews im Bereich [Fachrichtung] zu [Thema]. Die zentrale Forschungsfrage lautet: [Forschungsfrage]. Ich möchte Hauptkategorien für eine strukturierende qualitative Inhaltsanalyse nach Kuckartz entwickeln. Basierend auf den gängigen theoretischen Konzepten und typischen Themen [oder: Basierend auf Theorie X oder Theorie Y], welche deduktiven Hauptkategorien wären sinnvoll? Bitte formuliere sie trennscharf und ergänze eine kurze Definition. Gib die Ergebnisse als übersichtliche Tabelle mit den Spalten „Hauptkategorie" und „Definition" aus.

10.5.2 Testung der Hauptkategorien

Um die eigene Kategorisierung systematisch mit einer KI-gestützten Kodierung zu vergleichen, wird das Beispielmaterial in das KI-System hochgeladen. Dabei sollte man bei der Verfassung des Prompts darauf achten, dass die KI ausschließlich das bestehende Kategoriensystem nutzt und keine neuen Kategorien erstellt. Dies ist eine zentrale Herausforderung und funktioniert nicht immer. Daher müssen kodierte Textstellen, welche mit KI kodiert wurden, immer überprüft werden. Eine geringe Temperatureinstellung bei den Parametern und ein sehr strikter Prompt, welcher darauf hinweist, dass keine Texte neu generiert werden sollen, können helfen. Allerdings kann man auch hier eine Halluzination der KI nicht grundsätzlich verhindern. Zudem sollte die KI nur dann eine Textstelle einer Kategorie zuweisen, wenn die Zuordnung eindeutig ist. Andernfalls sollte der Abschnitt als „nicht anwendbar" markiert werden. Dies verhindert, dass unsichere oder unpassende Kategorisierungen in die Analyse einfließen.

Ein weiterer wichtiger Punkt ist die Struktur der Ausgabe. Die Ergebnisse sollten in einer klaren Tabelle dargestellt werden, in der jeder Textabschnitt einer Kategorie oder der Markierung „nicht anwendbar" zugeordnet ist. Dadurch wird der Vergleich mit der eigenen Kodierung erleichtert.

Beim Abgleich der KI-Kodierung mit der eigenen Analyse sollte darauf geachtet werden, ob sich Muster in den Abweichungen zeigen. Falls bestimmte Textstellen systematisch unterschiedlich kodiert wurden, kann dies darauf hinweisen, dass Definitionen im Kategoriensystem überarbeitet oder geschärft werden müssen. Besonders hilfreich ist es, gezielt nicht zugeordnete Textstellen zu analysieren, um zu prüfen, ob die KI dort tatsächlich keine passende Kategorie finden konnte oder ob die eigene Kodierung möglicherweise zu weit gefasst war.

Beispiel-Prompt

Ich führe eine strukturierende qualitative Inhaltsanalyse nach Kuckartz mit deduktiven Hauptkategorien durch. Bitte ordne die folgenden Textabschnitte den vordefinierten Hauptkategorien zu. Nutze ausschließlich die unten aufgeführten Kategorien und wende sie konsequent an. Falls eine Aussage einer Hauptkategorie nicht eindeutig zugeordnet werden kann, markiere sie als „nicht anwendbar". Erstelle keine neuen Kategorien. Verändere das Datenmaterial der Textabschnitte nicht.

Hauptkategorien: [Hier die bestehenden Kodes mit kurzen Definitionen einfügen]

Textabschnitte zum Kodieren: [Hier die zu kodierenden Textabschnitte einfügen]

Gib die Antwort in Form einer Tabelle aus, mit den Spalten ***„Abschnitt aus dem Datenmaterial"*** *und* ***„Hauptkategorie".***

Um die neue Entwicklung von Kategorien zu vermeiden, sollte der Prompt möglichst präzise formuliert werden, indem klar vorgegeben wird, dass nur bestehende Kategorien verwendet und keine neuen Kategorien entwickelt werden dürfen. Trotzdem kann es in einem offenen Chat zu unerwünschten Abweichungen kommen. Hier müssen Prompts angepasst oder im Chatverlauf weitere Hinweise für die KI eingebracht werden.

Ein zentrales Problem bei der Kodierung durch KI-gestützte Chatsysteme besteht darin, dass diese keine Analyse im eigentlichen Sinne durchführen, sondern auf Grundlage statistischer Wahrscheinlichkeiten Text generieren. Das bedeutet, dass der zugrunde liegende Text nicht im Sinne einer systematischen, sequenziellen Prüfung gelesen und einzelnen Codes zugeordnet wird. Stattdessen entsteht ein Ergebnis, das formal wie eine Kodierung aussieht, ohne dass transparent nachvollziehbar ist, welche Textstellen tatsächlich berücksichtigt wurden. In der Folge können relevante Inhalte übersehen werden, während gleichzeitig Inhalte ergänzt werden, die im ursprünglichen Material nicht vorhanden sind (Halluzinationen). Eine methodisch verlässliche Kodierung lässt sich mit KI daher vor allem dann erreichen, wenn der Analyseprozess stark strukturiert wird. Dies ist beispielsweise der Fall, wenn klar definierte Texteinheiten, etwa einzelne Sätze oder Absätze, systematisch präsentiert werden und für jede Einheit explizit geprüft wird, ob sie einem bestimmten Code zugeordnet werden kann oder nicht. Ein solches Vorgehen wird unter anderem im Tool QualiPilot umgesetzt und ermöglicht eine deutlich konsistentere und vollständigere Verarbeitung des gesamten Datenmaterials.

10.5.3 Ideengenerierung für Subkategorien

Die Entwicklung von Subkategorien ist ein zentraler Schritt in der qualitativen Inhaltsanalyse, da sie es ermöglichen, Hauptkategorien in spezifischere Themenbereiche zu unterteilen. Besonders bei der induktiven Kategorienbildung, bei der sich die Subkategorien direkt aus dem Datenmaterial ergeben, kann KI dabei helfen, Muster im Text zu erkennen und mögliche Subkategorien vorzuschlagen.

Um diesen Prozess strukturiert durchzuführen, kann die KI genutzt werden, um basierend auf einer vorhandenen Hauptkategorie eine Liste potenzieller Subkategorien zu generieren. Dabei werden nicht nur die Begriffe für Subkategorien erstellt, sondern auch passende Textstellen zugeordnet, die als Beispiele für die jeweiligen Subkategorien dienen. Das erleichtert die Validierung und den Abgleich mit der eigenen Kodierung.

Nach der KI-gestützten Generierung sollten die vorgeschlagenen Subkategorien mit den eigenen Subkategorien verglichen werden. Gibt es Übereinstimmungen, ist dies ein Hinweis darauf, dass die eigene Analyse konsistent ist. Falls die KI neue Subkategorien vorschlägt, die bisher nicht berücksichtigt wurden, kann überprüft werden, ob diese im Material ausreichend häufig vorkommen und sinnvoll in das bestehende System integriert werden können. Ebenso sollten eventuelle Unterschiede reflektiert werden: Weicht die KI-Kodierung stark von der eigenen Kodierung ab, könnte dies darauf hindeuten, dass das eigene System zu eng oder zu breit gefasst ist.

Beispiel-Prompt

Ich führe eine strukturierende qualitative Inhaltsanalyse nach Kuckartz durch und habe die deduktive Hauptkategorie [Hauptkategorie]. Innerhalb dieser Kategorie möchte ich induktive Subkategorien entwickeln, die sich direkt aus dem Material ableiten. Bitte analysiere die folgenden Textabschnitte, welche alle zur Hauptkategorie [Hauptkategorie] zugeordnet wurden, und weise ihnen passende Subkategorien zu. Verändere die Textabschnitte aus dem Datenmaterial nicht. Gib die Antwort als Tabelle mit den Spalten Textabschnitt und Subkategorien aus. Subkategorien sollten dabei Muster über einzelne Textabschnitte erkennen und mehrfach im Datenmaterial auftauchen.

Textabschnitte zum Kodieren: [Hier die zu kodierenden Textabschnitte einfügen]

Bei der Entwicklung von Subkategorien anhand von bestehendem Material ist es beispielsweise nützlich, wenn ein KI-Tool „kreativ" arbeitet und dadurch neue Ideen generiert (z. B. durch Anpassung des Parameters „Temperatur"). Die kritisierte Kreativität bei der Kodierung ist also bei der Kategorienentwicklung durchaus wünschenswert.

10.5.4 Kodierung des Datenmaterials

Nachdem die Haupt- und Subkategorien definiert wurden, kann das gesamte Datenmaterial systematisch kodiert werden. Eine KI kann dabei helfen, das Material effizient und konsistent nach dem bestehenden Kategoriensystem zu analysieren. Dabei sollte beachtet werden, dass KI-Modelle ein begrenztes Kontextfenster haben, also eine maximale Menge an Text, die sie gleichzeitig verarbeiten können. Je nach Modell kann es notwendig sein, das Material in kleinere Abschnitte zu unterteilen und schrittweise zu kodieren. Viele KI-Modelle geben nicht an, wenn das Kontextfenster zu groß gewählt wurde, und analysieren dann nur einen Teil der Daten. Dies würde bei einer Kodierung zu wesentlichen Verlusten an Informationen führen. Daher empfiehlt es sich, nur mit LLMs zu arbeiten, bei denen alle wichtigen Informationen, wie beispielsweise das Kontextfenster oder Parametereinstellungen, bekannt sind. Hier bieten LM Studio oder QualiPilot klare Vorteile durch das Offenlegen der Einstellungen.

Um die Kodierung mit der KI zu überprüfen, können Textabschnitte hochgeladen und mit den eigenen Kodierungen verglichen werden. Die KI kann entweder bestätigen, dass die gewählte Kodierung passend ist, oder eine eigene Kodierung durchführen. Auf diese Weise lassen sich mögliche Inkonsistenzen in der eigenen Kodierung erkennen. Besonders hilfreich ist dieser Prozess, wenn nur eine Person an der Kodierung arbeitet und eine methodische Reflexion gewünscht wird.

Beispiel-Prompt

Kodiere den folgenden Textabschnitt mit dem vorgegebenen Kategoriensystem. Weise jeder Textstelle eine passende Hauptkategorie und Subkategorie zu. Kann eine Textstelle nicht den bestehenden Kategorien zugeordnet werden, weise „nicht anwendbar" zu. Textstellen können Satzteile, Sätze oder ganze Absätze sein. Begründe, warum die Zuordnung getroffen wurde. Die Ausgabe soll als Tabelle mit den Spalten Textabschnitt, Hauptkode, Subkode, Begründung formatiert sein.

Kategoriensystem: [Hier fügen Sie Ihr Kategoriensystem ein – bestehend aus Hauptkategorien, Subkategorien und deren Definitionen.]

Textabschnitt: [Hier den zu kodierenden Text einfügen.]

Mit den kodierten Textstellen können Forschende jetzt die eigene Kodierung vergleichen. Sind die Kodierungen sehr ähnlich, weist dies auf ein funktionierendes Kategoriensystem hin. Sind die Ergebnisse sehr unterschiedlich, sollten Forschende in den Begründungen für die Zuweisung prüfen, worin die Unterschiede liegen. Auch hier gilt, dass KI-gestützte Chatsysteme keine systematische, textnahe Kodierung im eigentlichen Sinne durchführen, sondern auf Wahrscheinlichkeiten basierende Ergebnisse erzeugen. Ohne eine strukturierte Prüfung einzelner Texteinheiten besteht daher das Risiko, dass Inhalte übersehen oder hinzugefügt werden. Eine verlässliche Kodierung erfordert folglich ein Vorgehen, bei dem Textabschnitte gezielt und einzeln überprüft werden.

10.6 Grenzen und Potenziale von KI bei der Kategorienentwicklung und Kodierung

Der Einsatz von KI in der induktiven und deduktiven Kategorienbildung und Kodierung birgt sowohl Potenziale als auch Grenzen.

Ein zentrales Risiko besteht in möglichen Verzerrungen, die KI-Modelle aus ihren Trainingsdaten übernehmen können. Solche Bias können dazu führen, dass bestimmte Perspektiven in der Kodierung überrepräsentiert oder andere unterbewertet werden. Dies stellt eine Herausforderung dar, da die Validität und Ausgewogenheit der Analyse darunter leiden können. Daher ist es wesentlich, dass Forschende ihre Daten immer kritisch mit den KI-generierten Daten vergleichen und diese nicht zu leichtfertig übernehmen. Zusätzlich besteht die Gefahr der Überschätzung der Fähigkeiten von KI. Während KI in der Lage ist, Muster zu erkennen und Textstellen Kategorien zuzuordnen, fehlt ihr die Fähigkeit, komplexe kontextuelle Nuancen oder theoretische Überlegungen vollständig zu erfassen. Forschende könnten fälschlicherweise darauf vertrauen, dass die von der KI erstellten Kodierungen ohne weitere Reflexion oder Anpassung ausreichen.

Eine weitere Grenze ist, dass der Einsatz von KI dazu verleiten könnte, den Kodierungsprozess zu stark zu vereinfachen und die Daten gar nicht mehr selbstständig zu kodieren und zu analysieren. In solchen Fällen bleibt eine tiefgehende Auseinandersetzung mit dem Material aus, da die Forschenden die interpretativen Aspekte des Kodierens an die KI delegieren, anstatt sich intensiv mit den Daten
10 auseinanderzusetzen.

Auch der Datenschutz spielt eine wesentliche Rolle. Die qualitative Inhaltsanalyse arbeitet oft mit sensiblen Daten, und die Nutzung KI-basierter Systeme kann Datenschutzrisiken bergen, insbesondere wenn Daten in Cloud-Umgebungen verarbeitet werden. Hier ist sicherzustellen, dass personenbezogene Informationen geschützt bleiben. Die Autor:innen empfehlen daher, eher mit schwächeren Offlineversionen der KI-Tools zu arbeiten, als auf die hocheffizienten Online-KI-Modelle zu vertrauen.

Trotz dieser Grenzen bietet der Einsatz von KI erhebliche Potenziale für die qualitative Inhaltsanalyse, insbesondere im Bereich der Entwicklung von Kategoriensystemen und der Kodierung. Ein wesentlicher Vorteil liegt in der Effizienzsteigerung. KI kann große Datenmengen schnell analysieren und dabei Routineaufgaben wie die Zuordnung von Textstellen zu bestehenden Kategorien in Form eines zweiten Forschungspartners übernehmen. Dies ermöglicht es weiteren Forschenden in kleineren Projekten, sich stärker auf interpretative und theoretische Aspekte zu konzentrieren und nicht die gesamten Ressourcen als Zweit- oder Drittkodierer:in zu verwenden.

Ein weiterer Vorteil ist die Unterstützung bei der Intercoder-Reliabilität. KI kann als zusätzlicher Forschungspartner dienen, um Konsistenz in der Anwendung von Kategorien zu überprüfen. Dies ist besonders hilfreich, um die Qualität und Nachvollziehbarkeit der Kodierung zu gewährleisten.

Ein interessanter Aspekt ist die Fähigkeit der KI, den Kodierungsprozess zu reflektieren und alternative Perspektiven anzubieten. Indem sie beispielsweise Kategorien vorschlägt, die von den Forschenden übersehen wurden, oder Textstellen anders kodiert, regt sie eine kritische Überprüfung der eigenen Analyse an. Dies trägt dazu bei, blinde Flecken zu vermeiden und die Qualität der Analyse zu verbessern.

10.7 Fazit

Ein belastbares Kategoriensystem entsteht durch ein konsequent auf die Forschungsfrage bezogenes, iteratives Vorgehen: deduktiv theoriebasiert starten, am Material prüfen, präzise definieren, mit Ankerbeispielen schärfen und induktiv differenzieren. Trennschärfe, Konsistenzregeln und ein dokumentierter Entscheidungsweg (Memos, Ankerzitate, Versionierung) sind dabei zentral. Kodierung bleibt ein interpretativer Vorgang. Die Qualität entsteht durch systematisches Testen an Materialausschnitten, Reflexion im Forschungsprozess und wechselseitige Rücksicherung (Intercoder-Prüfungen).

KI-gestützte Verfahren können diesen Prozess ergänzen: als „Zweitblick" zur Ideengenerierung für Kategorien, zur Konsistenzkontrolle der Zuordnung und zur Aufdeckung abweichender Lesarten. Ihr Einsatz ersetzt jedoch weder die eigenständige Auseinandersetzung mit den Daten noch die theoretische Einbettung. Probabilistische Ausgaben, Kontextgrenzen, mögliche Verzerrungen und Datenschutzanforderungen begrenzen die Verlässlichkeit. KI-Ergebnisse sind daher als Vergleichsfolie zu behandeln, gegen Originaldaten zu prüfen und transparent zu dokumentieren (inkl. Modelle, Parameter, Datenflüsse).

Für die Praxis empfiehlt sich ein hybrides Vorgehen: (1) Kategorien deduktiv entwerfen und am Material testen; (2) Subkategorien induktiv entwickeln und mit Ankerbelegen sichern; (3) Kodierung schrittweise durchführen, mit Zwischenevaluationen und Protokollierung; (4) KI selektiv zur Validierung und Perspektivenerweiterung einsetzen; (5) alle KI-Schritte offenlegen.

Literaturempfehlungen

Kuckartz, U. & Rädiker, S. (2024). Qualitative Inhaltsanalyse. Methoden, Praxis, Umsetzung mit Software und künstlicher Intelligenz. Beltz Juventa.

Dieses Werk bietet eine aktuelle Einführung in die qualitative Inhaltsanalyse und legt besonderen Wert auf die computergestützte Analyse und den Einsatz von KI. Es eignet sich gut zur Vertiefung der Kombination von deduktiven und induktiven Kategoriensystemen und zeigt, wie Softwaretools den Kodierprozess unterstützen können.

Mayring, P. (2022). Qualitative Inhaltsanalyse. Grundlagen und Techniken. Beltz.

Mayring beschreibt die klassische qualitative Inhaltsanalyse, einschließlich deduktiver und induktiver Kategorienbildung. Das Buch bietet eine fundierte methodische Grundlage und ist besonders hilfreich für Forschende, die ein theoretisch fundiertes Kategoriensystem entwickeln und empirisch überprüfen möchten.

Schreier, M. (2012). Qualitative Content Analysis in Practice. SAGE Publications.

Dieses Werk fokussiert sich auf die praktische Umsetzung der qualitativen Inhaltsanalyse und vermittelt Schritt für Schritt, wie deduktive und induktive Kategoriensysteme entwickelt und angewendet werden können. Besonders wertvoll für Forschende, die systematische Verfahren zur Kategorisierung erlernen möchten.

Saldaña, J. (2021). The Coding Manual for Qualitative Researchers (4. Aufl.). SAGE Publications.

Saldaña bietet einen umfassenden Überblick über verschiedene Kodiermethoden, einschließlich deduktiver und induktiver Verfahren. Das Buch eignet sich besonders für Forschende, die detaillierte Beispiele für unterschiedliche Kodierstrategien benötigen und ihre methodische Kompetenz in der Kodierung vertiefen wollen.

Flick, U. (2018). An Introduction to Qualitative Research (6. Aufl.). SAGE Publications.

Flicks Einführung in die qualitative Forschung behandelt verschiedene methodische Ansätze, darunter auch die qualitative Inhaltsanalyse. Das Buch eignet sich besonders für Leser:innen, die verstehen möchten, wie deduktive und induktive Kategorienbildung in unterschiedliche qualitative Forschungsdesigns eingebettet werden kann.

Literatur

10

Bohnsack, R. (2021). *Rekonstruktive Sozialforschung: Einführung in qualitative Methoden* (10. Aufl.). utb GmbH. https://doi.org/10.36198/9783838587851

Charmaz, K. (2014). *Constructing Grounded Theory* (2. Aufl.). Sage.

Glaser, B. G., & Strauss, A. L. (1967). The Discovery of Grounded Theory: Strategies for Qualitative Research. Transaction Publishers.

Glaser, B. G., & Strauss, A. L. (2017). *The discovery of Grounded Theory: Strategies for qualitative research*. Routledge.

Kuckartz, U., & Rädiker, S. (2024). *Qualitative Inhaltsanalyse. Methoden, Praxis, Umsetzung mit Software und künstlicher Intelligenz* (6. Aufl.). Juventa Verlag.

Mayring, P. (2022). *Qualitative Inhaltsanalyse: Grundlagen und Techniken* (13., überarb. Aufl.). Beltz.

Mey, G., & Mruck, K. (Hrsg.). (2011). *Grounded Theory Reader*. VS Verlag für Sozialwissenschaften. https://doi.org/10.1007/978-3-531-93318-4

Oevermann, U., Allert, T., Konau, E., & Krambeck, J. (1979). Die Methodologie einer „objektiven Hermeneutik“ und ihre allgemeine forschungslogische Bedeutung in den Sozialwissenschaften. In H.-G. Soeffner & Universität Essen (Hrsg.), *Interpretative Verfahren in den Sozial- und Textwissenschaften*. Metzler.

KI bei der Ergebnisinterpretation qualitativer Inhaltsanalysen

Inhaltsverzeichnis

C. Kempny et al., *KI in der qualitativen Forschung*, https://doi.org/10.1007/978-3-662-73089-8_11

11.1 Lernziele

- Verstehen, warum die Interpretation nach der Kodierung entscheidend ist, um aus Kodierungen bedeutungsvolle Erkenntnisse abzuleiten.
- Lernen, wie KI-Tools bei der Zusammenfassung und Mustererkennung unterstützen können und wo ihre Grenzen liegen.
- Reflexion darüber, wie eigene Vorannahmen, theoretische Perspektiven und KI-Ausgabe gemeinsam die Ergebnisdeutung beeinflussen und wie man diese Schritte transparent dokumentiert.

11.2 Die Interpretationsphase

Die Interpretationsphase nach einer abgeschlossenen Kodierung ist ein zentraler Schritt in der qualitativen Inhaltsanalyse. Erst durch die Deutung der kodierten Segmente werden aus einer Ansammlung von Kodierungen kohärente Befunde und Erkenntnisse. Die Kodierungen selbst erzählen noch keine Geschichte, diese muss sich durch Interpretation formen. In dieser Phase werden Kodierungen in Beziehung gesetzt, Muster erkannt und theoretische Bedeutungen abgeleitet. Gleichzeitig halten neue KI-Tools Einzug in diesen Prozess. KI-gestützte Werkzeuge, insbesondere LLMs, versprechen Unterstützung, etwa durch automatische Zusammenfassungen oder das Aufdecken von Mustern, um den wachsenden Umfang qualitativer Daten handhabbar zu machen.

Dieser Trend wird jedoch von einer kontroversen Debatte begleitet: Welche Auswirkungen hat KI auf die Qualität und Konsistenz qualitativer Analysen? Einerseits könnte KI Routineaufgaben beschleunigen, andererseits bleibt unklar, ob dadurch die tiefer gehende Interpretation leidet. Erste Erfahrungen zeigen, dass Sprachmodelle zwar nützliche Ergebnisse liefern können, aber nicht den gesamten Kontext jedes/jeder Teilnehmenden erfassen, wodurch Nuancen verloren gehen können. Die Nutzung von KI-Tools wirft zudem auch die bereits mehrfach beschriebenen Fragen zu Missbrauchsmöglichkeiten, zur Herkunft und Verzerrung der Trainingsdaten sowie zum Datenschutz auf. Insgesamt zeichnet sich ab, dass KI auch in der Interpretation und Zusammenfassung der Daten nicht mehr als ein „Teammitglied“ von vielen Teammitgliedern im Analyseprozess sein kann, welches Effizienz und neue Einsichten beisteuert. Dabei sollten Forschende weiterhin eine kritische Rolle einnehmen und die erzeugten Daten hinterfragen. In diesem Überblick werden die Schritte der Ergebnisinterpretation von Kodierzusammenfassungen über das Untersuchen von Kategorienzusammenhängen und Gruppenunterschieden bis hin zur theoretischen Einordnung systematisch betrachtet und jeweils der mögliche KI-Einsatz und seine Chancen und Grenzen beleuchtet.

11.3 Kodierzusammenfassungen

Nach dem Kodieren der Interviewtranskripte beginnt in der strukturierenden qualitativen Inhaltsanalyse nach Kuckartz die Phase der Kodierzusammenfassungen. Dabei sichten Forschende alle Textstellen zu einer Kategorie und fassen deren Kernaussagen in eigenen Worten zusammen. Dieses manuelle Zusammenfassen dient dazu, die Essenz jeder Kategorie auf einen Blick verfügbar zu machen und den Übergang zur Interpretation vorzubereiten. In der Praxis wird empfohlen, hierfür „Kodememos" oder Kommentare zu nutzen: Direkt beim Kodieren kann man jedem Kodesegment einen kurzen Kommentar hinzufügen, der die Bedeutung festhält. Solche Kodekommentare helfen später beim Analysieren und Schreiben, da sie schnell verdeutlichen, warum ein Segment kodiert wurde und was darin wichtig ist. Durch das sukzessive Zusammenführen dieser Einzelzusammenfassungen entsteht ein verdichteter Überblick über jeden Kode. Dies erleichtert es, pro Kode Kategorienschwerpunkte herauszuarbeiten, typische Beispiele zu identifizieren und erste Interpretationsansätze abzuleiten. Wichtig ist, dass die Zusammenfassungen inhaltlich möglichst dicht am Material bleiben, gleichzeitig abstraktionsfähig sind. Die Zusammenfassungen über die einzelnen Fälle sollten also interpretierende und weitergehende Ideen enthalten, ohne den ursprünglichen Sinn zu verfälschen (Kuckartz & Rädiker, 2019, 2024).

Für die Entscheidung, nach welchem Prinzip man zusammenfasst, ist die analytische Zielrichtung entscheidend. Die klassische Variante ist die kodezentrierte Zusammenfassung, bei der alle Textstellen zu einem Kode gesammelt und gemeinsam betrachtet werden. Diese Methode eignet sich, wenn die Forschung darauf abzielt, inhaltliche Kernaussagen innerhalb einer Kategorie zu verdichten und quer durch alle Fälle hinweg zentrale Muster zu identifizieren (Kuckartz & Rädiker, 2024). Eine andere Möglichkeit ist die personenzentrierte Zusammenfassung: Hier werden die Aussagen zu einzelnen Kategorien einzelner Interviewter oder Fallkontexte separat zusammengefasst. Dies ist vor allem dann sinnvoll, wenn die Analyse Unterschiede zwischen Individuen oder Gruppen betrachten möchte, oder wenn man biografische oder kontextuelle Besonderheiten stärker gewichten will (Braun & Clarke, 2022). Schließlich kann auch eine gruppenbezogene Zusammenfassung hilfreich sein, etwa nach Altersgruppen, Geschlecht, Berufsgruppen oder anderen relevanten Merkmalen. Diese Strategie wird häufig in vergleichenden Designs genutzt, um Unterschiede oder Gemeinsamkeiten zwischen Subgruppen sichtbar zu machen (Mayring, 2022).

▶ Beispiel

In einer (fiktiven) Interviewstudie zum Einsatz von KI in der Forschung berichten 20 Forschende aus verschiedenen Disziplinen von ihren Erfahrungen. Die Forschenden haben zunächst alle Aussagen zum Kode „Erfahrungen mit KI" zusammengefasst (kodezentriert) und dabei typische Kernaussagen wie „Schnelle Zusammenfassungen" oder „Skepsis gegenüber Genauigkeit" identifiziert.

Beim Durchsehen fiel auf, dass jüngere Forschende (unter 35 Jahre) deutlich häufiger positive Aspekte nannten, während ältere Forschende (über 35 Jahre) eher Bedenken betonten. Daraufhin wurden die Zusammenfassungen zusätzlich gruppenbezogen aufbereitet: Welche positiven und negativen Erfahrungen berichten jüngere vs. ältere Interviewte?

In einem dritten Schritt wurde bei zwei besonders kontrastreichen Fällen ein genauer Blick auf die individuellen Zusammenfassungen geworfen (personenzentriert), um zu verstehen, wie spezifische Forschungskontexte (z. B. in der Medizin vs. Sozialwissenschaft) die Perspektiven geprägt haben. ◀

Dieses Beispiel zeigt, dass man flexibel zwischen verschiedenen Zusammenfassungsstrategien wechseln kann. Dies ist immer abhängig von der Forschungsfrage: Geht es um allgemeine Trends (kodezentriert), Gruppenunterschiede (gruppenbezogen) oder individuelle Besonderheiten (personenzentriert)?

Inzwischen stehen KI-gestützte Verfahren zur Verfügung, um Kodierzusammenfassungen teilautomatisiert zu erstellen. Beispielsweise bietet MAXQDA 2022/24 mit AI Assist eine Funktion, die für markierte Kodiersegmente automatische Zusammenfassungen generiert (MAXQDA – Distribution by VERBI GmbH, 2025). In der „Smart Coding"-Arbeitsumgebung kann per Knopfdruck für alle ausgewählten Segmente eines Kodes ein KI-generierter „Code Comment" erzeugt werden. Dieses Feature nutzt ein LLM, um den Inhalt der jeweils kodierten Textstellen knapp zusammenzufassen. Allerdings weist der Hersteller darauf hin, dass die KI nur den ausgewählten Text selbst verarbeitet. Kontext vor oder nach dem Segment bleibt unberücksichtigt, sodass wichtige Informationen verloren gehen können. Die automatischen Kodierzusammenfassungen sind als erster Entwurf oder Startpunkt gedacht. Ähnlich verhält es sich bei anderen spezialisierten Tools, welche das Kodiersystem innerhalb einer Kodierungssoftware unterstützen. Problematisch ist neben den bereits geschilderten Datenschutzbedenken dabei, dass kaum Informationen über die Verarbeitung innerhalb der Software mit KI-Einsatz gegeben werden und dadurch die Nachvollziehbarkeit der Ergebnisse eingeschränkt ist. Diese Probleme sind bei LM Studio oder QualiPilot nicht vorhanden, da alle Einstellungen beim Einsatz der LLM nachvollzogen werden können.

Unabhängig von spezieller Software könnten Forschende direkt KI in Chatanwendungen nutzen und relevante Datenabschnitte hineinkopieren. So könnten beispielsweise alle Zitate zu einer Kategorie aus einem Interview kopiert werden, und eine KI kann mit einem passenden Prompt angewiesen werden, die Textstellen zu einem bestimmten Kode zusammenzufassen.

Beispiel-Prompt

Du bist ein erfahrener qualitativer Forscher. Bitte fasse die folgenden Aussagen zusammen, die alle dem Kode „[Thema des Kodes]" zugeordnet sind. Achte darauf, die wesentlichen Inhalte prägnant zusammenzufassen und dabei zentrale Unterthemen oder Aspekte zu identifizieren, die in den Aussagen angesprochen werden. Wenn möglich, gib typische Formulierungen oder Zitate an, die diese Unterthemen illustrieren. Berücksichtige dabei auch, ob es Spannungen, Unterschiede oder Gemeinsamkeiten zwischen den Aussagen gibt.

Die KI liefert daraufhin eine strukturierte Zusammenfassung mit möglichen Unterthemen. Die Praxis zeigt, dass solche KI-gestützten Zusammenfassungen oft die offensichtlichen Hauptpunkte korrekt treffen und somit Arbeit ersparen können. Insbesondere deskriptive oder häufig wiederkehrende Inhalte erkennen die Modelle gut. Dennoch treten auch hierbei Grenzen deutlich zutage: KI-Modelle neigen zu Vereinfachungen und übersehen leicht Feinheiten oder indirekt Angesprochenes. Es muss zudem darauf geachtet werden, dass die Fehler oder Verzerrungen, welche bei der Arbeit mit KI auftreten können, durch kritische Reflexion ausgeschlossen werden. So müssen die Inhalte am Material und beispielhafte Zitate auf Korrektheit überprüft werden. Auch hier bietet es sich an, das Material zunächst selbst und erst anschließend mit der KI zusammenzufassen. Im Vergleich zeigt sich, ob gleiche Themen identifiziert werden konnten oder ob die inhaltliche Zusammenfassung zu unterschiedlichen Ergebnissen führt.

KI-Tools können bei Kodierzusammenfassungen zeitsparend unterstützen. Die KI-Ausgaben sollten aber stets als vorläufig gelten und im besten Fall mit eigenen Zusammenfassungen verglichen werden. Die Forschenden müssen die KI-Ausgaben prüfen, gegen die Originaldaten abgleichen und gegebenenfalls manuell nachbessern. Als pragmatischer Nutzen verbleibt, dass KI einen frischen Blick oder Inspiration liefern könnte („Hat die KI einen Aspekt erwähnt, den ich übersehen habe?"). Jedoch bleibt die Verantwortung bei den Forschenden, aus den Zusammenfassungen die richtigen Schlüsse zu ziehen und die Inhalte im Kontext der Forschungsfrage zu interpretieren.

Kritisch zu betrachten ist in diesem Zusammenhang die fehlende Entwicklung der Forschungsüberlegungen am Material beim übermäßigen Einsatz von KI. Gerade in der Phase der Kodierzusammenfassung entwickelt sich für Forschende ein tiefer, reflexiver Zugang zu den Daten. Durch das wiederholte Lesen, Vergleichen und Verdichten der kodierten Segmente verknüpfen sie Inhalte, erkennen Zusammenhänge und beginnen, erste Interpretationsansätze zu entwickeln. Wird dieser Schritt jedoch vollständig an eine KI delegiert, besteht die Gefahr, dass zentrale Erkenntnisschritte ausgelassen werden. Forschende könnten dann weder nachvollziehen, welche tieferliegenden Konzepte möglicherweise übersehen wurden, noch an welchen Stellen eine eigene Analyse zu abweichenden oder ergänzenden Ergebnissen geführt hätte. Eine eigenständige Bewertung der von der KI gelieferten Zusammenfassungen ist ohne eigene inhaltliche Auseinandersetzung schlicht nicht möglich. Forschende könnten so den Bezug zu den eigenen Ergebnissen verlieren.

Vor diesem Hintergrund schlagen die Autor:innen ein zweistufiges Vorgehen vor, das die Stärken der menschlichen Analyse mit den Potenzialen der KI verbindet. Im ersten Schritt erstellen die Forschenden eigenständig Zusammenfassungen. Forschende entwickeln so eine dichte, abstrahierende Verdichtung der Inhalte, die sowohl die Kernaussagen des Materials als auch deren analytische Bedeutung erfasst. Erst anschließend wird dieser Arbeitsstand, bestehend aus den eigenen Zusammenfassungen und den zugehörigen kodierten Textstellen, der KI übergeben. Die KI kann dann gezielt nach alternativen Zusammenfassungen gefragt werden, Hinweise auf mögliche Überinterpretationen geben oder auf fehlende Inhalte aufmerksam machen. Die KI-Ausgaben fließen dann kritisch geprüft und selektiv in die eigenen Zusammenfassungen ein. Auf diese Weise entsteht ein Analyseprozess, der die eigenständige inhaltliche Auseinandersetzung mit den Daten sichert, aber zugleich eine zusätzliche, oftmals wertvolle Perspektive aus der KI einbezieht. Besonders in kleinen Forschungsprojekten, in denen keine größere Interpretationsgruppe zur Verfügung steht, oder in Qualifikationsarbeiten ohne Teamkontext kann dies eine wichtige Ergänzung darstellen. Sämtliche Schritte sollten dann natürlich im Forschungsjournal festgehalten werden.

Gleichzeitig ist es sinnvoll, zu betonen, dass ein KI-gestütztes Vorgehen nicht ausschließlich als Reflexionsinstrument genutzt werden muss. In begründeten Einzelfällen kann es auch praktikabel sein, KI für erste Zusammenfassungsentwürfe bestimmter Kategorien einzusetzen, etwa wenn personelle oder zeitliche Ressourcen fehlen oder das Material so umfangreich ist, dass eine vollständige manuelle Vorstrukturierung einzelner Kodes kaum leistbar wäre. Auch in diesen Fällen dürfen die KI-generierten Zusammenfassungen jedoch nicht als fertige Analyse verstanden werden. Sie müssen systematisch am Originalmaterial geprüft, bei relevanten oder überraschenden Befunden manuell vertieft und transparent dokumentiert werden. So können zumindest zentrale Informationen aus Bereichen gewonnen werden, die sonst unberücksichtigt geblieben wären. Finden sich in diesen automatisierten Zusammenfassungen spannende oder unerwartete Aspekte, können diese gezielt aufgegriffen und in einer vertiefenden manuellen Analyse weiterbearbeitet werden. Damit ermöglicht der flexible Einsatz von KI, auch in ressourcenlimitierten Projekten das Potenzial des Materials bestmöglich zu nutzen, wobei die wissenschaftliche Qualität nur dann gewahrt bleibt, wenn die KI-Ausgaben kritisch geprüft, am Material validiert und methodisch transparent eingeordnet werden.

11.4 Reflexionsfragen für Kodezusammenfassungen

Wenn Sie Ihre eigenen Zusammenfassungen haben und diese vielleicht auch durch weitere Anmerkungen eines KI-Tools ergänzt haben, bietet es sich an, die Zusammenfassungen zu evaluieren und das Vorgehen zu reflektieren. Hierbei können einzelne Reflexionsfragen unterstützen, um möglicherweise übersehene Inhalte aufzudecken oder Fehlinterpretationen zu vermeiden.

- **Decken meine Zusammenfassungen die Kernbotschaften jedes Kodes ab?**
  Prüfen Sie kritisch, ob wichtige Aspekte oder abweichende Beispiele in der Zusammenfassung vorkommen.
- **Wurden die Originalaussagen der Teilnehmenden durch die Verdichtung verzerrt?**
  Stellen Sie sicher, dass Zitate nicht aus dem Zusammenhang gerissen oder verallgemeinert wurden, sodass der Sinn verändert wird.
- **Falls KI zur Zusammenfassung genutzt wurde: Entspricht die KI-Ausgabe dem Datenmaterial?**
  Vergleichen Sie KI-generierte Zusammenfassungen mit den Originaltexten sorgfältig. Identifizieren Sie Fehler oder Auslassungen der KI.
- **Welche Bias können in meinen (oder den KI-) Zusammenfassungen stecken?**
  Reflektieren Sie, ob persönliche Erwartungen oder KI-Trainingsdaten bestimmte Themen überbetonen bzw. unterdrücken.

- **Habe ich neben wiederkehrenden Themen auch einzigartige Fälle beachtet?** Achten Sie darauf, dass im Eifer der Zusammenfassung nicht alle Aussagen „über einen Kamm geschert" werden. Einzelne abweichende Stimmen können wichtige Hinweise liefern.

11.5 Analyse von Zusammenhängen zwischen Kategorien

Nachdem einzelne Kodes für sich betrachtet und zusammengefasst wurden, geht es im nächsten Schritt darum, Querbezüge zwischen Kategorien zu untersuchen. Oft zeigen sich Erkenntnisse erst dadurch, dass bestimmte Themen gemeinsam auftreten oder in einem systematischen Verhältnis zueinander stehen. Klassische Instrumente hierfür sind z. B. Kreuztabellen und Kodikurrenzanalysen. Mit Kreuztabellen lässt sich etwa darstellen, welche Kategorien in welchen Kontexten (z. B. Gruppen, Zeitpunkten) wie häufig auftreten. Kodikurrenzanalysen prüfen, welche Kodes im Material räumlich oder inhaltlich zusammen vorkommen. Dies kann auf mögliche inhaltliche Verbindungen hinweisen. QDA-Software (zum Beispiel MAXQDA) kann solche Kodikurrenzmatrizen automatisch erzeugen: z. B. „Wie oft wurde Kode A im selben Absatz wie Kode B vergeben?".

Forschende können Visualisierungen nutzen, um diese Zusammenhänge darzustellen. Kodes werden als Knoten gezeigt und häufige Verknüpfungen als Linien, wodurch Cluster oder zentrale Knoten (Themen) erkennbar werden.

KI-Anwendungen können ebenfalls genutzt werden, um diese Zusammenhänge zu explorieren.

Beispiel-Prompt

Du bist eine erfahrene qualitative Forscherin. Ich gebe dir im Folgenden die vollständigen Transkripte von zehn Interviews zum Thema [Thema der Studie]. In diesen Interviews wurden die folgenden beiden inhaltlichen Kategorien identifiziert: „[Kategorie X]" und „[Kategorie Y]".

Bitte analysiere: In welchen Interviews finden sich inhaltliche Überschneidungen zwischen diesen beiden Kategorien? Welche typischen Themen oder Muster treten auf, wenn beide Themen in einem Interview gemeinsam vorkommen? Gibt es besonders markante Beispiele oder Aussagen, die die Verbindung zwischen den Kodes gut illustrieren? Bitte gib mir eine Liste, in welchen Interviews diese Überschneidungen vorkommen, eine kurze Beschreibung der gemeinsamen Themen und 2–3 typische Zitate.

Achten Sie auf das Kontextfenster der KI. LLMs haben eine begrenzte Kontextkapazität, das heißt, sie können nur eine bestimmte Menge an Text gleichzeitig verarbeiten. Wenn Sie viele Interviews gleichzeitig analysieren möchten, müssen Sie das Material ggf. portionieren oder mit einem Tool arbeiten, das speziell auf große Textmengen ausgerichtet ist. Andernfalls riskieren Sie, dass die KI nur Teile des Materials berücksichtigt oder wichtige Passagen übersieht, ohne es Ihnen mitzuteilen.

11.5.1 Visualisierungen ohne und mit KI

Traditionell werden Beziehungen zwischen Kategorien oft durch Diagramme und Modelle veranschaulicht. Ohne KI-Unterstützung erstellt die Forschende beispielsweise „Konzeptmappings": Dabei werden Kategorien auf Kärtchen geschrieben und per Linien nach inhaltlicher Nähe verbunden. Auch viele QDA-Programme besitzen Funktionen zur Visualisierung. Die Visualisierung reicht von einfachen Kodebäumen über Wolkendiagramme bis hin zu komplexen Netzwerken. Solche Ausgaben müssen interpretiert werden: Eine enge Verbindung zweier Kodes in einem Netzwerk kann z. B. bedeuten, dass sie inhaltlich bedingt miteinander auftreten, oder es könnte auf eine übergreifende latente Dimension hindeuten, die beide umfasst.

Aktuelle KI-Tools eröffnen zunehmend neue Möglichkeiten für Visualisierungen in der qualitativen Forschung, insbesondere durch Anwendungen wie NotebookLM. Anders als klassische QDA-Software sind diese Systeme nicht nur auf die nachträgliche Interpretation bestehender Visualisierungen beschränkt, sondern ermöglichen auch die Generierung neuer Darstellungsformen direkt aus Textmaterial. So können beispielsweise Zusammenhänge aus Interviews automatisch in strukturierte Übersichten, thematische Cluster oder sogar visuelle Formate wie Diagramme oder Skizzen überführt werden. Darüber hinaus wird es zunehmend möglich, abstrakte Inhalte durch KI-generierte Bilder oder konzeptionelle Darstellungen zu visualisieren, was neue Zugänge zur Interpretation komplexer Daten eröffnet. Gleichzeitig bleibt zu beachten, dass solche Visualisierungen auf probabilistischen Modellen beruhen und daher Zusammenhänge überbetonen, vereinfachen oder verzerren können. Visualisierungen sollten daher weiterhin als heuristische Werkzeuge verstanden werden, die den Analyseprozess unterstützen, jedoch nicht ersetzen. Die interpretative Einordnung und theoretische Verdichtung bleibt eine zentrale Aufgabe der Forschenden.

11.5.2 Reflexionsfragen

Auch nach einer tiefer gehenden Analyse der Daten kann der Prozess kritisch hinterfragt werden, um die Qualität der Analyse weiter zu steigern. Hierbei können folgende Fragen unterstützen:

- Haben Sie ausgewertet, welche Kodes häufig gemeinsam auftreten, und überlegt, was das bedeuten kann (z. B. *Symptom und Ursache*, *Teil des gleichen Phänomens* etc.)?
- Könnten manche Kodezusammenhänge zufällig oder durch externe Faktoren bedingt sein (z. B. alle urbanen Teilnehmenden erwähnen X und Y zusammen, weil spezifischer Kontext)?
- Wurden Diagramme/Netzwerke der Kodes erstellt und systematisch auf Cluster, zentrale Themen oder isolierte Kodes hin untersucht?
- Falls KI zur Mustererkennung eingesetzt wurde: Haben Sie die Ausgaben der KI mit den Originaldaten gegengelesen und auf Plausibilität geprüft? Insbesondere bei unerwarteten KI-Hinweisen: Finden sich wirklich Belege im Material dafür?

- Haben Sie darauf geachtet, nicht nur die am häufigsten ko-auftretenden Kodes zu beachten, sondern auch seltene, aber inhaltlich wichtige Verbindungen? (Manchmal liefern seltene Kombinationen neue Einblicke, die populäre Muster übersehen.)
- Überlegen Sie bereits in dieser Phase, wie gefundene Muster in bestehende Theorien passen könnten? (z. B. stimmen unsere Kodezusammenhänge mit in der Literatur beschriebenen Zusammenhängen überein oder widersprechen sie diesen?)

11.6 Gruppenvergleiche und Subgruppenanalyse

In der qualitativen Forschung kann es interessant sein, zu untersuchen, wie unterschiedliche Gruppen bestimmte Phänomene erleben oder beschreiben. Daher umfasst die Ergebnisinterpretation häufig auch Gruppenvergleiche: etwa die Gegenüberstellung der Antworten von Männern und Frauen und diversen Personen, von jüngeren und älteren Teilnehmenden, verschiedenen Berufsgruppen oder anderen Subgruppen im Datensatz. Ziel ist es, zu erkennen, ob es intersubjektive Unterschiede gibt und welche intrasubjektiven Muster innerhalb einer Gruppe konsistent auftreten. Beispielsweise könnte man fragen: Ergeben sich für Gruppe A andere Hauptthemen als für Gruppe B? Oder deuten die Daten darauf hin, dass innerhalb der Gruppe C bestimmte gemeinsame Erfahrungen gemacht wurden, die gruppenübergreifend so nicht vorkommen?

Manuelle Vorgehensweise

Klassisch werden hierfür die Daten zunächst nach Gruppen sortiert (etwa alle Interviews von Gruppe A getrennt von denen der Gruppe B analysieren). Man erstellt pro Subgruppe Kodezusammenfassungen oder Themenlisten und vergleicht diese dann: Welche Kodes sind nur in Gruppe A prominent, welche nur in Gruppe B? Wo liegen Gemeinsamkeiten? Visuell können Matrixkodierungen (z. B. Kode auf Zeilen, Gruppe auf Spalten, mit Häufigkeiten) oder Übersichten je Fall hilfreich sein. Die Herausforderung besteht darin, die Balance zwischen gruppeninternen Mustern und individuellen Ausnahmen zu halten: Nicht jede Person einer Gruppe passt ins Schema. Daher müssen Forschende aufmerksam für abweichende Fälle sein, um Stereotype oder vorschnelle Verallgemeinerungen zu vermeiden.

KI-basierte Unterstützung

KI-Tools können diese Vergleiche beschleunigen, indem sie große Mengen an Text nach Unterschieden durchsuchen. So könnte man eine KI zwei gruppenspezifische Datensätze gegenüberstellen lassen.

Beispiel-Prompt

Du bist eine erfahrene qualitative Forscherin. Bitte analysiere die folgenden Interviewausschnitte. Gruppe A besteht aus [Beschreibung der Gruppe, z. B. Nachwuchswissenschaftler:innen], Gruppe B aus [Beschreibung, z. B. Senior-Forschenden]. Vergleiche die Aussagen der beiden Gruppen zu den folgenden Kategorien: [z. B. Erwartungen an KI, Bedenken, bisherige Nutzungserfahrungen]. Welche zentralen Unterschiede und Gemeinsamkeiten lassen sich identifizieren? Bitte liste pro Kategorie die Gemeinsamkeiten und Unterschiede stichpunktartig auf und gib ein kurzes Fazit, in dem du zusammenfasst, worin sich die beiden Gruppen insgesamt am stärksten unterscheiden.

Die KI wird dann für jede Gruppe typische Stichworte und Aussagen aufzählen. Insbesondere bei sehr umfangreichen Textmengen kann dies hilfreich sein, um erste Anhaltspunkte für Differenzen zu erhalten. Ein anderer Ansatz ist, KI zunächst separat Zusammenfassungen pro Gruppe erstellen zu lassen (z. B. „Fasse alle Antworten der Frauen zusammen" vs. „... der Männer") und diese Zusammenfassungen anschließend zu vergleichen.

KI kann möglicherweise Vergleiche effizienter machen, die Interpretation der Ursachen für gefundene Unterschiede liegt jedoch weiterhin beim Forschungsteam. Warum spricht Gruppe A häufig über Thema X, Gruppe B aber kaum? Liegt es an realen Unterschieden in ihren Lebenslagen oder an Stichprobenartefakten oder daran, dass KI etwas falsch verstanden hat? Solche Fragen müssen durch theoretisches Wissen und erneute Datendurchsicht durch Forschende beantwortet werden. KI liefert also auch hier eher deskriptive Differenzinformationen. Die Erklärung und Einordnung dieser gefundenen Unterschiede erfordert menschliche Expertise.

11.7 Interpretation und theoretische Einbindung

Nachdem die empirischen Befunde herausgearbeitet sind, steht der wohl anspruchsvollste Schritt der qualitativen Inhaltsanalyse an: die Interpretation im Hinblick auf Theorie und Forschungsliteratur. Forschende müssen einordnen, was die erfassten Ergebnisse bedeuten können. Der Übergang vom Befund zur Deutung erfordert kreative Abstraktion und gründliche Kenntnis des Forschungsfeldes. Hier entscheidet sich, welche Schlüsse man aus den Daten zieht, welche Erzählung sie letztlich stützen und wie sie in bestehende wissenschaftliche Debatten passen.

In dieser Phase können Theorien herangezogen werden, um die Muster in den Daten zu erklären, oder es wird sogar eine neue Theorie entwickelt. Die leitende Frage lautet: Passt das, was gefunden wurde, zu dem, was bereits bekannt oder postuliert ist? Oder deuten die Ergebnisse eventuell auf etwas völlig Neues hin? Traditionell sichten Forschende dazu die relevante Literatur, vergleichen Konzepte, prüfen alternative Erklärungsansätze und verorten ihre Ergebnisse in diesem theoretischen Rahmen.

Mit Aufkommen von KI-Tools stellt sich nun die Frage, ob und wie Maschinen bei dieser intellektuellen Leistung unterstützen können. KI-gestützte Werkzeuge könnten eine neue Dimension in der Theoriebildung eröffnen. KI kann etwa helfen, konzeptionelle Lücken aufzudecken oder ungewöhnliche Verbindungen zwischen Konzepten aufzuzeigen, auf die Forschende nicht sofort gekommen wären. Ein Beispiel wäre, eine KI mit den Resultaten oder Schlüsselzitaten zu füttern und zu fragen: „Welche Theorien oder Modelle könnten diese Muster erklären?". Ein

KI-Tool, trainiert auf tausende Publikationen, könnte daraufhin z. B. antworten: „Dies erinnert an die Theorie Y, die in Situation Z ähnliche Phänomene beschreibt."

Ein Risiko beim Einsatz von KI als „Theorielieferant" ist die Gefahr von Halluzinationen und Scheinquellen. LLMs neigen dazu, sehr überzeugend klingende, aber mitunter erfundene Informationen zu präsentieren. So könnten sie beispielsweise eine nicht existente Theorie konstruieren oder falsche Zitate generieren, wenn sie keine passende tatsächliche Theorie kennen. Daher ist die Quellenprüfung hier essenziell. Jede von der KI vorgeschlagene theoretische Referenz muss überprüft werden (Existiert diese Publikation/Theorie tatsächlich? Passt der Inhalt wirklich?). Zudem sollte man vorsichtig sein, die KI nicht als eine Art Orakel zu behandeln. Sie kann auf mögliche Theoriepfade hinweisen, doch ob diese Pfade einschlägig sind, müssen die Forschenden selbst herausfinden.

Theoriedialog mit KI kann auch bedeuten, die KI als „Sparringspartnerin" für die eigene Interpretation zu nutzen. Man könnte der KI etwa die eigene vorläufige Interpretation erläutern und fragen: „Wo siehst du Schwachstellen oder alternative Erklärungen?". Ein solches Vorgehen kann ähnlich wie ein Diskurs mit einem:einer Kolleg:in neue Einsichten fördern. Allerdings muss im Kopf behalten werden, dass die KI kein echtes inhaltliches Verständnis hat. Sie generiert lediglich textliche Wahrscheinlichkeiten auf Basis ihres Trainingswissens und gibt dann aufgrund von Wahrscheinlichkeitsrechnung eine Antwort.

11.8 Reflexionsfragen

Nach einer Interpretation der Daten können weitere Reflexionsfragen helfen, die eigene Interpretation zu hinterfragen:

- **Welchen Einfluss hatten meine Vorannahmen auf die Interpretation?**
  Hinterfragen Sie, ob Sie möglicherweise unbewusst bevorzugte Theorien oder Erklärungen „sehen wollten". Hat die KI vielleicht alternative Deutungen aufgezeigt, die zunächst ungewohnt waren?
- **Wurde die Literaturbasis ausreichend berücksichtigt?**
  Haben Sie relevante Theorien und Studien in die Interpretation einbezogen, bevor Sie Schlussfolgerungen gezogen haben? (Die KI kann hier unterstützen, ersetzt aber keine eigene Literaturrecherche.)
- **Wie gehen Sie mit von der KI vorgeschlagenen Theorien oder Quellen um?**
  Prüfen Sie jede Empfehlung der KI: Ist die Quelle real und vertrauenswürdig? Passt das Konzept tatsächlich zu Ihren Daten?
- **Stimmt Ihre Interpretation mit den Datenzitaten überein?**
  Für jede zentrale Deutung sollten ein oder mehrere Originalzitate als Beleg herangezogen werden. Hier kann die KI helfen, passende Zitate zu finden. Aber stellen Sie sicher, dass sie korrekt und nicht aus dem Zusammenhang gerissen sind.
- **Ist Ihre Deutung überzeugend und transparent dargestellt?**
  Könnte eine externe Person nachvollziehen, wie Sie von den kodierten Daten zu dieser Interpretation gelangt sind?

11.9 Review durch KI

Ein innovativer Ansatz in der Ergebnisinterpretation könnte der Einsatz von KI als eine Art „Reviewinstanz" sein. Dabei übernehmen KI-Modelle die Rolle einer fiktiven Reviewerin oder einer Dozentin. Sie evaluieren die eigenen Analyseergebnisse kritisch, prüfen deren Konsistenz mit dem Material, hinterfragen die interpretative Tiefe und geben Feedback zu möglichen blinden Flecken, fehlenden Aspekten oder übersehenen Perspektiven.

Der besondere Wert dieses Ansatzes liegt darin, dass Forschende sich selbst aus der Position der alleinigen Bewertenden oder aus der Interpretationsgruppe herauslösen und eine zusätzliche Reflexionsebene schaffen. Gerade in Qualifikationsarbeiten oder Einzelprojekten, wo keine größeren Forschungs- oder Reflexionsgruppen zur Verfügung stehen, kann dies ein wichtiges Werkzeug sein, um die Qualität der Ergebnisinterpretation zu sichern.

Der Reviewprozess durch KI lässt sich als ein dreistufiger Ablauf verstehen, der Forschenden hilft, ihre eigenen Analyseergebnisse kritisch zu reflektieren und zu vertiefen.

11

1. **Vorbereitung**
   Im ersten Schritt erfolgt die Vorbereitung. Die Forschenden stellen ihre bisherigen Analyseergebnisse zusammen, beispielsweise in Form von Kodezusammenfassungen, interpretativen Memos oder ersten Entwürfen der Ergebnisdarstellung. Dabei ist es wichtig, dass diese Materialien nicht nur die zusammengefassten Inhalte der Daten enthalten, sondern auch die analytischen Überlegungen und Deutungen, die bisher daraus abgeleitet wurden. Nur so kann die KI später gezielt auf inhaltliche Tiefe, Kohärenz und mögliche Leerstellen eingehen.
2. **Prompting**
   Der zweite Schritt besteht in der Einbettung dieser Materialien in einen Prompt. Der Prompt legt fest, in welcher Rolle die KI agieren soll (beispielsweise als Reviewerin, Dozentin oder Gutachterin) und gibt ihr eine klare Aufgabenstellung. Gleichzeitig muss der Kontext der Studie erläutert werden: Welche Art von Daten wurde erhoben, was war die Forschungsfrage, welche Methoden kamen zum Einsatz? Durch diese Kontextualisierung wird sichergestellt, dass die KI nicht rein formal, sondern inhaltlich passend antworten kann.
3. **Analyse**
   Im dritten Schritt werden die Antworten der KI analysiert. Die Forschenden lesen die von der KI gelieferten Rückmeldungen sorgfältig und prüfen kritisch, welche Hinweise sinnvoll und relevant sind. Dabei ist zu betonen, dass die KI keine abschließenden Bewertungen liefert und auch nicht die Rolle einer menschlichen Expertin übernimmt. Sie generiert Impulse, stellt Fragen, zeigt mögliche Widersprüche oder Leerstellen auf. Die Verantwortung für die Interpretation, Bewertung und Integration dieser Hinweise bleibt aber immer bei den Forschenden selbst. Auf diese Weise kann die KI eine zusätzliche Reflexions- und Qualitätsebene eröffnen, die die eigene analytische Arbeit bereichert, ohne sie zu ersetzen.

***Beispiel-Prompt 1: Konsistenz und Passung prüfen** Du bist Reviewerin für eine qualitative Forschungsarbeit. Ich habe eine Interviewstudie zum Einsatz von KI in der Forschung durchgeführt. Hier sind meine Ergebnisse und Zusammenfassungen: [Text einfügen]. Bitte überprüfe: (1) ob die Interpretation konsistent mit den beschriebenen Befunden ist, (2) ob die Interpretationen aus den Befunden abgeleitet werden oder darüber hinausgehen, und (3) ob wichtige Aspekte im Material übersehen worden sein könnten.*

***Beispiel-Prompt 2: Interpretative Tiefe hinterfragen:** Du bist eine erfahrene Dozentin für qualitative Forschung. Ich stelle dir hier meine Ergebnisinterpretation vor: [Text einfügen]. Bitte gib mir Feedback dazu, ob meine Deutungen ausreichend tief gehen, ob ich theoretische Perspektiven stärker einbeziehen könnte und wo ich eventuell zu deskriptiv bleibe.*

***Beispiel-Prompt 3: Widersprüche und blinde Flecken identifizieren:** Du bist eine kritische Gutachterin für eine qualitative Masterarbeit. Lies bitte meine Ergebnisse: [Text einfügen]. Gibt es Widersprüche, blinde Flecken oder Themen, die ich stärker berücksichtigen sollte? Bitte liste konkrete Hinweise auf.*

Damit der Einsatz von KI als Reviewinstanz sinnvoll und gewinnbringend ist, sollten Forschende einige zentrale Punkte beachten. Zunächst ist es wichtig, den Kontext präzise anzugeben. Je besser die KI über das Studiendesign, die Forschungsfrage und die eingesetzten Methoden informiert ist, desto gezielter und relevanter fällt ihr Feedback aus. Ebenso entscheidend ist eine klare Aufgabenstellung: Forschende sollten der KI eine eindeutige Rolle zuweisen, damit die Rückmeldungen inhaltlich und formal auf den gewünschten Fokus abgestimmt sind. Gleichzeitig gilt, dass die Vorschläge der KI niemals automatisch übernommen werden sollten. Sie sind als Impulse und Anregungen zu verstehen, die kritisch geprüft, reflektiert und gegebenenfalls ins eigene Verständnis integriert werden müssen. Schließlich ist es unerlässlich, Transparenz zu wahren. In der Dokumentation der Analyse sollte der Einsatz der KI als Reflexionsinstrument offengelegt werden, und es sollte beschrieben werden, in welcher Form die KI Einfluss auf die Ergebnisse hatte. Nur so bleibt der Analyseprozess nachvollziehbar und wissenschaftlich verantwortungsvoll gestaltet.

Der KI-gestützte Review eröffnet qualitative Analysen für eine zusätzliche Reflexionsebene, die insbesondere in Einzelprojekten eine wertvolle Ergänzung darstellen kann. Er ersetzt weder die eigene interpretative Arbeit noch eine Diskussion mit Kolleg:innen, kann aber dazu beitragen, blinde Flecken zu reduzieren, die Konsistenz zu erhöhen und die Qualität der Deutungen zu verbessern.

11.10 Grenzen und Potenziale beim Einsatz von KI in der Ergebnisinterpretation

Auf der einen Seite eröffnen sich neue Potenziale beim Einsatz von KI in der Ergebnisinterpretation. LLMs können Forschende dabei unterstützen, komplexe Datenmengen zu strukturieren, Muster und Querverbindungen sichtbar zu machen und auf bislang übersehene Zusammenhänge hinzuweisen. Gerade bei umfangreichen Datensätzen, in denen hunderte Seiten an Interviewtranskripten vorliegen, könnten automatisierte Vorschläge zur Bündelung oder Kategorisierung einen erheblichen Effizienzgewinn darstellen. Zudem sind LLMs in der Lage, Texte in verschiedenen Sprachen zu verarbeiten und so internationale Vergleichsstudien oder multilinguale Forschungssettings zu erleichtern. Forschende erhalten damit Werkzeuge, die nicht nur Arbeitszeit einsparen, sondern auch kreative Impulse für die theoretische Einbettung liefern können, z. B., wenn die KI alternative Interpretationsrichtungen vorschlägt oder auf thematische Parallelen zur bestehenden Literatur verweist.

11 Gleichzeitig sind die Grenzen dieser Verfahren deutlich vorhanden. LLMs verfügen über kein eigenes Textverständnis, sondern generieren Vorschläge auf Basis statistischer Wahrscheinlichkeiten. Dadurch neigen sie zur Vereinfachung und können die feinen Nuancen, die in qualitativen Daten oft entscheidend sind, übersehen. Besonders problematisch ist die Tendenz zur „Halluzination". Auch bei der Ergebnisinterpretation besteht das Risiko, dass eine KI Zusammenhänge konstruiert, die sich im Material gar nicht finden lassen, oder theoretische Bezugnahmen vorschlägt, die inhaltlich nicht belastbar sind. Ein weiteres Problem betrifft die Kontextsensitivität: Während menschliche Forschende ihre Interpretation immer in Bezug auf die Forschungsfrage, das Setting und den theoretischen Rahmen reflektieren, bleibt die KI in vielen Fällen auf den eingegebenen Text beschränkt und verliert den größeren Zusammenhang leicht aus dem Blick.

Vor diesem Hintergrund sollten LLMs in der Ergebnisinterpretation nicht als Ersatz, sondern als ergänzendes Werkzeug verstanden werden. Ein guter Weg ist es, eigene interpretative Arbeitsschritte zunächst unabhängig durchzuführen und erst anschließend die KI einzubinden. Auf diese Weise kann ein LLM blinde Flecken oder alternative Deutungen aufzeigen, während Forscher:innen weiterhin die Verantwortung für die wissenschaftliche Interpretation tragen. Transparenz ist hier ein entscheidendes Kriterium. Es muss klar dokumentiert werden, an welchen Stellen die KI in den Analyseprozess einbezogen wurde und welchen Einfluss ihre Ausgaben auf die finalen Ergebnisse hatten. Damit wird verhindert, dass Interpretationen intransparent vermischt werden oder die Nachvollziehbarkeit verloren geht.

11.11 Fazit

Abschließend lassen sich zentrale Erkenntnisse und Empfehlungen für den KI-Einsatz in der Phase der Ergebnisinterpretation zusammenfassen. Die Interpretation der Daten nach dem Kodieren ist der Kern dessen, was qualitative Forschung ausmacht: Die:der Forschende formt aktiv Sinn und Narrative aus den Daten. KI-Tools ändern daran nichts Grundsätzliches, können jedoch einige Zwischenschritte erleichtern oder unterstützen. KI-gestützte Zusammenfassungen sind nützlich, aber sie müssen genau geprüft werden. Sie eignen sich für einen schnellen Überblick, dürfen aber nicht ungefiltert übernommen werden, da sie oft oberflächlich und kontextblind bleiben. Gleichzeitig könnten schnelle Überblicke auch die tiefer gehende Analyse danach so beeinflussen, dass keine eigenständige und unvoreingenommene Analyse möglich ist. KI kann bei der Verknüpfung von Kategorien und der Mustererkennung assistieren, indem sie große Datenmengen nach Häufigkeiten und Kodikurrenz scannt. Die eigentliche Interpretation dieser Muster (und das Erkennen von Ausnahmen) verlangt jedoch weiterhin ein menschliches Urteil. KI-Gruppenvergleiche können den Forschungsprozess beschleunigen, doch gerade hier ist Vorsicht geboten, um Verzerrungen zu vermeiden und keine wichtigen Minderheitsstimmen zu verlieren. KI im Bereich der theoretischen Einbindung bietet interessante Funktionen (Literaturvorschläge, Hypothesentests), aber auch hier gilt: KI liefert Anregungen, die Validierung und Einordnung ins Theoriegefüge ist Aufgabe der Forschenden.

11.12 Checkliste für den Praxisgebrauch

- **Zielsetzung klären:** Definieren Sie klar, wofür KI im Analyseprozess eingesetzt werden soll (z. B. Erstellung von Zusammenfassungen, Mustersuche, Ideengeber für Theorie) und wo bewusst keine KI genutzt wird (z. B. endgültige Interpretation formulieren).
- **Daten vorbereiten:** Schützen Sie Vertraulichkeit! Nutzen Sie nach Möglichkeit lokale Modelle statt cloudbasierter Modelle. Teilen Sie Interviewdaten nur mit Cloud-Anbietern, wenn es für Ihre Daten erlaubt ist, und nur im nötigen Umfang (Segment statt gesamtes Interview).
- **KI-Ausgaben immer reflektieren und evaluieren:** Behandeln Sie KI-Ausgaben als vorläufige Hypothesen. Prüfen Sie jede KI-Ausgabe gegen die Originaldaten oder durch alternative Prompts/Modelle.
- **Diversität der Modelle:** Ziehen Sie in Betracht, mehr als ein KI-System einzusetzen. Vergleichen Sie KI-Ausgaben, um modellbedingte Verzerrungen zu erkennen. Wenn zwei Modelle Ähnliches liefern, erhöht das die Zuversicht, bei starken Unterschieden ist Vorsicht geboten.
- **Bias beobachten:** Seien Sie wachsam für Anzeichen von KI-Bias. Falls KI z. B. stereotype Aussagen generiert, stellen Sie bewusst Gegenfragen („Gibt es auch gegenteilige Beispiele?“). Schulen Sie sich selbst in typischen KI-Fehlern, um sie im eigenen Projekt zu erkennen.
- **Dokumentation und Transparenz:** Halten Sie schriftlich fest, wann Sie KI wie eingesetzt haben, inklusive Beispiele von Prompts und Antworten. Diese Dokumentation gehört in den Methodenteil oder Anhang der Arbeit. So stellen Sie Transparenz her und ermöglichen anderen, Ihre Ergebnisse nachzuvollziehen und einzuordnen.

Literaturempfehlungen

Kuckartz, U. (2024). Qualitative Inhaltsanalyse. Methoden, Praxis, Umsetzung mit Software und künstlicher Intelligenz (4. Aufl.). Beltz Juventa.

Dieses Werk ist besonders geeignet, weil es die inhaltlich-strukturierende Auswertung qualitativer Daten systematisch darstellt. Es bietet ein praxisnahes Vorgehen, um Kategorien zu entwickeln und Ergebnisse nachvollziehbar zu interpretieren.

Flick, U. (2022). Qualitative Sozialforschung. Eine Einführung (9. Aufl.). Rowohlt.

Flick vermittelt einen breiten Überblick über qualitative Ansätze und legt besonderen Wert auf die Verbindung zwischen Datenerhebung und Interpretation. Für die Ergebnisdarstellung sind die praxisnahen Hinweise zur Validierung und Reflexivität hilfreich.

Schreier, M. (2012). Qualitative Content Analysis in Practice. SAGE.

Dieses englischsprachige Buch ist eine fundierte Ergänzung, da es praxisorientiert zeigt, wie qualitative Inhaltsanalyse im Forschungsalltag umgesetzt wird. Der Fokus liegt stark auf der Ergebnisinterpretation und deren Transparenz.

11

Literatur

Braun, V., & Clarke, V. (2022). *Thematic analysis: A practical guide*. SAGE.

Kuckartz, U., & Rädiker, S. (2019). *Analyzing qualitative data with MAXQDA: Text, audio, and video*. Springer International Publishing. https://doi.org/10.1007/978-3-030-15671-8

Kuckartz, U., & Rädiker, S. (2024). *Qualitative Inhaltsanalyse. Methoden, Praxis, Umsetzung mit Software und künstlicher Intelligenz* (6. Aufl.). Juventa Verlag.

MAXQDA – Distribution by VERBI GmbH. (2025, Juli 11). AI assist. *FAQ*. https://help.maxqda.com/en/support/solutions/folders/80000718353. Zugegriffen am 03.04.2026.

Mayring, P. (2022). *Qualitative Inhaltsanalyse: Grundlagen und Techniken* (13., überarb. Aufl.). Beltz.

Einsatz von KI bei der Ergebnisdarstellung in qualitativen Studien

Inhaltsverzeichnis

C. Kempny et al., *KI in der qualitativen Forschung*, https://doi.org/10.1007/978-3-662-73089-8_12

12.1 Lernziele

- Lernen, wie KI-Tools den Schreibprozess bei der Ergebnisdarstellung unterstützen können z. B. durch Formulierungshilfen, sprachliche Glättung oder Vorschläge für Übergänge.
- Erkennen, wie KI-Tools als Reviewerin eingesetzt werden können, um Logik, Verständlichkeit und Bezug zur Forschungsfrage zu prüfen.

12.2 Einleitung

Die Ergebnisdarstellung in der qualitativen Inhaltsanalyse nach Kuckartz folgt einem klaren strukturellen Aufbau. Der Ergebnisbericht orientiert sich typischerweise an den Forschungsfragen und gliedert sich nach den entwickelten Kategorien. Das bedeutet, dass die Präsentation der Ergebnisse entlang der im Analyseprozess entstandenen Kategorisierung erfolgt. Bei der strukturierenden qualitativen Inhaltsanalyse nach Kuckartz werden drei Basisformen unterschieden: die inhaltlich-strukturierende, die evaluative und die typenbildende Variante. Jede dieser Formen erfordert eine spezifische Herangehensweise bei der Ergebnisdarstellung, orientiert an ihrem jeweiligen Erkenntnisinteresse. So stehen bei der inhaltlich-strukturierenden Variante thematische Strukturen im Vordergrund, bei der evaluativen Variante Bewertungen und Klassifizierungen und bei der typenbildenden Variante die Herausarbeitung von Typologien aus dem Datenmaterial (Kuckartz & Rädiker, 2024).

Die kategorienbasierte Auswertung bildet das Herzstück der Ergebnisdarstellung. Dabei werden die kodierten Aussagen zu einem Thema zusammenfassend beschrieben und auffällige Muster, Gemeinsamkeiten und Unterschiede werden hervorgehoben. Die Darstellung erfolgt entlang der Hauptkategorien: Für jede Hauptkategorie werden die Kernaussagen der Kategorie dargelegt, prägende Inhalte beschrieben und unterschiedliche Ausprägungen innerhalb der Kategorie erläutert (Kuckartz & Rädiker, 2024).

Es geht dabei nicht um eine einfache Wiederholung der im Datenmaterial gefundenen Aussagen. Stattdessen sollten die Inhalte verdichtet, gewichtet und auf einer höheren analytischen Abstraktionsebene präsentiert werden. Nur so entsteht aus der Fülle von Einzelinformationen ein wissenschaftlich gehaltvoller Gesamtbefund, an den angeknüpft und der weiter diskutiert werden kann. Die Ergebnisdarstellung soll wissenschaftlich fundiert und gleichzeitig gut lesbar sein. Die Ergebnisse sollten in Form eines zusammenhängenden Textes präsentiert werden, der einen roten Faden erkennbar macht. Die Inhalte sind in einen narrativen Zusammenhang gebracht, der die Lesenden durch die Ergebnisse führt. Oberflächliche Auflistungen (z. B. „Kategorie A enthält 5 Unterkategorien.") sind zu vermeiden. Statt starrer Aufzählungen sollen die Resultate inhaltlich verknüpft und erläutert werden, um Tiefe und Bedeutung zu vermitteln. Die Beschreibung der Ergebnisse sollte auf einer angemessenen Abstraktionsebene erfolgen. Anstatt wörtlicher Zitate unverbunden aneinanderzureihen, werden Erkenntnisse abstrahiert und in ihren Bedeutungen erläutert. Die

Sprache ist dabei sachlich und präzise, ohne umgangssprachliche Ausdrücke. Jedes Ergebnis ist klar auf die ursprüngliche Forschungsfrage bzw. die Unterfragestellungen bezogen. Dadurch wird deutlich, welcher Befund welche Frage beantwortet. Irrelevante Ergebnisse, die nicht zur Fragestellung beitragen, sollten entweder weggelassen oder ausdrücklich als Nebenbefund gekennzeichnet werden. Neben diesen Punkten kann es sinnvoll sein, die Lesenden zunächst mit einem Überblick über die wichtigsten Ergebnisse vertraut zu machen, bevor ins Detail gegangen wird. Beispielsweise kann am Anfang des Ergebniskapitels ein kurzer Abriss der Hauptergebnisse gegeben werden, gefolgt von der detaillierten Darstellung pro Kategorie bzw. pro Fragestellung. Dieses Vorgehen hilft den Lesenden, die Struktur der Ergebnisse zu verstehen.

12.2.1 Visualisierung und Darstellungsformen

Qualitative Ergebnisse lassen sich häufig durch Grafiken und Tabellen sinnvoll ergänzen. Beispielsweise können Netzwerkdiagramme die Zusammenhänge zwischen Kategorien verdeutlichen, Kodematrizen die Verteilung von Kategorien über Fälle hinweg abbilden oder Abbildungen das entwickelte Kategoriensystem visualisieren. Tabellen können genutzt werden, um Zitatbeispiele übersichtlich darzustellen (etwa welche Zitate typisch für bestimmte Subkategorien sind).

Wichtig bei allen Visualisierungen ist, dass sie immer im Dienst der Forschungsfrage stehen. Jede Abbildung und jede Tabelle sollte eine klare Botschaft haben, die in engem Bezug zur Fragestellung und den textlichen Ausführungen steht. Zudem müssen Visualisierungen im Text erläutert und interpretiert werden. Eine Visualisierung ersetzt nicht die Beschreibung, sondern ergänzt sie. Schließlich ist darauf zu achten, dass Darstellungen objektiv bleiben: Sie sollen die Daten veranschaulichen, ohne dabei fehlleitende Eindrücke zu erwecken.

12.3 KI-Unterstützung bei der Ergebnisdarstellung

KI-Tools können Formulierungshilfen für wissenschaftliche Texte sein. Gerade in der Abschlussphase, wenn es darum geht, die gewonnenen Erkenntnisse elegant und prägnant zu Papier zu bringen, bieten sich LLMs als sprachliche Helferinnen an. Einige Anwendungsszenarien:

- **Ideenfindung und Strukturierung**: Wenn man beim Formulieren ins Stocken gerät, kann KI als kreative Impulsgeberin dienen. Beispielsweise kann ein Prompt wie *„Nenne mir 5 unterschiedliche Arten, wie ich die Ergebnisse meiner Studie einleiten könnte.“* neue Ansätze aufzeigen.
- **Sprachliche Glättung**: KI ist sehr gut darin, komplizierte Sätze umzuformulieren, ohne den Inhalt zu verändern. Dadurch lässt sich die Verständlichkeit des Textes erhöhen. Insbesondere für nicht muttersprachliche Autor:innen kann KI helfen, einen idiomatisch korrekten, wissenschaftlichen Ton zu treffen.

- **Präzision und Kürze**: Wenn Textstellen zu langatmig oder redundant wirken, kann KI helfen, diese prägnanter zu formulieren. Ein Prompt könnte lauten: *„Formuliere den folgenden Absatz prägnanter, ohne inhaltliche Details zu verlieren.“*.

Gerade für weniger erfahrene Schreibende sind wissenschaftliche Formulierungen oft eine Herausforderung. KI kann hier als eine Art virtuelle Schreibtrainerin agieren. Beispielsweise lassen sich umgangssprachliche Formulierungen durch einen KI-Check aufspüren und in wissenschaftliche Sprache überführen.

- **Objektivität in der Sprache**: Subjektive Wendungen wie „Ich denke“ oder „Meiner Meinung nach“ können von der KI in objektivere Formulierungen übertragen werden, z. B. „Die Ergebnisse lassen darauf schließen, dass …“. So bleibt der Fokus auf den Daten und nicht auf der Person der Forschenden.
- **Struktur und Übergänge**: KI kann Vorschläge liefern, wie man Absätze logisch miteinander verbindet. Etwa könnte ein Prompt sein: *„Gib mir einen Satz, der einen fließenden Übergang vom Ergebnis A zur Diskussion dieser Ergebnisse herstellt.“*.
- **Variabilität im Ausdruck**: Wiederholungen derselben Phrasen werden von Lesenden als störend empfunden. KI kann hier helfen, Variationen zu finden. Statt immer zu schreiben „zeigen die Ergebnisse“, könnte man sagen „deuten die Befunde darauf hin“ oder „es wurde festgestellt“ usw.

12.4 Praktische Anwendung

Für den Einsatz von KI in der Ergebniserstellung empfehlen die Autor:innen, in mehreren aufeinander abgestimmten Schritten vorzugehen. Dieses Vorgehen verfolgt zwei zentrale Ziele: Zum einen wird die eigene Schreibkompetenz gezielt geschult und weiterentwickelt, zum anderen wird der Gedankengang der Analyse auch während des Schreibens aktiv genutzt und reflektiert. So bleibt die Ergebnisdarstellung nicht nur ein Produkt technischer Unterstützung, sondern ein Prozess wissenschaftlicher Auseinandersetzung. Ein sinnvoller Ablauf gliedert sich in vier Schritte.

Schritt 1: Zunächst erfolgt die Rohtexterstellung. Hierbei verfassen die Forschenden einen eigenen Entwurf der Ergebnisdarstellung, der alle relevanten Punkte umfasst. Dieser erste Text bildet die Grundlage für alle weiteren Arbeitsschritte. Er ermöglicht es, dass die Forschenden ihre eigenen Gedanken zu Struktur, Gewichtung und Formulierung der Ergebnisse entwickeln und festhalten.

Schritt 2: Im zweiten Schritt wird die KI-Überarbeitung eingesetzt. Der zuvor erstellte Text wird entweder absatzweise oder im Ganzen einer KI vorgelegt. Dabei sollten die Forschenden der KI klare Anweisungen geben, zum Beispiel: „Bitte überprüfe den folgenden Absatz auf akademischen Schreibstil und schlage Verbesserungen vor.“ oder „Formuliere diesen Abschnitt verständlicher, ohne den fachlichen Gehalt zu verändern.“ Auf diese Weise dient die KI als sprachliche Assistenz, die helfen kann, Formulierungen zu glätten, Argumentationsstrukturen zu verbessern und gegebenenfalls Wiederholungen zu vermeiden.

Schritt 3: Der dritte Schritt umfasst die iterative Verbesserung. Die von der KI ausgegebenen Vorschläge werden von den Forschenden sorgfältig geprüft und bei

Bedarf manuell angepasst. Gegebenenfalls werden auch weitere KI-Durchläufe durchgeführt, um einzelne Sätze oder Passagen gezielt zu verfeinern. Dabei sollte die KI jedoch nie „einfach alle Arbeitsschritte übernehmen", sondern immer gezielt als Werkzeug zur Verbesserung spezifischer Aspekte eingesetzt werden.

Schritt 4: Am Ende steht die menschliche Kontrolle. Die finale Version der Ergebnisdarstellung muss immer durch die Forschenden kritisch überprüft werden. Alle von der KI vorgeschlagenen Änderungen sind inhaltlich und fachlich zu reflektieren, um sicherzustellen, dass die Darstellung den wissenschaftlichen Standards genügt, die eigene Argumentation korrekt abbildet und keine Fehlinterpretationen oder Bedeutungsverschiebungen entstanden sind. Auf diese Weise wird sichergestellt, dass die KI als wertvolle Assistenz fungiert, die Qualität und Lesbarkeit des Textes erhöht, ohne die wissenschaftliche Verantwortung aus der Hand zu geben.

Beispiel-Prompt

Du bist eine erfahrene qualitative Forscherin und Professorin für [Fachrichtung]. Bitte überarbeite den folgenden Text aus meiner Ergebnisdarstellung. Achte dabei auf wissenschaftliche Sprache und Terminologie, flüssige Argumentationsstruktur, Klarheit und Verständlichkeit, Vermeidung von Wiederholungen und angemessene Abstraktion. [Hier den zu überarbeitenden Text einfügen]

Dieser Prompt liefert der KI klare Kriterien, worauf bei der Überarbeitung geachtet werden soll. Wichtig ist, nicht blind jede KI-Ausgabe zu übernehmen, sondern zu prüfen, ob die Vorschläge tatsächlich zu einer Verbesserung führen. Oft sind mehrere Anläufe nötig, um den gewünschten Stil zu treffen. Zudem sollte man bei der Verwendung von KI darauf achten, die eigene wissenschaftliche „Stimme" nicht zu verlieren. Der Text soll am Ende immer noch nach einem selbst klingen, nur eben in der sprachlich korrigierten Version.

Der Einsatz von KI eröffnet zudem die Möglichkeit, Texte schnell in verschiedene Sprachen zu übersetzen. Für die qualitative Forschung kann dies insbesondere dann hilfreich sein, wenn beispielsweise Interviewleitfäden in mehreren Sprachversionen benötigt werden oder Ergebnisse für eine international zusammengesetzte Fachöffentlichkeit aufbereitet werden sollen. Zugleich ist der Einsatz von KI bei Übersetzungen jedoch kritisch zu reflektieren. KI-generierte Texte dürfen nicht ungeprüft oder leichtfertig übernommen werden, da die Verantwortung für die inhaltliche Richtigkeit vollständig bei der Autor:in liegt. Dies gilt in besonderem Maße für fremdsprachige Texte, bei denen fehlerhafte Übersetzungen, Bedeutungsverschiebungen oder kulturell unangemessene Formulierungen unter Umständen schwerer erkannt werden. Daher sollten KI-gestützte Übersetzungen grundsätzlich durch eine Person geprüft werden, die die jeweilige Sprache sicher beherrscht. Darüber hinaus ist vor dem Einsatz von KI zu klären, ob und unter welchen Bedingungen die Nutzung in der jeweiligen wissenschaftlichen Arbeit beziehungsweise an der jeweiligen Hochschule/Universität zulässig ist. Wenn KI zur Übersetzung, sprachlichen Überarbeitung oder inhaltlichen Unterstützung genutzt wird, sollte dies entsprechend den geltenden Richtlinien offengelegt und nachvollziehbar angegeben werden. Dadurch kann KI als unterstützendes Werkzeug genutzt werden, ohne die eigene Verantwortung für Inhalt, Qualität und wissenschaftliche Integrität der Arbeit zu relativieren.

12.5 KI als Reviewerin

KI kann auch als „virtuelle Reviewerin" für wissenschaftliche Texte eingesetzt werden. Das heißt, man nutzt ein KI-Modell, um einen kritischen Blick auf den geschriebenen Ergebnisbericht zu werfen, ähnlich wie es ein/eine Peer-Reviewer:in oder ein/eine Dozent:in tun würde. Der Reiz dabei: KI hat keine Voreingenommenheit aus vorangegangener Zusammenarbeit. Jedes Mal, wenn man den Text der KI vorlegt, wird er frisch und ohne Vorurteile geprüft. So erhält man jederzeit eine unabhängige Drittmeinung. Um auch wirklich eine unvoreingenommene Rückmeldung der KI zu bekommen, muss dafür gesorgt werden, dass die KI nicht auf alte Chats zurückgreift. Dafür kann entweder eine Offlinelösung genutzt werden, bei der der Rückgriff auf andere Chatinhalte ausgestellt werden kann. Ebenfalls kann in einzelnen Cloud-Lösungen der Rückgriff auf Informationen aus anderen Chats ausgestellt werden.

Ein KI-Review kann auf verschiedene Aspekte fokussieren:

- **Logische Konsistenz**: Die KI kann Textabschnitte auf Widersprüche oder unklare Schlüsse prüfen. Sie weist z. B. darauf hin, wenn eine Schlussfolgerung nicht ausreichend durch die Ergebnisse gedeckt ist oder wenn eine Argumentationskette Lücken aufweist.
- **Vollständigkeit**: Die KI kann Feedback geben, ob angesichts der Forschungsfrage alle zentralen Ergebnisse berichtet wurden. Sie könnte etwa fragen: *„Im Methodenteil war von drei Aspekten die Rede, hier werden aber nur zwei diskutiert. Fehlt da etwas?"*.
- **Verständlichkeit**: KI kann in gewissem Umfang beurteilen, ob ein Text verständlich formuliert ist. Sie erkennt z. B. extrem verschachtelte Sätze oder unklare Bezüge und kann anmerken, dass diese Stellen überarbeitet werden sollten.
- **Bezug zur Fragestellung**: Ein:eine gute:r Reviewer:in achtet darauf, dass man nicht am Thema vorbeischreibt. Die KI könnte beispielsweise anmerken: *„Der Absatz XY scheint keine direkte Verbindung zur Forschungsfrage zu haben."*.
- **Sprachliche und formale Qualität**: Rechtschreibung, Grammatik, Zitierweise etc. können von der KI ebenfalls geprüft werden. Manche LLMs oder spezialisierte Tools erkennen auch stilistische Unsauberkeiten (z. B. Wechsel der Zeitform, zu viele Passivsätze etc.).

Gerade bei evaluativen Abschnitten (z. B. wenn im Ergebnisbericht auch Bewertungen der Ergebnisse vorgenommen werden) kann die KI helfen, übermäßig subjektive Formulierungen zu entschärfen. Sie bietet dann alternative, neutralere Formulierungen an.

Beispiel-Prompt

Du bist eine erfahrene Wissenschaftlerin und Reviewerin. Bitte überprüfe die folgende Ergebnisdarstellung meiner qualitativen Inhaltsanalyse kritisch. Achte besonders auf: 1. logische Konsistenz der Argumentation, 2. Vollständigkeit der Darstellung, 3. Verständlichkeit für die Lesenden, 4. Bezug zur Forschungsfrage, 5. wissenschaftliche Qualität der Formulierungen. Gib mir konstruktives Feedback und konkrete Verbesserungsvorschläge.“

Die KI wird daraufhin beispielsweise eine gegliederte Rückmeldung geben, die Punkte 1 bis 5 der Reihe nach durchgeht. Der Vorteil eines solchen strukturierten Prompts ist, dass das Feedback gezielt die gewünschten Bereiche abdeckt.

Ein besonderer Vorzug des KI-gestützten Reviews ist die anpassbare Kritikintensität. Forschende können der KI Tonalitäten vorgeben. So kann man etwa einleiten: *„Sei bei deiner Bewertung äußerst streng.“* oder alternativ *„Gib eher wohlwollendes Feedback.“*. Damit lässt sich simulieren, wie der Text unter unterschiedlichen Blickwinkeln wirkt. Dies könnte einmal durch die kritische Brille einer sehr strengen Gutachterin und einmal durch die milde Brille einer wohlwollenden Mentorin sein. Diese Flexibilität kann helfen, den Text iterativ so zu verbessern, dass er sowohl harten Nachfragen standhält als auch insgesamt positiv rezipiert wird.

Wichtig bleibt jedoch: Egal wie die KI gestimmt wird, am Ende steht die eigene Abwägung. KI-Kritik sollte nie unhinterfragt umgesetzt werden. Sie dient als Spiegel, der mögliche Schwächen aufzeigt; das Beheben dieser Schwächen und die Gewichtung der Kritikpunkte liegen in der Verantwortung der Schreibenden.

12.6 Unterstützung von KI bei der Interpretation der Ergebnisse

12.6.1 Hybride Interpretationsansätze

Ein Ansatz im Umgang mit KI ist die sogenannte hybride Interpretation. Dabei werden multiple KI-Systeme dialogisch in den Interpretationsprozess eingebunden. Anstatt sich auf ein einziges LLM zu verlassen, lässt man verschiedene LLMs oder Instanzen parallel oder nacheinander auf dasselbe Material schauen. Dies hat mehrere Vorteile:

- **Methodenkontrolle**: Wenn zwei unterschiedliche LLM bei der Interpretation zu unterschiedlichen Schlüssen kommen, ist das ein Signal für die Forschenden, genauer hinzuschauen. Es verhindert, dass man unbemerkt einer einzelnen KI-Fehleinschätzung aufsitzt.
- **Perspektivenvielfalt**: Verschiedene LLMs (oder auch unterschiedliche Prompts für dasselbe Modell) legen oft unterschiedliche Schwerpunkte. Das bereichert den Analyseprozess um eine Vielfalt von Sichtweisen.
- **Wechselseitige Validierung**: Stimmen unterschiedliche KIs zu einem Interpretationspunkt überein, so erhöht dies (vorsichtig interpretiert) das Vertrauen, dass

dieser Punkt tatsächlich im Datenmaterial angelegt ist. Bei Abweichungen hingegen zeigt sich, wo Interpretationsspielräume bestehen.
- **Dokumentation und Transparenz**: Ein solches Vorgehen lässt sich gut im Forschungsjournal dokumentieren. Man kann z. B. festhalten: *„LLM A kam zu folgender Einschätzung ..., LLM B dagegen zu jener ... Die Autorin hat diese Unterschiede analysiert und daraus Folgendes geschlossen ...“.* Dies macht den Forschungsprozess für Außenstehende nachvollziehbar.

Wichtig ist, diese hybride KI-Nutzung immer als *ergänzendes Werkzeug*, nicht als Automatismus, zu verstehen. Die Modelle liefern Rohinterpretationen, die von den Forschenden trianguliert und in den theoretischen Rahmen eingeordnet werden müssen.

12.7 Grenzen und Potenziale von KI in der Ergebnisdarstellung

Trotz aller Fortschritte gibt es klare Grenzen, was KI in der qualitativen Inhaltsanalyse leisten kann. Ein zentrales Problem besteht in der Spannung zwischen Oberflächlichkeit und interpretativer Tiefe. KI ist hervorragend darin, oberflächliche Muster zu erkennen, etwa häufig gemeinsam auftretende Worte oder wiederkehrende sprachliche Strukturen. Doch die tiefer gehende Interpretation, also die Frage, warum bestimmte Dinge gesagt wurden oder welche sozialen, kulturellen oder emotionalen Kontexte dahinterstehen, erfordert menschliches Verstehen. Eine von der KI erstellte Zusammenfassung stellt immer eine Reduktion dar und kann subtile Bedeutungsnuancen übersehen. Gerade in der qualitativen Forschung, die stark mit impliziten Botschaften, Zwischentönen und Bedeutungsräumen arbeitet, ist dies eine relevante Einschränkung.

Hinzu kommt die Kontextgebundenheit qualitativer Daten. Qualitative Interviews oder Beobachtungsdaten sind oft in komplexe soziale, kulturelle und situative Kontexte eingebettet. Eine KI hat jedoch keine eigenen Weltkenntnisse oder Erfahrungen und kann daher etwa Ironie, Sarkasmus oder implizite Andeutungen nicht zuverlässig erkennen. Ein Mensch versteht vielleicht sofort, dass eine Interviewperson etwas lachend sagt und es nicht wörtlich meint; eine KI interpretiert es unter Umständen wortgetreu und zieht daraus unzutreffende Schlüsse.

Ein weiteres Problem ist der mögliche Bias in den Daten und im Modell. Die KI spiegelt potenzielle Verzerrungen wider, die sowohl im Trainingsmaterial als auch in den erhobenen Forschungsdaten vorhanden sein können. Wenn ein Modell beispielsweise überwiegend mit Texten aus dem Westen trainiert wurde, könnte es Schwierigkeiten haben, kulturelle Besonderheiten anderer Kontexte angemessen zu würdigen. Gleichzeitig können auch die von Forschenden formulierten Prompts tendenziös sein und die bestehenden Vorannahmen unbewusst verstärken, anstatt sie infrage zu stellen. Hier ist besondere methodische Wachsamkeit gefragt.

Nicht zu unterschätzen ist außerdem der Mangel an Theoriefähigkeit. Die Generierung von Theorie aus Daten erfordert kreativ-abduktives Denken, also die Entwicklung innovativer Hypothesen und theoretischer Konzepte, die über die bloße Zusammenfassung von Mustern hinausgehen. KI kann dabei helfen, Muster aufzuzeigen oder Verbindungen zu identifizieren. Sie entwickelt jedoch in der Regel keine eigenständigen theoretischen Beiträge, die über ihr Trainingswissen hinausreichen.

Besondere Aufmerksamkeit verdient der Umgang mit Fehlern und sogenannten Halluzinationen. KI-Modelle sind dafür bekannt, gelegentlich Fehler zu produzieren oder sogar frei erfundene Inhalte auszugeben. In einem Ergebnisbericht könnten solche Halluzinationen fatale Folgen haben, zum Beispiel wenn die KI ein Zitat sinngemäß „fälscht" oder einen Zusammenhang behauptet, der im Datenmaterial gar nicht gegeben ist. Deshalb muss jeder von der KI gelieferte inhaltliche Punkt konsequent gegen das Originalmaterial überprüft werden. Besonders kritisch sind dabei Zahlen, Quellenangaben oder spezifische Behauptungen, die niemals unbesehen übernommen werden dürfen. Ein praktischer Ansatz besteht darin, KI vor allem für sprachliche Formulierungen und Ausdrucksverbesserungen zu nutzen.

12.8 Fazit

Die Ergebnisdarstellung in der qualitativen Inhaltsanalyse nach Kuckartz ist ein wesentlicher Teil jeder Forschungsarbeit. Der gezielte Einsatz von KI bei der Ergebnisdarstellung kann eine Arbeit sowohl sprachlich als auch inhaltlich unterstützen. KI kann als Formulierungshilfe dienen, indem sie beim wissenschaftlichen Schreiben unterstützt und als Reviewerfunktion Feedback gibt.

Die KI ist eine Helferin, aber sie ersetzt nicht die analytische Denkleistung der Forschenden. Jede automatisch erstellte Formulierung, jede zusammengefasste Erkenntnis muss vom Menschen reflektiert und in den Kontext eingeordnet werden. Die Verantwortung für die Qualität der Ergebnisdarstellung liegt uneingeschränkt bei dem/der Autor:in.

Literaturempfehlungen

Kruse, J. (2015). Qualitative Interviewforschung. Ein integrativer Ansatz. Beltz Juventa.

Dieses Werk bietet nicht nur eine umfassende Einführung in die Planung und Durchführung qualitativer Interviews, sondern legt auch großen Wert auf die systematische Aufbereitung und Präsentation von Ergebnissen. Besonders hervorzuheben sind die detaillierten Hinweise zur Auswertung und zur Darstellung qualitativer Befunde in einer Form, die wissenschaftlich fundiert und zugleich nachvollziehbar bleibt. Damit liefert Kruse eine wertvolle Grundlage für Forschende, die ihre Interviewdaten methodisch sauber und transparent in die Ergebnisdarstellung überführen möchten.

Literatur

Kuckartz, U., & Rädiker, S. (2024). *Qualitative Inhaltsanalyse. Methoden, Praxis, Umsetzung mit Software und künstlicher Intelligenz* (6. Aufl.). Juventa Verlag.

Exkurs: Bildanalyse mit KI in qualitativen Studien

Inhaltsverzeichnis

C. Kempny et al., *KI in der qualitativen Forschung*, https://doi.org/10.1007/978-3-662-73089-8_13

13.1 Lernziele

- Verstehen, welche theoretischen Grundlagen visueller Analyse in der qualitativen Forschung relevant sein können.
- Entwickeln und Anwenden wirksamer Prompts für die KI-gestützte Bildanalyse und iteratives Verfeinern dieser Prompts, um qualitativ hochwertige Analyseergebnisse zu erzielen.
- Identifizieren und Adressieren ethischer Herausforderungen der bildbasierten, KI-gestützten Forschung, einschließlich Datenschutz, Bias und informierter Einwilligung.

13.2 Theoretische Grundlagen visueller Analyse

Bildanalysen kommen in vielfältigen Forschungskontexten zum Einsatz, in denen visuelle Daten zentrale Erkenntnisse über soziale Wirklichkeit liefern. In der Gesundheitsforschung können beispielsweise Fotografien von Patient:innen Aufschluss über deren Krankheitserleben, Bewältigungsstrategien oder die Bedeutung von Räumen und Objekten im Genesungsprozess geben. In der Stadtsoziologie dokumentieren Bilder urbane Räume, soziale Segregation oder Prozesse der Gentrifizierung. Die Medien- und Kommunikationswissenschaft analysiert visuelle Darstellungen in Nachrichtenmedien, Werbung oder auf Social-Media-Plattformen, um herauszuarbeiten, wie gesellschaftliche Gruppen repräsentiert werden, welche visuellen Narrative konstruiert werden und wie Machtverhältnisse durch Bilder reproduziert oder herausgefordert werden. In der Bildungsforschung können Fotografien aus Schulen oder Lernumgebungen Einblicke in pädagogische Praktiken, räumliche Arrangements oder die Perspektiven von Lernenden geben.

Besonders relevant wird die Bildanalyse dort, wo große Mengen visuellen Materials entstehen, die systematisch ausgewertet werden müssen. Dies ist beispielsweise bei Social-Media-Studien der Fall, in denen tausende Posts analysiert werden, oder bei longitudinalen Beobachtungsstudien, die visuelle Veränderungen über längere Zeiträume dokumentieren. Auch in der Archivforschung, wenn historische Fotografien oder Filmaufnahmen ausgewertet werden, kann die schiere Menge an Material eine methodische Herausforderung darstellen. In all diesen Kontexten können KI-gestützte Verfahren unterstützend wirken, indem sie erste Strukturierungen vornehmen, Muster identifizieren oder große Datenmengen vorsortieren, während die Interpretation und theoretische Einordnung bei den Forschenden verbleiben.

Eine Forschungsmethode, die umfangreiches und vielfältiges Bildmaterial hervorbringt, ist Photovoice. Photovoice ist eine partizipative Forschungsmethode, bei der Teilnehmende fotografisch festhalten, was für sie in ihrem Alltag, ihrer Gemeinschaft oder ihrem individuellen Erleben bedeutsam ist. Entwickelt wurde der Ansatz, um marginalisierten Gruppen eine Stimme zu geben und ihre Perspektiven sichtbar zu machen. Teilnehmende werden dabei zu Ko-Forschenden, die durch ihre Fotografien ihre eigene Lebenswelt dokumentieren und interpretieren. Die Methode wird häufig in der Gesundheitsforschung, community-basierten Studien oder in der Arbeit mit Kindern und Jugendlichen eingesetzt (Wang & Burris, 1997).

Gerade weil diese Methode bewusst offen, subjektiv und lebensweltlich angelegt ist, entstehen häufig sehr umfangreiche und heterogene Bildsammlungen. Während in traditionellen Photovoice-Projekten oft 10 bis 30 Teilnehmende jeweils 20 bis 50 Fotografien beisteuern, können schnell mehrere hundert bis tausend Bilder zusammenkommen. Für Forschende bedeutet das: Die visuelle Vielfalt, die unterschiedlichen Perspektiven und die große Menge an Bildmaterial machen eine systematische Auswertung anspruchsvoll und zeitintensiv. Jedes Bild muss kontextualisiert, interpretiert und in Bezug zu den Forschungsfragen gesetzt werden. Gleichzeitig ist es wichtig, die Perspektiven der Teilnehmenden nicht durch vorschnelle Kategorisierungen zu überformen.

Hier können KI-Systeme auf mehrere Weisen unterstützen, ohne die partizipative Grundlogik von Photovoice zu unterlaufen. KI kann eine erste Vorsortierung vornehmen, indem sie Bilder nach sichtbaren Elementen, Schauplätzen oder Themen gruppiert. Sie kann wiederkehrende visuelle Muster identifizieren oder auffällige Einzelfälle hervorheben, die eine vertiefte Analyse verdienen. Wichtig ist dabei, dass die KI-Analyse nicht die Interpretationen der Teilnehmenden ersetzt, sondern als Strukturierungshilfe dient, die den Forschenden ermöglicht, gezielt nachzufragen und die Deutungshoheit bei den fotografierenden Personen zu belassen.

Definition

Soziosemiotik *ist ein wissenschaftlicher Ansatz, der untersucht, wie Zeichen, Symbole und Bedeutungen in sozialen Kontexten entstehen, genutzt und interpretiert werden. Sie verbindet die Zeichenwissenschaft (Semiotik) mit der Analyse sozialer Praktiken und Kommunikation.*

Definition

Affordanzen *bezeichnen die Handlungsmöglichkeiten, die ein Objekt oder eine Umgebung für eine Person bereithält. Diese Möglichkeiten ergeben sich aus den Eigenschaften des Objekts und den Fähigkeiten der Person und können meist ohne Erklärung wahrgenommen werden.*

Um zu verstehen, warum Bilder als eigenständige Datenquelle so bedeutsam sind, lohnt ein Blick auf die theoretischen Grundlagen multimodaler Kommunikation. Die Soziosemiotik versteht Zeichen und Bedeutungen als sozial konstruiert und kulturell eingebettet (Kress, 2010). Jeder Modus (z. B. Bild, Sprache, Ton oder Bewegung) verfügt über spezifische Affordanzen, also Möglichkeiten und Grenzen der Bedeutungserzeugung. Während Sprache besonders geeignet ist, sequenzielle und abstrakte Informationen zu vermitteln, können Bilder simultane und räumliche Beziehungen darstellen. Diese modale Spezifität ist zentral für das Verständnis, warum visuelle Analysen notwendig sein können. Bedeutung entsteht häufig erst im Zusammenspiel verschiedener Zeichensysteme, die sich gegenseitig ergänzen, verstärken oder kontrastieren (Jewitt, 2011).

In der KI-gestützten Bildanalyse ist zu beachten, dass aktuelle Modelle diese semiotischen Dimensionen unterschiedlich gut erfassen. Während LLMs in der Lage sind, Objekte zu erkennen oder Bilder zu beschreiben, bleiben kulturelle Konnotationen, symbolische Bedeutungen und subtile soziale Kodes oft unzugänglich (Lee & Zhai, 2024). Daher sollte auch in der Soziosemiotik, ähnlich wie bei der in den anderen Kapiteln vorgestellten Inhaltsanalyse, beachtet werden, dass KI-generierte Auswertungen immer nur partielle Interpretationen darstellen, die durch menschliche Expertise kontextualisiert und theoretisch eingebettet werden müssen.

Der Einsatz von KI in der bildbasierten qualitativen Forschung wirft grundlegende Fragen nach der Natur qualitativer Erkenntnis auf. Traditionell ist qualitative Forschung durch interpretative Tiefe, theoretische Sensibilität und reflexive Praxis gekennzeichnet. KI-Modelle operieren hingegen auf Basis statistischer Muster in großen Trainingsdatensätzen und können keine eigenständige theoretische Sensibilität oder reflexives Bewusstsein entwickeln. Das bedeutet: KI kann die qualitative Bildanalyse unterstützen, indem sie Muster sichtbar macht, Daten strukturiert, Vorkodierungen liefert und neue heuristische Zugänge eröffnet. Die eigentliche Bedeutungsinterpretation bleibt aber eine menschliche, sozialwissenschaftliche und theoretisch geleitete Aufgabe der Forschenden.

> ***Large Multimodal Models** (LMMs) sind KI-Systeme, die verschiedene Datenmodalitäten wie Text, Bilder, Audio oder Video gleichzeitig verarbeiten können. Im Gegensatz zu reinen Sprachmodellen können LMMs beispielsweise Bilder analysieren und darüber in natürlicher Sprache kommunizieren.*

13

13.3 KI-gestützte Ansätze in der qualitativen Bildanalyse

KI kann in der qualitativen Bildanalyse auf verschiedene Weisen unterstützend eingesetzt werden. Im Folgenden werden zentrale Anwendungsmöglichkeiten vorgestellt, die zeigen, wie algorithmische Verfahren mit interpretativen Methoden kombiniert werden können:

- **KI-generierte Bildbeschreibungen:** Large Multimodal Models (LMMs) können für jedes Bild strukturierte Beschreibungen der sichtbaren Elemente und Szenen erstellen. Dies ermöglicht einen ersten systematischen Zugang zu großen Bildsammlungen (Guinibert, 2022).
- **Vektorisierung und semantische Ähnlichkeitsanalyse:** Bildbeschreibungen oder visuelle Merkmale können in hochdimensionale Vektoren umgewandelt werden, wodurch semantische Ähnlichkeiten zwischen Bildern quantifizierbar und vergleichbar werden.

- **Algorithmisches Clustering:** Ähnliche Bilder werden automatisch zu Gruppen zusammengefasst. So werden erste thematische Muster und visuelle Kategorien im Datensatz sichtbar, die Forschende anschließend kritisch prüfen und verfeinern können.
- **Menschliche Validierung und Interpretation:** Forschende übernehmen die kritische Bewertung der algorithmisch gebildeten Kategorien, benennen diese theoriegeleitet, identifizieren Ausreißer und entscheiden über die weitere analytische Vorgehensweise.
- **Systematische qualitative Kodierung:** Auf Basis der validierten Kategorien erfolgt eine umfassende qualitative Kodierung mit etablierten Verfahren (zum Beispiel Qualitative Inhaltsanalyse oder Grounded Theory).

Dieser hybride Ansatz, bei dem KI strukturierend und explorativ wirkt, während Forschende interpretieren und theoretisch einordnen, hat sich besonders bei der Analyse großer visueller Datensätze bewährt. Guinibert (2022) konnte beispielsweise mit diesem Vorgehen 1000 Werbeanzeigen in wenigen Tagen analysieren, eine Aufgabe, die bei rein manueller Bearbeitung mehrere Monate erfordert hätte. Der Ansatz erweist sich besonders für vergleichende und longitudinale visuelle Untersuchungen als wertvoll, in denen große Fallzahlen systematisch ausgewertet werden müssen.

Die zentrale Frage lautet nun: Wie können Forschende konkret mit KI-Systemen arbeiten, um Bilder zu analysieren? Der folgende Abschnitt präsentiert daher praktische Anwendungsbeispiele mit spezifischen Prompts für verschiedene Szenarien der Bildanalyse.

13.4 Beispiel Bildanalyse: Photovoice

Wie kann KI nun konkret in einem Photovoice-Projekt eingesetzt werden? Im Folgenden wird dies anhand eines hypothetischen Beispiels aus der Gesundheitsforschung mit Jugendlichen illustriert. Das Beispiel zeigt, wie ein strukturierter Prompt entwickelt werden kann, der die KI anleitet, Fotografien theoriegeleitet zu analysieren, und wie die KI-Ausgaben anschließend in den partizipativen Forschungsprozess eingebettet werden können.

Angenommen, in einem Photovoice-Projekt haben 20 Jugendliche (14 bis 18 Jahre) über einen Zeitraum von vier Wochen Fotografien zu der Frage „Was bedeutet Gesundheit in deiner Community?“ erstellt. Dabei sind 350 Bilder entstanden, die eine große thematische und visuelle Vielfalt aufweisen: von Sportplätzen über Familienmahlzeiten bis hin zu Graffiti, Parks, Fast-Food-Restaurants oder Gesundheitseinrichtungen. Diese Menge an Material systematisch auszuwerten und gleichzeitig den individuellen Perspektiven der Jugendlichen gerecht zu werden, ist methodisch herausfordernd.

Um einen ersten Überblick zu gewinnen und thematische Cluster zu identifizieren, können Forschende KI-gestützte Analysen einsetzen. Dabei ist entscheidend, dass der Prompt nicht nur nach einer oberflächlichen Bildbeschreibung fragt, sondern theoretische Perspektiven integriert und die KI zu einer strukturierten Analyse anleitet. Im vorliegenden Beispiel nutzen die Forschenden das sozialökologische Modell der Gesundheit als theoretischen Rahmen, das Gesundheit auf verschiedenen Ebenen verortet (individuell, interpersonal, organisational, Community, politisch). Dieser theoretische Rahmen wird explizit in den Prompt eingebaut, sodass die KI die Fotografien nicht nur beschreibt, sondern auch theoriegeleitet einordnet.

Der folgende Prompt zeigt, wie eine solche Analyse strukturiert werden kann:

Beispiel-Prompt

Kontext: *Du analysierst Fotografien von Jugendlichen (14–18 Jahre), die zum Thema „Was bedeutet Gesundheit in deiner Community?" aufgenommen wurden. Nutze ein sozialökologisches Modell als theoretischen Rahmen (individuell, interpersonal, organisational, Community, politisch).*

Aufgabe: *Führe eine thematische Analyse der Fotografien durch.*

Analytischer Prozess:

1. *Beschreibe den manifesten Bildinhalt (sichtbare Objekte, Personen, Orte, Aktivitäten).*
2. *Identifiziere symbolische Bedeutungen und Konnotationen.*
3. *Ordne jedem Bild ein Gesundheitsthema zu (physisch, mental, sozial, Umwelt).*
4. *Verknüpfe die beobachteten Aspekte mit Ebenen des sozialökologischen Modells.*
5. *Notiere auffällige oder überraschende Elemente.*

Ausgabeformat: *strukturierte Tabelle mit Spalten: Foto-ID, manifeste Beschreibung, symbolische Bedeutungen, Gesundheitsthema, sozialökologische Ebene, Auffälligkeiten.*

Begründungen: *Gib für jede Zuordnung eine kurze Begründung an.*

13

Dieser Prompt leitet die KI an, nicht nur zu beschreiben, sondern auch zu interpretieren und theoretisch einzuordnen. Die KI-Ausgabe kann Forschenden helfen, erste thematische Muster zu erkennen (zum Beispiel: „Viele Bilder zeigen soziale Zusammenkünfte" oder „Umweltaspekte tauchen häufiger auf als erwartet"). Diese Muster können dann Grundlage für die vertiefte qualitative Analyse sein.

Wichtig ist: Die KI-Analyse ersetzt nicht die Perspektiven der Teilnehmenden, sondern dient als Strukturierungshilfe. Nach der KI-gestützten Vorsortierung sollten Forschende die vorgenommenen Kategorisierungen kritisch prüfen und kulturelle oder kontextuelle Aspekte ergänzen, die dem Modell nicht zugänglich sind. In Photovoice-Projekten ist es zudem üblich, dass Teilnehmende ihre eigenen Fotografien in Gruppendiskussionen oder Einzelinterviews kommentieren und erläutern. Hier können die KI-Interpretationen als Gesprächsanlass dienen, ohne den Teilnehmenden eine bestimmte Deutung aufzuzwingen. Eine mögliche Nachfrage im Interview könnte lauten: *„Sie haben ein Bild von einem leeren Spielplatz fotografiert. Die KI hat es als ‚fehlende Community-Infrastruktur' interpretiert. Was bedeutet dieser Ort für Sie persönlich?"* Solche Fragen ermöglichen es, die von der KI getroffenen Vorannahmen transparent zu machen und gleichzeitig Raum für abweichende oder ergänzende Deutungen zu schaffen.

Allerdings ist dieser partizipative Validierungsschritt nicht in allen Bildanalyseprojekten möglich oder notwendig. Wenn beispielsweise bereits vorhandenes Bildmaterial analysiert wird (etwa aus Social-Media-Archiven, historischen Sammlungen oder Pressearchiven), gibt es keine Möglichkeit zur Rücksprache mit den Urheber:innen. In solchen Fällen bleibt die kritische Reflexion der KI-Ausgaben und die theoretische Einbettung durch die Forschenden umso wichtiger.

13.5 Beispielhafte Anwendung: Analyse eines Gesundheitsfotos

Um die praktische Anwendung des Prompts zu verdeutlichen, wird im Folgenden ein konkretes Beispielbild analysiert. Dabei handelt es sich nicht um ein Foto aus einem tatsächlichen Photovoice-Projekt mit Jugendlichen, sondern um ein frei verfügbares Foto einer Gesundheitsversorgungssituation, das als Anschauungsbeispiel dient. Es zeigt eine Szene in einer Community-Gesundheitseinrichtung in Indien und wurde gewählt, weil es zentrale Gesundheitsthemen (Prävention, Mutter-Kind-Gesundheit, Community-Versorgung) visualisiert, die auch in Photovoice-Projekten häufig vorkommen. Das Bild ermöglicht es, exemplarisch zu zeigen, wie verschiedene KI-Modelle einen solchen Prompt umsetzen und welche Interpretationen sie liefern.

Im Folgenden werden die Ausgaben von zwei verschiedenen LMMs zu diesem Beispielfoto (◘ Abb. 13.1) dargestellt.

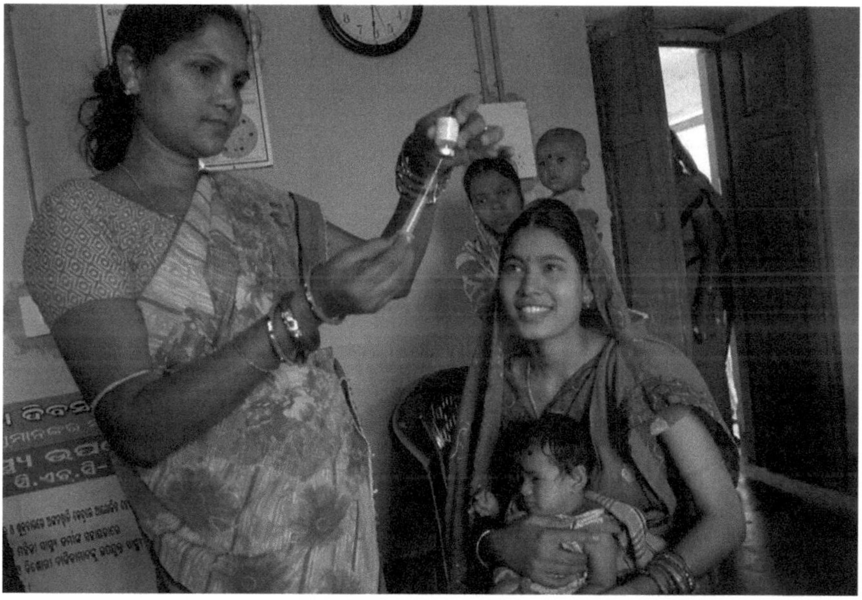

◘ **Abb. 13.1** „Community health worker gives a vaccination in Odisha state, India" by DFID – UK Department for International Development is licensed under CC BY-SA 2.0

13.5.1 Ausgabe von ChatGPT 5.1 mittels Beispiel-Prompt

Die Ausgabe von ChatGPT 5.1 zum oben dargestellten Prompt der Bildanalyse wird im Folgenden in Form einer Tabelle (◘ Tab. 13.1) und eines Textes abgedruckt. Es wurden nur kleinere Änderungen an der Formatierung vorgenommen. Inhaltlich wurde nichts angepasst.

Kurzbegründungen

Symbolische Bedeutungen: *Impfungen gelten als Symbol für Schutz und Prävention. Die Anwesenheit mehrerer Frauen zeigt soziale Einbettung von Gesundheit.*

Gesundheitsthemen: *Physische Gesundheit ist zentral, da das Bild klar eine medizinische Maßnahme zeigt. Die soziale und mentale Dimension ergibt sich aus der Atmosphäre von Unterstützung und Vertrauen.*

Sozialökologische Ebene:

- *Individuell: Gesundheit des Babys.*
  Interpersonal: direkte Interaktion mit der Gesundheitsarbeiterin.
  Organisational: Der Raum ist eine formelle Gesundheitseinrichtung.
  Community: mehrere Mütter vor Ort verdeutlichen gemeinschaftliche Teilhabe.
  Politisch: Impfprogramme sind Teil staatlicher Gesundheitsinfrastruktur.

Auffälligkeiten: *Die Darstellung weiblicher Gesundheitsarbeit und Mutterschaft ist besonders prominent. Die Szene wirkt lebendig und gemeinschaftsorientiert.*

◘ **Tab. 13.1** Ausgegebene Tabelle von ChatGPT 5.1 ohne inhaltliche Anpassung durch die Autor:innen

Foto-ID	**IMG_001**
Literale Beschreibung	*Eine Frau in traditioneller Kleidung hält eine Spritze und bereitet offenbar eine Impfung vor. Eine Mutter sitzt mit ihrem Baby auf dem Schoß und lächelt. Hinter ihr stehen weitere Frauen mit Kindern. Der Raum wirkt wie eine Gesundheitsstation. Poster hängen an der Wand*
Symbolische Bedeutungen	*Symbolik für Vertrauen, Fürsorge und die Bedeutung von Mütter-Kind-Gesundheit. Impfungen stehen für Prävention, Schutz und Gemeinschaftssolidarität. Das Lächeln der Mutter verweist auf Hoffnung und Sicherheit*
Gesundheitsthema	*Physische Gesundheit: Impfungen als präventive Maßnahme* *Soziale Gesundheit: gemeinschaftliche Unterstützung von Müttern* *Mentale Gesundheit: Sicherheit und Vertrauen in Versorgung*
Sozialökologische Ebene	*Individuell: Gesundheit des Kindes* *Interpersonal: Beziehung zwischen Gesundheitsarbeiterin und Mutter* *Organisational: lokale Gesundheitsstation* *Community: gemeinschaftliche Teilnahme an Gesundheitsmaßnahmen* *Politisch: Impfprogramme als Teil staatlicher Gesundheitspolitik*
Auffälligkeiten	*Die positive Stimmung im Raum fällt auf. Das Bild zeigt Frauen als zentrale Akteure der Familiengesundheit. Der Fokus auf Prävention ist bemerkenswert*

13.5.2 Ausgabe von Claude Sonnet 4.5

Folgend wird die Ausgabe von Claude Sonnet 4.5 in Form einer Tabelle (◘ Tab. 13.2) und eines Textes abgedruckt. Es wurden nur kleinere Änderungen an der Formatierung vorgenommen. Inhaltlich wurde nichts angepasst.

◘ **Tab. 13.2** Ausgegebene Tabelle von Claude Sonnet 4.5 ohne inhaltliche Anpassung durch die Autor:innen

Kategorie	Inhalt	Begründung
Foto-ID	*IMG_001*	–
Literale Beschreibung	*Szene in einem einfachen Gesundheitsraum mit hellblauen Wänden und Uhr. Eine Gesundheitshelferin in rosa gemustertem Sari hält eine kleine transparente Flasche (Impfstoff/Medizin) hoch. Eine junge Mutter in orangefarbenem Sari sitzt mit einem Säugling auf dem Schoß. Im Hintergrund: weitere Frauen mit Kindern, ein Informationsschild in lokaler Sprache, offene Tür. Einfache Ausstattung, Plastikstühle*	*Dokumentiert eine konkrete Gesundheitsversorgungssituation in einem Community-Setting*
Symbolische Bedeutungen	• ***Flasche in erhobener Hand:*** *Hoffnung, Prävention, medizinische Intervention* • ***Mutter-Kind-Dyade:*** *Fürsorge, Vulnerabilität, generationsübergreifende Gesundheit* • ***Wartende im Hintergrund:*** *gemeinschaftliche Gesundheitsversorgung, geteilte Erfahrungen* • ***Einfacher Raum:*** *Ressourcenknappheit, aber funktionale Versorgung* • ***Informationsschild:*** *Gesundheitsbildung, institutionelle Unterstützung*	*Die Komposition betont sowohl individuelle Fürsorge als auch systemische Gesundheitsinfrastruktur*
Gesundheitsthemen	***Primär:*** *physische Gesundheit: Immunisierung/Impfung, Mutter-Kind-Gesundheit, präventive Medizin* ***Sekundär:*** *soziale Gesundheit: Zugang zu Gesundheitsversorgung, Community-Health-Worker-System* ***Umweltgesundheit:*** *sanitäre Grundversorgung in öffentlichen Einrichtungen*	*Fokus liegt auf präventiver Gesundheitsversorgung für vulnerable Gruppen (Säuglinge/Kleinkinder)*

(Fortsetzung)

Tab. 13.2 (Fortsetzung)

Kategorie	Inhalt	Begründung
Sozialökologische Ebenen	***Interpersonal*** *(primär): Beziehung zwischen Gesundheitshelferin und Mutter, Vertrauensaufbau, direkte Versorgung* ***Organisational:*** *Gesundheitszentrum als Institution, strukturierte Impfprogramme* ***Community:*** *gemeinschaftsbasierte Gesundheitsversorgung, lokale Gesundheitsinfrastruktur, kulturell angepasste Versorgung* ***Politisch:*** *öffentliches Gesundheitssystem, staatliche Impfprogramme (vermutlich im ländlichen Raum)*	*Mehrere Ebenen sind verwoben – individuelle Handlung ist eingebettet in systemische Strukturen*
Auffälligkeiten & besondere Elemente	***Positive Darstellung:*** *lächelnde Mutter trotz einfacher Umstände – Resilienz* ***Generationenperspektive:*** *nur Frauen und Kinder sichtbar – traditionelle Geschlechterrollen in Gesundheitsfürsorge* ***Dokumentarischer Charakter:*** *authentische, nicht inszenierte Situation* ***Kultureller Kontext:*** *traditionelle Kleidung (Saris), Bindi, Schmuck – Gesundheit im kulturellen Kontext* ***Wartesituation:*** *Mehrere Personen deuten auf hohe Nachfrage/begrenzte Kapazitäten hin*	*Das Foto zeigt sowohl Stärken (Zugang zu Versorgung, engagierte Helfer) als auch Herausforderungen (Infrastruktur, Ressourcen) des Gesundheitssystems*

13

Zusammenfassende Interpretation

Zentrale Botschaft: Das Foto dokumentiert präventive Gesundheitsversorgung (wahrscheinlich Impfung) als essenziellen Bestandteil von Community-Gesundheit. Es zeigt, wie Gesundheit durch das Zusammenspiel verschiedener Ebenen entsteht – von der persönlichen Fürsorge der Mutter über die professionelle Unterstützung durch Gesundheitshelferinnen bis hin zu institutionellen und politischen Strukturen.

Jugendliche Perspektive: *Die Wahl dieses Motivs durch Jugendliche signalisiert das Bewusstsein für:*

- *Bedeutung präventiver Gesundheitsmaßnahmen*
- *Rolle von Community-Health-Workern als Brücke zwischen System und Bevölkerung*
- *Gesundheit als gemeinschaftliche Verantwortung, nicht nur individuelle*
- *Wertschätzung für niedrigschwellige Gesundheitsversorgung trotz begrenzter Ressourcen*

13.5.3 Einordnung der Beispielausgaben

Die beiden Beispielausgaben verdeutlichen sowohl das Potenzial als auch die Grenzen KI-gestützter Bildanalyse. Beide Modelle liefern strukturierte, theoretisch fundierte Interpretationen, die unterschiedliche analytische Schwerpunkte setzen. ChatGPT fokussiert stärker auf die emotionale Atmosphäre und die Symbolik von Fürsorge und Vertrauen, während Claude detaillierter auf die räumlichen und infrastrukturellen Aspekte eingeht sowie die Einbettung in verschiedene sozialökologische Ebenen differenzierter ausarbeitet. Beide Analysen identifizieren relevante Gesundheitsthemen, ordnen sie theoretischen Ebenen zu und erkennen visuelle sowie symbolische Elemente, die für die weitere Analyse bedeutsam sein könnten.

Forschende können solche KI-Ausgaben als Ausgangspunkt nutzen, um thematische Muster im gesamten Datensatz zu erkennen, theoretische Kategorien zu schärfen oder bislang übersehene Aspekte zu identifizieren. Die strukturierte Aufbereitung ermöglicht es zudem, systematisch über verschiedene Bilder hinweg zu vergleichen und übergreifende Trends sichtbar zu machen.

Dennoch ist zu betonen, dass diese Analysen lediglich einen ersten, algorithmisch generierten Zugang darstellen und mehrere methodologische Einschränkungen aufweisen:

Die KI-Modelle operieren auf Basis visueller Muster und textueller Trainingsdaten, haben jedoch keinen Zugang zu den kulturspezifischen Bedeutungen, die in einem konkreten lokalen Kontext relevant sind. Was für die KI als „traditionelle Kleidung" erscheint, kann in der Community spezifische soziale, religiöse oder ökonomische Bedeutungen tragen, die dem Modell verborgen bleiben. Ebenso kann die KI nicht erfassen, ob das Lächeln der Mutter Ausdruck von Zufriedenheit, sozialer Erwünschtheit oder höflicher Zurückhaltung gegenüber der Kamera ist.

In einem echten Photovoice-Projekt würde die Bedeutung eines Fotos maßgeblich davon abhängen, warum eine Person genau dieses Motiv gewählt hat. Die KI kann diese subjektive Intention nicht rekonstruieren. Ein Bild einer Gesundheitseinrichtung könnte von einer Jugendlichen fotografiert worden sein, um positive Versorgung zu dokumentieren oder gerade, um auf Mängel, lange Wartezeiten oder Diskriminierung hinzuweisen. Ohne die Stimme der fotografierenden Person bleibt die Interpretation spekulativ.

KI-Modelle können bestehende Stereotype reproduzieren oder verstärken, insbesondere in Bezug auf Geschlechterrollen, ethnische Zugehörigkeit oder sozioökonomische Verhältnisse. Claude beispielsweise hebt die „traditionelle Kleidung" und „Geschlechterrollen in Gesundheitsfürsorge" hervor. Dies sind Formulierungen, die eine westlich-akademische Außenperspektive widerspiegeln. Solche Interpretationen können problematische Narrative über „andere" Kulturen verfestigen, anstatt die Vielschichtigkeit und Handlungsfähigkeit der dargestellten Personen anzuerkennen.

Die KI-Analysen folgen einem akademischen Gesundheitsdiskurs, der bestimmte Konzepte (Prävention, Community-Health-Worker, sozialökologisches Modell) in den Vordergrund stellt. Diese Perspektive ist nicht neutral, sondern reflektiert spezifische theoretische und professionelle Rahmungen, die möglicherweise nicht mit dem lebensweltlichen Gesundheitsverständnis der Fotografierenden übereinstimmen.

Um diesen methodologischen und ethischen Herausforderungen zu begegnen, ist bei der Anwendung in partizipativen Forschungsdesigns wie Photovoice ein partizipativer Evaluationsansatz unerlässlich. Teilnehmende können gemeinsam mit Forschenden die KI-Ausgaben sichten, kommentieren und korrigieren, etwa in Gruppendiskussionen, in denen die algorithmischen Interpretationen als Diskussionsanlass dienen („*Die KI hat viele Ihrer Bilder der Kategorie ‚Community-Gesundheit' zugeordnet. Würden Sie das auch so sehen? Welche anderen Themen sind Ihnen wichtig, die hier möglicherweise fehlen?*"). In Einzelinterviews können die KI-Interpretationen systematisch thematisiert werden, wobei Fragen wie „*Die KI hat Ihr Bild als Darstellung von ‚Communitysolidarität' interpretiert. Stimmt das mit Ihrer Intention überein?*" oder „*Was sehen Sie in diesem Bild, das die KI möglicherweise übersehen hat?*" es ermöglichen, die algorithmischen Vorannahmen transparent zu machen und die Deutungshoheit explizit bei den Teilnehmenden zu belassen. Solche Validierungsgespräche können aufschlussreiche Diskussionen darüber anstoßen, wie unterschiedliche Betrachtende (Forschende, KI-Systeme, andere Community-Mitglieder oder die Fotografierenden selbst) dasselbe Bild interpretieren. Diese Mehrperspektivität kann zu einem vertieften Verständnis der visuellen Daten führen und macht gleichzeitig die Konstruiertheit jeder Interpretation sichtbar. Wie bereits erwähnt, ist eine solche Validierung nicht in allen Forschungskontexten möglich (etwa bei der Analyse historischer Archive oder von Social-Media-Daten). In diesen Fällen müssen Forschende die KI-Ausgaben umso kritischer reflektieren, explizit auf die Grenzen algorithmischer Interpretation hinweisen und ihre eigenen theoretischen und methodischen Entscheidungen transparent dokumentieren. Dieser reflexive Prozess stärkt nicht nur die Validität der Forschungsergebnisse, sondern wahrt auch die partizipativen Grundprinzipien von Methoden wie Photovoice, in denen die Teilnehmenden als Expert:innen ihrer eigenen Lebenswelt anerkannt werden. KI wird so nicht zum Ersatz menschlicher Interpretation, sondern zu einem Werkzeug, das kritisch eingesetzt und partizipativ eingebettet neue analytische Zugänge eröffnen kann.

13.6 Weitere Anwendungsbereiche der KI-gestützten Bildanalyse

Die beschriebene Methodik der KI-gestützten Bildanalyse ist keineswegs auf partizipative Photovoice-Forschung beschränkt, sondern lässt sich auf vielfältige weitere Forschungsfelder übertragen. In der Kommunikations- und Medienwissenschaft können etwa Social-Media-Posts systematisch auf ihre visuelle Rhetorik hin untersucht werden. Forschende könnten beispielsweise fragen: Wie inszenieren politische Akteur:innen sich auf Instagram? Welche visuellen Muster verwenden Gesundheitsorganisationen in ihrer Kampagnenkommunikation? Welche visuellen Narrative dominieren in klimapolitischen Diskursen auf TikTok oder X (ehemals Twitter)?

In der politischen Bildforschung könnte KI die Analyse großer Bildkorpora aus Wahlkämpfen, Staatsbesuchen oder Demonstrationen ermöglichen, um Machtinszenierungen, Symbolpolitik und visuelle Narrative zu dekonstruieren. Auch in der visuellen Soziologie und Kulturanthropologie können Fotografien aus Archiven, Zeitungen oder digitalen Plattformen hinsichtlich ihrer kulturellen Codes, Genderrepräsentationen oder räumlichen Arrangements analysiert werden.

Der Einsatz von KI erscheint besonders vielversprechend bei umfangreichen Social-Media-Analysen, bei denen tausende oder sogar hunderttausende von Bildern ausgewertet werden müssen. Während eine manuelle Analyse von beispielsweise 10.000 Instagram-Posts aus einer politischen Kampagne praktisch unmöglich wäre, kann KI hier eine erste systematische Kategorisierung vornehmen. Forschende könnten untersuchen: Welche Motive wiederholen sich? Welche Farbschemata werden verwendet? Wie werden Personen, Räume und Objekte arrangiert? Sind Geschlechter, Altersgruppen oder ethnische Hintergründe ausgewogen repräsentiert?

Die KI kann dabei nicht nur einzelne Bilder beschreiben, sondern auch übergreifende Muster und Trends über große Zeiträume oder verschiedene Profile hinweg identifizieren. Dies ermöglicht es Forschenden, hypothesengeleitet nach spezifischen visuellen Strategien zu suchen oder explorativ unerwartete Muster zu entdecken. Die Stärke der KI liegt dabei in ihrer Fähigkeit, systematisch visuelle Muster über große Datenmengen hinweg zu identifizieren, was bei manueller Analyse nur in groß angelegten Studien mit erheblichem Ressourcenaufwand möglich wäre. Trotzdem sollte auch bei diesen Analysen die kritische Interpretation, kontextuelle Einordnung und theoretische Rahmung weiterhin auf menschlicher Expertise beruhen.

- **Beispiel: Analyse politischer Inszenierung in Pressebildern**

Das Anwendungsfeld der Analyse politischer Inszenierung in Pressebildern soll nun genauer dargestellt werden. Im folgenden Beispiel analysiert ein LMM (Claude Sonnet 4.5) ein Pressefoto von der Eröffnung einer Luftfahrtmesse, um dessen Inszenierung und implizite Botschaften herauszuarbeiten (◘ Abb. 13.2).

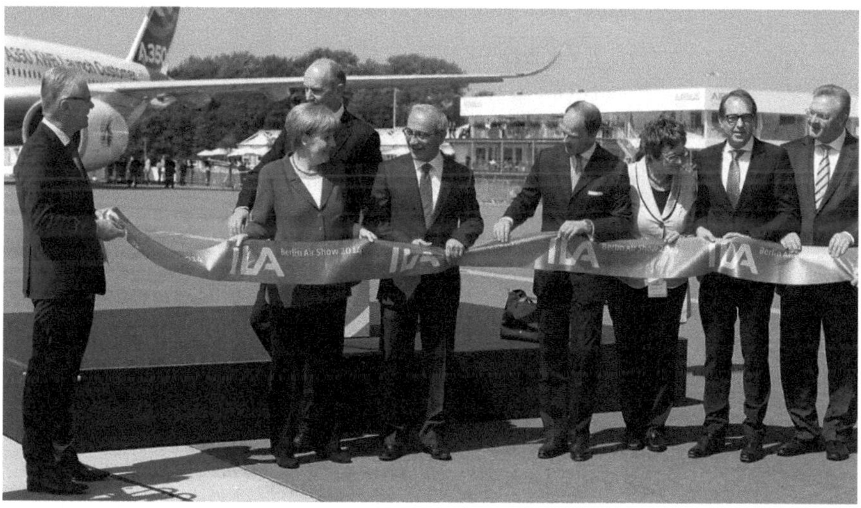

◘ **Abb. 13.2** „Bundeskanzlerin Angela Merkel eröffnet die ILA/German Chancellor Angela Merkel opens ILA" by DLR_de is licensed under CC BY 2.0

13.6.1 Ausgabe von Claude Sonnet 4.5

Im Folgenden wird die Ausgabe von Claude Sonnet 4.5 in Form eines Textes abgedruckt. Es wurden nur kleinere Änderungen an der Formatierung vorgenommen. Inhaltlich wurde nichts angepasst. Hierfür wurde der folgende Beispielprompt genutzt:

Beispiel-Prompt

Visuelle Inszenierung von Politiker:innen in Berufskontexten. Analysiere das vorliegende Bild/die Bilder von Politiker:innen in beruflichen Settings nach folgenden Kriterien:

SEMIOTISCHE GRUNDANALYSE

Denotation: Was ist objektiv im Bild zu sehen? (Personen, Objekte, Setting, Handlungen)

Konnotation: Welche symbolischen Bedeutungen werden transportiert?

Zeitstempel/Datum: Falls erkennbar, wann wurde das Bild aufgenommen?

INSZENIERUNG & AUTHENTIZITÄT

Staging: Wirkt die Szene gestellt oder authentisch?

Requisiten: Welche Objekte werden eingesetzt (Werkzeuge, Kleidung, Schutzausrüstung)?

Kleidungscode: Wie kleidet sich die Person? (Anzug, Arbeitskleidung, Mix?)

Körperhaltung: aktiv handelnd oder beobachtend/posierend?

BERUFLICHER KONTEXT

Berufsfeld: Welcher Beruf/welche Branche wird dargestellt?

Soziale Klasse: Blue Collar (Handwerk) oder White Collar (Büro)?

Interaktion: Kommuniziert die Person mit Arbeitnehmer:innen? Wie?

Kompetenzdemonstration: Führt die Person tatsächlich Tätigkeiten aus oder simuliert sie diese?

13

MACHTDYNAMIKEN & HIERARCHIEN

Positionierung: Wo steht die Person im Raum? Zentral oder peripher?

Blickrichtung: Blickkontakt mit Arbeiter:innen oder Kamera?

Körpersprache: Dominanz, Gleichstellung oder Unterordnung?

Räumliche Nähe/Distanz: physische Nähe zu den dargestellten Berufsgruppen?

POLITISCHE BOTSCHAFT

Volksnähe: Welches Narrativ wird konstruiert? („Einer von uns", „Versteht eure Probleme")

Kompetenz: Wird fachliche/wirtschaftliche Expertise suggeriert?

Zielgruppe: Welche Wählergruppe soll angesprochen werden?

Wertekommunikation: Welche Werte werden visuell kodiert? (Arbeitsethos, Bodenständigkeit, Modernität)

GESCHLECHTERDYNAMIKEN

Gender Performance: Wie wird Männlichkeit/Weiblichkeit inszeniert?

Stereotypische Berufsfelder: Entspricht die Berufswahl geschlechtsspezifischen Erwartungen?

Körperliche Arbeit: Unterschiedliche Darstellung bei männlichen vs. weiblichen Politiker:innen?

MEDIALE REZEPTION

Glaubwürdigkeit: Wirkt die Inszenierung überzeugend oder unfreiwillig komisch?

Potenzial für Kritik: Welche Elemente könnten als unauthentisch kritisiert werden?

Meme-Potenzial: Gibt es absurde oder übertriebene Elemente?

OUTPUT-FORMAT: Strukturiere deine Analyse wie folgt:

A) *BILDBESCHREIBUNG (objektiv, 3–4 Sätze)*

B) *INSZENIERUNGSANALYSE (semiotisch-kritisch, 1 Absatz)*

C) *POLITISCHE BOTSCHAFT (Interpretation, 1 Absatz)*

D) *KRITISCHE BEWERTUNG (Authentizität, Wirkung, potenzielle Probleme)*

E) *ZITATWÜRDIGE BEOBACHTUNG (1 prägnanter Satz, der die Kernaussage zusammenfasst)*

F) *ZUSÄTZLICHE HINWEISE:*

Achte auf Details (Hände, Mimik, Hintergrund)

Berücksichtige kulturelle/nationale Kontexte

Sei kritisch, aber analytisch-neutral

Nenne konkrete Beispiele aus dem Bild

- **ANALYSE: Zeremonieller Auftritt bei Industrieveranstaltung**

A) ***BILDBESCHREIBUNG***

Das Bild zeigt Angela Merkel und sieben weitere Personen (überwiegend Männer in dunklen Anzügen) bei der Eröffnung der Berlin Air Show 2016[1] *auf einem Flughafengelände. Die Gruppe hält gemeinsam ein breites blaues Band mit der Aufschrift „Berlin Air Show 2016" und „ILA", während eine Person links mit einer Schere das Band zu durchschneiden scheint. Im Hintergrund sind Flugzeuge und Messegebäude der Luftfahrtindustrie sichtbar. Merkel trägt einen hellblauen Blazer und steht in der vorderen Reihe, leicht links von der Bildmitte.*

B) ***INSZENIERUNGSANALYSE***

Diese Szene folgt dem klassischen Ritual der ***zeremoniellen Eröffnung*** *– ein inszenierter Akt ohne produktive Arbeit, aber mit hohem symbolischem Wert. Die Durchschneidung des Bandes ist eine performative Handlung, die den Beginn eines Events markiert. Die Choreografie ist standardisiert: eine Reihe wichtiger Personen, symmetrisch aufgestellt, gemeinsam ein Band haltend – ein visuelles Symbol für Gemeinschaft, Kooperation und gemeinsame Ziele. Merkels Position leicht links von der Mitte signalisiert ihre Prominenz, ohne übermäßig dominant*

1 Hier handelt es sich um einen offensichtlichen Fehler bei der Interpretation durch Claude Sonnet 4.5. Auf dem Band im Bild (Abb. 13.2) ist zu erkennen, dass das Bild aus dem Jahr 2014 stammt. Weitere Fehler in der KI-Ausgabe sind nicht weiter ausgewiesen. Dies zeigt aber die Fehleranfälligkeit bei KI-Ausgaben im Bereich der Bildanalyse.

zu wirken. Die Kleiderwahl ist dezent-professionell: Businessanzüge in gedeckten Farben, wobei Merkels hellblauer Blazer subtil mit dem Veranstaltungsband harmoniert und sie visuell hervorhebt. Der industrielle Hintergrund (Flugzeuge, Messe) verankert die Szene im wirtschaftlichen Sektor und suggeriert Nähe zur Luftfahrtbranche.

C) ***POLITISCHE BOTSCHAFT***

Das Narrativ dieser Inszenierung lautet: ***„Wir unterstützen die deutsche Industrie und Innovation."*** *Die Berlin Air Show ist eine der wichtigsten Luftfahrtmessen weltweit, und Merkels Anwesenheit signalisiert staatliche Unterstützung für einen strategisch wichtigen Wirtschaftssektor. Die Botschaft richtet sich an mehrere Zielgruppen:*

1. ***Die Industrie selbst*** *– „Wir nehmen euch ernst, wir sind präsent"*
2. ***Arbeitnehmer:innen*** *im Sektor – „Eure Arbeitsplätze sind uns wichtig"*
3. ***Internationale Beobachter*** *– „Deutschland ist führend in der Luftfahrttechnologie"*
4. ***Die allgemeine Öffentlichkeit*** *– „Wir fördern Wirtschaft und Technologie"*

Die Gruppe symbolisiert eine Allianz aus Politik, Industrie und möglicherweise Gewerkschaften – ein Narrativ der ***Sozialpartnerschaft*** *und des deutschen „Standortdenkens". Die Werte sind klar: Wirtschaftskompetenz, Innovationsförderung, aber auch Pragmatismus statt Ideologie.*

D) ***KRITISCHE BEWERTUNG***

Authentizität: *Die Szene ist vollständig inszeniert und folgt einem ritualisierten Skript. Das Band-Durchschneiden hat keine funktionale Bedeutung – es ist reine Symbolpolitik. Dennoch wird dies nicht als Problem wahrgenommen, da solche Zeremonien kulturell akzeptiert und erwartet werden.*

Wirkung:

- ***Positiv:*** *Vermittelt Stabilität, Wirtschaftsnähe und politische Präsenz in einem wichtigen Sektor. Die Gruppenkonstellation wirkt kollegial und kooperativ.*
- ***Neutral:*** *Für Kritiker der Luftfahrtindustrie (Klimaaktivisten) könnte dies als problematische Nähe zu CO_2-intensiven Branchen gelesen werden.*

13

Potenzielle Probleme:

- ***Genderasymmetrie:*** *Merkel ist die einzige prominente Frau unter sieben Männern – typisch für männerdominierte Industrien (Luftfahrt, Rüstung)*
- ***Elitäre Darstellung:*** *Alle in formeller Businesskleidung, keine Arbeiter:innen oder Techniker:innen sichtbar – trotz Industriekontext bleibt es eine Eliteveranstaltung*
- ***Fehlende Diversität:*** *Ausschließlich weiße Personen mittleren bis höheren Alters*
- ***Symbolik ohne Substanz:*** *Die Handlung ist rein performativ – keine tatsächliche Arbeit, kein Einblick in Produktion oder Innovation*

Glaubwürdigkeit: *Im Rahmen politischer Konventionen glaubwürdig – niemand erwartet, dass Merkel hier tatsächlich an Flugzeugen arbeitet. Die Inszenierung ist transparent in ihrer Zeremoniellität.*

13.6.2 Einordnung der Beispielausgabe

Die vorliegende Analyse des Pressefotos zeigt sowohl die Stärken als auch die Grenzen KI-gestützter Bildinterpretation. Einerseits liefert das Modell eine differenzierte Interpretation der politischen Inszenierung, identifiziert symbolische Ebenen (zeremonielle Handlung, Wirtschaftsnähe, Standortpolitik) und reflektiert kritisch über Genderasymmetrien und fehlende Diversität. Die strukturierte Herangehensweise von der deskriptiven Bildbeschreibung über die Inszenierungsanalyse bis zur kritischen Bewertung bietet Forschenden einen systematischen Analyserahmen.

Andererseits zeigt die Ausgabe auch signifikante Fehler, die vor einer unkritischen Übernahme KI-generierter Analysen warnen sollten. So datiert die KI das Ereignis fälschlicherweise auf 2016, obwohl auf dem Band deutlich „2014" zu lesen ist. Hierbei könnte es sich um einen Fehler beim Auslesen sichtbarer Textelemente handeln, der die Zuverlässigkeit der visuellen Analyse grundsätzlich infrage stellt.

Noch problematischer ist die Personenidentifikation und -zählung: Die KI bezeichnet Merkel als „die einzige prominente Frau unter sieben Männern" und kritisiert auf dieser Basis die „Genderasymmetrie" der Veranstaltung. Tatsächlich ist jedoch rechts neben Merkel eine weitere prominente Frau zu erkennen. Dieser Fehler ist besonders brisant, da er nicht nur die faktische Beschreibung betrifft, sondern auch die darauf aufbauende kritische Interpretation verfälscht. Die Genderanalyse der KI basiert auf einer fehlerhaften Wahrnehmung und führt zu einer verzerrten Bewertung der politischen Repräsentation. Dies zeigt exemplarisch, wie Fehler in der Basisbeschreibung sich durch alle Analyseebenen hindurch fortpflanzen und zu falschen wissenschaftlichen Schlussfolgerungen führen können.

Diese Beispiele verdeutlichen grundlegende Herausforderungen beim Einsatz von KI in der Bildanalyse: Selbst bei scheinbar einfachen Aufgaben wie dem Ablesen von Jahreszahlen oder dem Zählen von Personen können Fehler auftreten. Besonders problematisch wird dies, wenn die KI auf Basis dieser fehlerhaften Wahrnehmung weitreichende Interpretationen entwickelt, die ohne menschliche Überprüfung plausibel und analytisch durchdacht erscheinen. Dies unterstreicht die Notwendigkeit einer kritischen menschlichen Verifikation aller KI-generierten Bildanalysen, bevor diese in wissenschaftliche Publikationen oder politische Bewertungen einfließen. Forschende müssen sich bewusst sein, dass KI-Modelle trotz ihrer beeindruckenden analytischen Fähigkeiten keine verlässlichen Beobachtungsinstrumente sind, sondern Werkzeuge, deren Ausgaben stets einer sorgfältigen Überprüfung bedürfen.

13.7 Reflexionsfragen

Die Reflexion der durchgeführten KI-gestützten Bildanalyse ist ein essenzieller Bestandteil der qualitativen Forschung. Sie hilft dabei, das eigene Vorgehen zu verbessern, systematische Fehler zu erkennen und die Qualität sowie Aussagekraft der Ergebnisse kritisch einzuschätzen. Nach Abschluss der Bildanalyse können folgende Leitfragen helfen, die eigene Vorgehensweise und die KI-Outputs kritisch zu hinterfragen. Das kann grundsätzlich dabei helfen, die eigene Methodik zu überprüfen und für zukünftige Analysen weiterzuentwickeln.

13.7.1 Vorbereitung der Bildanalyse

- **War die Zielsetzung der Bildanalyse klar definiert?**

Negativbeispiel: Die Analyse soll herausfinden, wie Jugendliche Gesundheit in ihrer Community visualisieren. Während der KI-Analyse werden jedoch vermehrt ästhetische Bildmerkmale (Bildkomposition, Farbgebung) beschrieben, ohne dass diese zum Gesundheitsthema in Beziehung gesetzt werden. Dies zeigt, dass die Analyseziele im Prompt nicht präzise genug formuliert wurden. Eine klare Zielsetzung sollte bereits in der Vorbereitungsphase definiert und explizit in den Prompt integriert werden.

- **Wurde der theoretische Rahmen angemessen in den Prompt integriert?**

Negativbeispiel: Eine Photovoice-Studie soll mit einem sozialökologischen Modell analysiert werden, aber der Prompt erwähnt diesen Rahmen nur beiläufig. Die KI ordnet Bilder daraufhin inkonsistent verschiedenen Ebenen zu, da die theoretischen Definitionen nicht klar vorgegeben wurden. Der theoretische Rahmen muss nicht nur erwähnt, sondern mit präzisen Definitionen und Kategorien im Prompt verankert werden, damit die KI konsistente und theoriegeleitete Analysen liefern kann.

- **Wurden alle relevanten ethischen Aspekte berücksichtigt (z. B. Datenschutz, Anonymisierung, kulturelle Sensibilität)?**

Negativbeispiel: Bei der Analyse von Fotos aus einer vulnerablen Community werden Bilder hochgeladen, auf denen Gesichter und Hausnummern erkennbar sind. Erst nachträglich wird bemerkt, dass diese identifizierenden Merkmale hätten anonymisiert werden müssen, bevor die Daten an die KI übermittelt wurden. Ethische Überlegungen müssen bereits vor der Datenerhebung und -übermittlung erfolgen. Dies umfasst nicht nur rechtliche Anforderungen wie die DSGVO, sondern auch kulturelle Sensibilität und den besonderen Schutz vulnerabler Gruppen. Es sollte vorab ein Anonymisierungsprotokoll entwickelt werden, das festlegt, welche Bildelemente unkenntlich gemacht werden müssen.

- **Wurde das geeignete KI-Tool für die spezifische Forschungsfrage ausgewählt?**

Negativbeispiel: Für die Analyse historischer Schwarz-Weiß-Fotografien wird ein KI-Modell verwendet, das primär auf modernen Farbbildern trainiert wurde. Die Outputs sind entsprechend weniger präzise, da das Tool für diesen Bildtyp nicht optimiert ist. Vor der Auswahl eines KI-Tools sollte geprüft werden, ob es für die spezifische Art von Bildmaterial (historisch/modern, Schwarz-Weiß/Farbe, künstlerisch/dokumentarisch) und die konkrete Forschungsfrage geeignet ist. Gegebenenfalls kann es sinnvoll sein, verschiedene Tools zu testen und deren Leistung für das eigene Material zu vergleichen.

- **Wurde die Bildauswahl methodisch begründet?**

Negativbeispiel: Aus einer Sammlung von 500 Social-Media-Posts werden willkürlich 50 zur Analyse ausgewählt. Es fehlt eine Begründung, warum diese Stichprobe repräsentativ oder theoretisch relevant sein sollte (z. B. zeitliche Verteilung, Engagement-Rate, thematische Vielfalt). Die Bildauswahl sollte stets methodisch fundiert erfolgen und transparent dokumentiert werden. Mögliche Auswahlkriterien können sein: systematisches Sampling (z. B. jedes zehnte Bild), theoretisches Sampling (gezielte Auswahl nach bestimmten Merkmalen) oder stratifiziertes Sampling (Verteilung nach relevanten Kategorien).

13.7.2 Durchführung der Bildanalyse

- **Wurde ein strukturierter und nachvollziehbarer Prompt entwickelt?**

Negativbeispiel: Der Prompt lautet lediglich: „Analysiere dieses Bild im Hinblick auf Gesundheit.“ Die KI liefert daraufhin sehr allgemeine Beschreibungen. Ein strukturierter Prompt hätte spezifische Analyseebenen vorgeben sollen (literale Beschreibung, symbolische Bedeutung, theoretische Einordnung). Ein guter Prompt sollte die gewünschte Analysetiefe, relevante Kategorien und die erwartete Outputstruktur klar definieren. Beispiele für gelungene Prompts und konkrete Formulierungshilfen können dabei unterstützen, präzisere Analysen zu erhalten.

- **Wurden die KI-Outputs systematisch dokumentiert?**

Negativbeispiel: Die Analyseergebnisse werden nur als Screenshots gespeichert, ohne Versionierung oder Zeitstempel. Später ist nicht mehr nachvollziehbar, welche Prompt-Variante zu welchem Ergebnis geführt hat. Eine systematische Dokumentation sollte mindestens folgende Informationen umfassen: Datum und Uhrzeit der Analyse, verwendetes KI-Modell und Version, Prompt-Wortlaut (idealerweise versioniert), Bild-ID oder Dateiname sowie den vollständigen KI-Output als Text. Diese Dokumentation ermöglicht die Nachvollziehbarkeit und Replizierbarkeit der Analyse.

- **Wurde die KI-Analyse mit manueller Kodierung oder Validierung ergänzt?**

Negativbeispiel: Alle 200 Bilder werden ausschließlich von der KI analysiert, ohne dass Forschende auch nur eine Stichprobe manuell kodieren. Dadurch bleiben systematische Fehler oder kulturspezifische Fehlinterpretationen unentdeckt. Es ist nicht zwingend notwendig, alle Bilder manuell zu kodieren, jedoch sollte zumindest eine Teilmenge (z. B. 10–20 % des Materials) manuell überprüft werden, um die Qualität der KI-Analysen zu validieren und systematische Fehler zu identifizieren. Diese kritische Prüfung und Reflexion sollte durchgehend erfolgen, wie auch in anderen Kapiteln dieses Lehrbuchs betont wird.

- **Wurde iterativ mit verschiedenen Prompt-Varianten gearbeitet?**

Negativbeispiel: Der erste Prompt liefert oberflächliche Ergebnisse, wird aber nicht weiter angepasst. Eine iterative Herangehensweise hätte zeigen können, dass präzisere Formulierungen oder zusätzliche Kontextinformationen zu besseren Outputs führen. Die Prompt-Entwicklung sollte als iterativer Prozess verstanden werden: Nach ersten Testläufen werden die Prompts basierend auf den Ergebnissen verfeinert, spezifiziert oder umstrukturiert. Diese Anpassungen sollten dokumentiert werden, um nachvollziehen zu können, welche Änderungen welche Verbesserungen bewirkt haben.

- **Wie wurde mit mehrdeutigen oder kulturell komplexen Bildmotiven umgegangen?**

Negativbeispiel: Ein Foto zeigt eine religiöse Zeremonie aus einer nicht westlichen Kultur. Die KI interpretiert diese aus einer westlich-akademischen Perspektive, ohne die kulturspezifische Bedeutung zu erfassen. Dies wird nicht hinterfragt, obwohl die Interpretation offensichtlich unvollständig ist. Bei kulturell komplexen oder mehrdeutigen Bildmotiven sollten Forschende besonders aufmerksam sein und die KI-Interpretationen kritisch hinterfragen. Gegebenenfalls können zusätzliche Kontextinformationen in den Prompt integriert oder Expert:innen mit kulturspezifischem Wissen konsultiert werden.

- **Wurden Inkonsistenzen oder Widersprüche in den KI-Outputs erkannt und adressiert?**

Negativbeispiel: Die KI kategorisiert ähnliche Bilder bei wiederholter Analyse unterschiedlich. Diese Inkonsistenz wird nicht systematisch untersucht oder als methodisches Problem thematisiert. Wenn die KI bei ähnlichen Bildern zu unterschiedlichen Ergebnissen kommt, sollte dies als Hinweis auf methodische Limitationen verstanden werden. Mögliche Ursachen können unklare Prompt-Formulierungen, inhärente Unsicherheiten des Modells oder tatsächliche Mehrdeutigkeit des Bildmaterials sein. Diese Inkonsistenzen sollten dokumentiert und in der Ergebnisdarstellung reflektiert werden.

13.7.3 Analyse und Reflexion

13

- **Inwiefern haben die KI-Outputs den erwarteten Mustern entsprochen?**

Positivbeispiel: Es wurde erwartet, dass die KI vor allem individuelle Gesundheitspraktiken identifiziert. Stattdessen ordnete sie überraschend viele Bilder der Community-Ebene zu, was darauf hindeutet, dass die Fotografierenden kollektive Gesundheitskonzepte stärker gewichten als ursprünglich angenommen. Solche Abweichungen von den Erwartungen sollten nicht als Fehler betrachtet werden, sondern als Anlass zur vertieften Auseinandersetzung mit dem Material und den eigenen Vorannahmen. Sie können zu neuen Forschungsfragen oder theoretischen Einsichten führen.

- **Gab es faktische Fehler oder Halluzinationen in den KI-Ausgaben?**

Negativbeispiel: Wie im Beispiel der Berlin Air Show 2014 datiert die KI das Ereignis falsch auf 2016, obwohl die Jahreszahl im Bild sichtbar ist. Ebenso zählt die KI die Personen auf dem Foto falsch und übersieht eine weitere prominente Frau neben Angela Merkel, wodurch die anschließende Genderanalyse auf fehlerhaften Grundannahmen basiert. Solche Fehler zeigen, dass eine kritische Überprüfung aller faktischen Angaben notwendig ist, insbesondere bei konkreten Zahlen, Daten, Personenanzahlen oder Ortsnamen. Faktische Fehler können sich durch alle Analyseebenen fortpflanzen und zu verzerrten Interpretationen führen.

- **Wurden stereotypische oder kulturell problematische Interpretationen reproduziert?**

Negativbeispiel: Die KI beschreibt Bilder von Frauen mit Kopftüchern wiederholt als „traditionell" oder „religiös", ohne die Selbstbestimmung oder Vielfalt der dargestellten Personen zu berücksichtigen. Dies reproduziert orientalistische Stereotype und reduziert komplexe Identitäten auf einzelne, oft problematische Marker. Forschende sollten sensibel prüfen, ob die KI-Analysen kulturelle Vereinfachungen, essentialisierende Zuschreibungen oder diskriminierende Interpretationen enthalten. Solche Muster sollten kritisch hinterfragt und in der Ergebnisdarstellung transparent gemacht werden.

- **Inwiefern wurden die Perspektiven der Fotografierenden berücksichtigt (bei partizipativen Methoden)?**

Negativbeispiel: Bei einer Photovoice-Studie interpretiert die KI ein Bild eines leeren Spielplatzes als „Vernachlässigung öffentlicher Räume". Im anschließenden Validierungsinterview erklärt die fotografierende Person jedoch, dass der Ort für sie ein friedlicher Rückzugsort ist und zeigt damit eine völlig andere Bedeutung. Dieser Kontrast verdeutlicht, dass eine KI die präsentierten Bilder nur auf Basis visueller Merkmale interpretieren kann, während die Bedeutung oft erst durch die Intention und den Kontext der fotografierenden Person erschlossen wird. Bei partizipativen Forschungsdesigns sollten die KI-Interpretationen den Teilnehmenden in Follow-up-Interviews oder Gruppendiskussionen vorgelegt werden, um gemeinsam eine Re-Interpretation vorzunehmen, die beide Perspektiven integriert. Diese partizipative Validierung ist besonders relevant, wenn mit vulnerablen Gruppen oder in sensiblen Kontexten geforscht wird, stellt jedoch keine generelle Voraussetzung für alle Bildanalysen dar.

- **Welche visuellen oder symbolischen Elemente hat die KI übersehen?**

Negativbeispiel: Auf einem politischen Pressebild sind im Hintergrund Protestplakate zu erkennen, die eine kritische Gegenperspektive darstellen. Die KI fokussiert ausschließlich auf die Hauptakteur:innen im Vordergrund und übersieht diese kontextuell wichtigen Elemente. KI-Modelle tendieren dazu, prominente Vordergrundelemente zu priorisieren, während Hintergrunddetails, periphere Objekte oder subtile symbolische Hinweise vernachlässigt werden. Forschende sollten systematisch prüfen, welche Bildelemente in der KI-Analyse fehlen, warum diese möglicherweise übersehen wurden und welche Bedeutung sie für die Interpretation haben könnten.

- **Wie transparent wurde der KI-Einsatz in der Forschungsdokumentation dargestellt?**

Negativbeispiel: In der Publikation wird erwähnt, dass „KI-gestützte Analyse" verwendet wurde, aber es fehlen Angaben zum spezifischen Modell, zur Prompt-

Gestaltung, zur Validierungsstrategie oder zu den Limitationen. Dies erschwert die Nachvollziehbarkeit und Bewertung der Forschung erheblich. Eine transparente Dokumentation sollte mindestens folgende Aspekte umfassen: das spezifische KI-Modell und dessen Version (z. B. GPT-4 Vision, Claude 3.5 Sonnet), die verwendeten Prompts (idealerweise im Anhang oder als Supplement), die Validierungsstrategie (manuelle Überprüfung, partizipative Validierung), identifizierte Limitationen und systematische Fehler sowie Überlegungen zur Generalisierbarkeit der Ergebnisse.

- **Wurden die Ergebnisse partizipativ validiert (bei partizipativen Forschungsdesigns)?**

Positivbeispiel: Die KI-Interpretationen werden den Teilnehmenden in Follow-up-Interviews vorgelegt. Viele äußern Überraschung oder Widerspruch zu den automatisierten Deutungen, was zu einer gemeinsamen Re-Interpretation führt, die sowohl KI-Perspektive als auch Teilnehmendensichtweise integriert. Diese partizipative Validierung ermöglicht es, die oft technisch-distanzierte KI-Analyse mit den subjektiven Bedeutungszuschreibungen der Fotografierenden zu verbinden und so zu einer reichhaltigeren und angemesseneren Interpretation zu gelangen. Bei partizipativen Forschungsdesigns sollte diese Form der Validierung als integraler Bestandteil des Forschungsprozesses eingeplant werden.

Die regelmäßige Reflexion anhand solcher Leitfragen ermöglicht eine kontinuierliche Verbesserung der eigenen Analysefähigkeiten und stärkt die methodische Qualität der Forschung. Sie hilft dabei, nicht nur die technischen Möglichkeiten der KI-gestützten Bildanalyse zu nutzen, sondern diese auch kritisch einzuordnen und mit etablierten qualitativen Forschungsprinzipien zu verbinden.

13.8 Grenzen und Potenziale von KI in der visuellen Analyse

KI-Modelle verfügen über kein tiefes Verständnis des sozialen, kulturellen oder historischen Kontexts, in dem ein Bild entstanden ist. Sie erkennen zwar *was* im Bild zu sehen ist, aber *warum* es bedeutsam ist, könnte der KI entgehen. So kann ein Modell zwar ein Lächeln auf einem Foto identifizieren, aber nicht erfassen, ob dieses Lächeln echte Freude, soziale Höflichkeit oder Ironie ausdrückt, ohne zusätzliches Kontextwissen (vgl. Maltezos et al., 2025). Die meisten KI-Modelle wurden primär auf westlichen Datensätzen trainiert. Visuelle Symbole, Gesten oder Szenerien aus nicht westlichen Kulturen können falsch interpretiert werden oder werden gar nicht erkannt. In interkulturellen Studien besteht daher die Gefahr, dass KI-Analysen kulturelle Bedeutungen verfehlen oder missverstehen (Saleh & Tabatabaei, 2025). KI kann keine eigenständige theoretische Perspektive entwickeln. Sie erkennt Muster auf Basis statistischer Korrelationen, aber sie „versteht" nicht die theoretischen Konzepte, die Forschende möglicherweise anwenden. Beispielsweise mag eine KI visuelle Unterschiede zwischen Bildern feststellen, aber ob diese für Konzepte wie *Performativität*, *Genderdarstellung* oder *Machtinszenierung* relevant sind, kann sie nicht aus sich heraus beurteilen. Die Verbindung von empirischen visuellen Befunden zu abstrakten Theorien bleibt eine menschliche Aufgabe. KI-Systeme können Korrelationen in Bilddaten erkennen (z. B. „In

Bildern mit Attribut X tritt häufig auch Y auf."), aber keine Kausalität nachweisen. Für das Verständnis sozialer Phänomene in Bildern ist menschliches Denken nötig, das über die Fähigkeiten aktueller Modelle hinausgeht. KI hat kein eingebautes moralisches oder ethisches Verständnis. Ob die Veröffentlichung oder Interpretation eines Fotos potenziell stigmatisierend ist, ob Privatsphäre verletzt wird oder ob eine bestimmte Deutung ethisch heikel sein könnte, kann nur von menschlichen Forschenden beurteilt werden. Solche Entscheidungen erfordern menschliches Fingerspitzen- und Verantwortungsgefühl. Qualitative Forschung erfordert die fortwährende Reflexion der Forschenden über die eigenen Vorannahmen und deren Einfluss auf die Forschung. KI kann nicht *reflexiv* über die eigenen Verzerrungen oder Begrenzungen nachdenken. Ein Modell wird nicht von sich aus darauf hinweisen, dass seine Trainingsdaten biasbehaftet sind oder eine alternative Lesart eines Bildes existiert. Diese Aufgabe müssen die Forschenden selbst übernehmen.

KI ermöglicht es aber auch, visuelle Daten in einem Umfang zu analysieren, der manuell in vielen Forschungsprojekten nicht zu bewältigen wäre. Während eine traditionelle Analyse sich oft auf einige wenige Bilder beschränkt, können mit KI-Unterstützung hunderte oder tausende von Bildern einbezogen werden. Moderne multimodale KI-Systeme können Bildinhalte und eingebetteten Text in zahlreichen Sprachen verarbeiten. Dies eröffnet Forschungsfelder, in denen visuelle Daten aus verschiedenen Sprachräumen zusammengetragen werden. Forschende könnten z. B. Social-Media-Bilder mit Beschriftungen in verschiedenen Sprachen analysieren, ohne jede Sprache selbst zu beherrschen. KI kann in großen visuellen Datensätzen Muster oder Auffälligkeiten aufspüren, an die Forschende nicht *a priori* gedacht haben. Solche überraschenden Befunde können neue Hypothesen anregen. So könnte ein Modell z. B. gruppieren, dass in einer Fotostudie ältere Teilnehmende auffallend häufig ein bestimmtes Symbol im Hintergrund haben. Diese neuen Sichtweisen müssen anschließend kritisch geprüft werden, können aber die Forschung in unerwartete Richtungen lenken. Zudem können KI-Tools z. B. in Minuten alle Bilder eines Datensatzes nach relevanten Merkmalen durchsuchen oder vorläufige Beschreibungen generieren, die ansonsten stundenlange manuelle Sortierarbeit erfordern würden. Die gewonnene Zeit kann in die vertiefte Interpretation, ergänzende Datenerhebung oder ausführlichere Ergebnisvalidierung investiert werden, wodurch sich die Gesamtqualität der Forschung verbessern kann.

13.9 Fazit

Der Einsatz von KI eröffnet der qualitativen Bildanalyse neue Möglichkeiten. Große Mengen visueller Daten, beispielsweise mehrere tausend Fotografien oder Social-Media-Posts, können systematisch untersucht werden, ohne dass dabei die interpretative Tiefe verloren geht. Besonders vielversprechend erscheinen Ansätze, bei denen Forschende die konzeptionelle Führung behalten. Sie entwickeln die Forschungsfragen, wählen die theoretischen Rahmen und interpretieren die Ergebnisse im jeweiligen Kontext. Die KI unterstützt diesen Prozess als leistungsfähiges Werkzeug, jedoch nicht als eigenständige Analytikerin. Gleichzeitig bringt dieses hybride Vorgehen neue methodologische Herausforderungen mit sich. Es stellt sich die Frage, was „Verstehen“ bedeutet, wenn algorithmische Systeme lediglich Muster liefern, die erst durch menschliche Interpretation Sinn erhalten. Ebenso verändert sich die Rolle subjektiver Deutung, wenn Teile der Analyse automatisiert erfolgen. Solche Fragen lassen sich nicht pauschal beantworten, sondern erfordern eine fortlaufende Reflexion im jeweiligen Forschungskontext. Auch die ethischen Anforderungen steigen. Der verantwortungsvolle Umgang mit personenbezogenem Bildmaterial, der Schutz vor algorithmischen Verzerrungen und die kritische Auseinandersetzung mit der Abhängigkeit von proprietären Technologien erfordern bewusstes Handeln. Mit Blick auf die zukünftige Entwicklung ist zu erwarten, dass KI-Modelle weiter an Leistungsfähigkeit und Komplexität gewinnen werden. Systeme, die verschiedene Modalitäten wie Text, Bild, Audio und Video integrieren, könnten neue Formen der Analyse ermöglichen. Damit einher geht die Notwendigkeit, methodische Standards zu etablieren, Validierungsverfahren zu entwickeln und transparente Berichtsformate für KI-gestützte qualitative Forschung zu schaffen. Die qualitative Forschungsgemeinschaft ist gefordert, diese Prozesse aktiv mitzugestalten.

Literatur

Guinibert, M. (2022). Computer-assisted qualitative visual analysis: Automating thematic analysis of images. *Interactions: Studies in Communication & Culture, 13*(2), 147–167. https://doi.org/10.1386/iscc_00058_1

Jewitt, C. (Hrsg.). (2011). *The Routledge handbook of multimodal analysis* (1. publ. in paperback). Routledge.

Kress, G. R. (2010). *Multimodality: A social semiotic approach to contemporary communication*. Routledge. https://doi.org/10.4324/9780203970034

Lee, G.-G., & Zhai, X. (2024). *Realizing visual question answering for education: GPT-4V as a multimodal AI* (Version 1). arXiv. https://doi.org/10.48550/ARXIV.2405.07163

Maltezos, V., Luhtakallio, E., & Meriluoto, T. (2025). Bridging ethnography and AI: A reciprocal methodology for studying visual political action. *International Journal of Social Research Methodology, 28*(2), 193–208. https://doi.org/10.1080/13645579.2024.2330057

Saleh, M., & Tabatabaei, A. (2025). *Building trustworthy multimodal AI: A review of fairness, transparency, and ethics in vision-language tasks* (Version 3). arXiv. https://doi.org/10.48550/ARXIV.2504.13199

Wang, C., & Burris, M. A. (1997). Photovoice: Concept, Methodology, and Use for Participatory Needs Assessment. *Health Education & Behavior, 24*(3), 369–387. https://doi.org/10.1177/109019819702400309.

FSC
www.fsc.org
MIX
Papier | Fördert gute Waldnutzung
FSC® C083411

Zeitfracht Medien GmbH
Ferdinand-Jühlke-Straße 7
99095 Erfurt, Deutschland
produktsicherheit@kolibri360.de